全国高等职业院校护理类专业第二轮教材

# 老年护理学

## 第2版

（供护理类专业用）

U0232699

主　编　赵久华

副主编　罗格莲　范福玲　谢云　樊子双

编　者　（以姓氏笔画为序）

李　旭（北京城市学院）

张　莹（云南中医药大学）

陈　雪（皖西卫生职业学院）

范福玲（漯河医学高等专科学校）

罗格莲（福建生物工程职业技术学院）

周瑞丹（云南省普洱卫生学校）

赵久华（皖西卫生职业学院）

胡明丽（六安市中医院）

徐　莹（山东医学高等专科学校）

谢　云（长沙卫生职业学院）

樊子双（承德护理职业学院）

中国健康传媒集团

中国医药科技出版社

# 内 容 提 要

本教材是"全国高等职业院校护理类专业第二轮教材"之一，根据高职高专护理类专业培养目标中《老年护理学》教学大纲的基本要求和课程特点编写而成。全书有十章，内容涵盖绪论、老化理论、老年人的健康促进与养老照顾、老年人的健康评估、老年人的日常生活护理、老年人常见意外事件的预防和护理、老年人常见心理问题与护理、老年人安全用药与护理、老年人常见疾病与护理、老年人的临终关怀与护理等内容。本教材为书网融合教材，即纸质教材有机融合电子教材，教学配套资源（PPT、微课、视频等），题库系统，数字化教学服务（在线教学、在线作业、在线考试）。

本教材主要供全国高等职业院校类护理类专业使用，也可作为临床护理人员继续教育、老年护理岗位培训及老年护理机构工作人员的参考书。

## 图书在版编目（CIP）数据

老年护理学/赵久华主编. —2 版. —北京：中国医药科技出版社，2022.12（2025.1 重印）

全国高等职业院校护理类专业第二轮教材

ISBN 978 - 7 - 5214 - 3568 - 9

Ⅰ.①老… Ⅱ.①赵… Ⅲ.①老年医学 – 护理学 – 高等职业教育 – 教材 Ⅳ.①R473.59

中国版本图书馆 CIP 数据核字（2022）第 253974 号

美术编辑 陈君杞

版式设计 友全图文

出版 **中国健康传媒集团** | 中国医药科技出版社

地址 北京市海淀区文慧园北路甲 22 号

邮编 100082

电话 发行：010 - 62227427 邮购：010 - 62236938

网址 www.cmstp.com

规格 889 × 1194mm $^1/_{16}$

印张 12 $^1/_2$

字数 360 千字

初版 2018 年 8 月第 1 版

版次 2022 年 12 月第 2 版

印次 2025 年 1 月第 4 次印刷

印刷 北京盛通印刷股份有限公司

经销 全国各地新华书店

书号 ISBN 978 - 7 - 5214 - 3568 - 9

定价 **39.00 元**

获取新书信息、投稿、为图书纠错，请扫码联系我们。

# 出版说明

为贯彻落实《国家职业教育改革实施方案》《职业教育提质培优行动计划（2020—2023年）》《关于推动现代职业教育高质量发展的意见》等有关文件精神，不断推动职业教育教学改革，对标国家健康战略、对接医药市场需求、服务健康产业转型升级，支撑高质量现代职业教育体系发展的需要，中国医药科技出版社在教育部、国家药品监督管理局的领导下，在本套教材建设指导委员会主任委员西安交通大学医学部李小妹教授，以及长春医学高等专科学校、江苏医药职业学院、江苏护理职业学院、益阳医学高等专科学校、山东医学高等专科学校、遵义医学高等专科学校、长沙卫生职业学院、重庆医药高等专科学校、重庆三峡医药高等专科学校、漯河医学高等专科学校、皖西卫生职业学院、辽宁医药职业学院、天津生物工程职业技术学院、承德护理职业学院、楚雄医药高等专科学校等副主任委员单位的指导和顶层设计下，通过走访主要院校对2018年出版的"全国高职高专院校护理类专业'十三五'规划教材"进行了广泛征求意见，有针对性地制定了第二版教材的出版方案，旨在赋予再版教材以下特点。

## 1. 强化课程思政，体现立德树人

坚决把立德树人贯穿、落实到教材建设全过程的各方面、各环节。教材编写应将价值塑造、知识传授和能力培养三者融为一体，在教材专业内容中渗透我国医疗卫生事业人才培养需要的有温度、有情怀的职业素养要求，着重体现加强救死扶伤的道术、心中有爱的仁术、知识扎实的学术、本领过硬的技术、方法科学的艺术的教育，为人民培养医德高尚、医术精湛的健康守护者。

## 2. 体现职教精神，突出必需够用

教材编写坚持现代职教改革方向，体现高职教育特点，根据《高等职业学校专业教学标准》《职业教育专业目录（2021）》要求，以人才培养目标为依据，以岗位需求为导向，进一步优化精简内容，落实必需够用原则，以培养满足岗位需求、教学需求和社会需求的高素质技能型人才准确定位教材。

## 3. 坚持工学结合，注重德技并修

本套教材融入行业人员参与编写，强化以岗位需求为导向的理实教学，注重理论知识与岗位需求相结合，对接职业标准和岗位要求。在教材正文适当插入临床案例，起到边读边想、边读边悟、边读边练，做到理论与临床相关岗位相结合，强化培养学生临床思维能力和操作能力。

4. 体现行业发展，更新教材内容

教材建设要根据行业发展要求调整结构、更新内容。构建教材内容应紧密结合当前临床实际要求，注重吸收临床新技术、新方法、新材料，体现教材的先进性。体现临床程序贯穿于教学的全过程，培养学生的整体临床意识；体现国家相关执业资格考试的有关新精神、新动向和新要求；满足以学生为中心而开展的各种教学方法的需要，充分发挥学生的主观能动性。

5. 建设立体教材，丰富教学资源

依托"医药大学堂"在线学习平台搭建与教材配套的数字化资源（数字教材、教学课件、图片、视频、动画及练习题等），丰富多样化、立体化教学资源，并提升教学手段，促进师生互动，满足教学管理需要，为提高教育教学水平和质量提供支撑。

本套教材凝聚了全国高等职业院校教育工作者的集体智慧，体现了凝心聚力、精益求精的工作作风，谨此向有关单位和个人致以衷心的感谢！

尽管所有参与者尽心竭力、字斟句酌，教材仍然有进一步提升的空间，敬请广大师生提出宝贵意见，以便不断修订完善！

# 数字化教材编委会

主　编　赵久华
副主编　罗格莲　范福玲　谢云　樊子双
编　者　（以姓氏笔画为序）
　　　　李　旭（北京城市学院）
　　　　张　莹（云南中医药大学）
　　　　陈　雪（皖西卫生职业学院）
　　　　范福玲（漯河医学高等专科学校）
　　　　罗格莲（福建生物工程职业技术学院）
　　　　周瑞丹（云南省普洱卫生学校）
　　　　赵久华（皖西卫生职业学院）
　　　　胡明丽（六安市中医院）
　　　　徐　莹（山东医学高等专科学校）
　　　　谢　云（长沙卫生职业学院）
　　　　樊子双（承德护理职业学院）

# 前言 PREFACE

近年来，为了应对人口快速老龄化，我国政府采取了一系列措施，取得了显著成效，但老年护理教育相对滞后，师资力量相对薄弱，原有教材不能完全跟上老年护理学学科发展的需要。因此，进一步加强老年护理学教育，加快培养老年护理专业人才，推进教材建设跟上学科发展的进度具有十分重要的意义。

本教材在上版教材基础上进行了修订和完善。全书紧扣高职高专院校护理学教育培养目标和要求，突出护理专业特色，体现"以人的健康为中心，以护理程序为主线，以整体护理观为指导，以满足老年群体健康需求为重点"，使教材较好地体现科学性、先进性、适用性和启发性。本版教材每章设有"学习目标""情境导入""素质提升""目标检测""本章小结""答案与解析"等模块。同时配套有"医药大学堂"在线学习平台，提供电子教材、课件、题库、微课等学习资源，从而使教材内容立体化、生动化、易教易学。

全书共十章，内容包括：第一章绪论；第二章老化理论；第三章老年人的健康促进与养老照顾；第四章老年人的健康评估；第五章老年人的日常生活护理；第六章老年人常见意外事件的预防和护理；第七章老年人常见心理问题与护理；第八章老年人安全用药与护理；第九章老年人常见疾病与护理；第十章老年人的临终关怀与护理。其中，赵久华编写第一章；周瑞丹编写第二章；樊子双编写第三章；张莹编写第四章；陈雪、胡明丽编写第五章；范福玲编写第六章、第八章；徐莹编写第七章；罗格莲、谢云编写第九章；李旭编写第十章。

本教材主要供全国高等职业院校类护理类专业教学使用，也可作为临床护理人员继续教育、老年护理岗位培训及老年护理机构工作人员的参考书。

本书在编写过程中，得到了各位编者所在单位的大力支持，在此一并表示诚挚的谢意！

由于编者经验不足，知识水平和能力所限，不足之处在所难免，恳请各位专家、同仁以及广大读者批评指正。

编　者
2022 年 9 月

# 第一章 绪 论

PPT

社会经济的发展促进了人们生活水平和医疗技术水平的不断提高，人口老龄化成为现代社会发展的必然结果，成为世界各国普遍关心的重要公共卫生问题和社会问题；因此，研究老年人的健康问题，满足老年人的健康需求，提高老年人的生活质量，维护和促进老年人的身心健康，实现健康老龄化的战略目标，已经成为护理工作范畴中极其重要的一部分。

## ≫ 情境导入

情境描述 2000 年，全世界 60 岁以上老年人口总数已达 6 亿，包括中国在内的 60 多个国家的老年人口达到或超过人口总数的 10%，进入了人口老龄化社会行列。预测 2025 年全球所有国家或地区将进入老龄化社会，到 2050 年全球老年人口约占世界人口总数的 21%；中国 60 岁以上人口比例将达到 32.8%，3 个人里就有 1 个老年人。

讨论 1. 人口老龄化的主要原因有哪些？

2. 人口老龄化给社会带来哪些影响？

3. 可采取哪些应对措施？

# 第一节 老年人与人口老龄化

## 一、老年人与人口老龄化的相关概念

### （一）人的寿命

人的寿命以年龄表示，衡量人寿命主要有三种指标，即平均期望寿命、最高寿命和健康期望寿命。

**1. 平均期望寿命** 是指通过回顾性死因统计和其他统计学方法，计算出特定人群能生存的平均年数，简称平均寿命或预期寿命。它代表一个国家或地区人口的平均存活年龄，可以概括地反映该国家或地区人群寿命的长短。一般常用出生时的平均预期寿命作为衡量人口老化程度的重要指标。平均寿命表示生命的长度，是以死亡作为终点。

世界卫生组织（WHO）发布的《2021 年世界卫生统计报告》显示，全球人口预期寿命和健康寿命继续增加。2000 年至 2019 年，全球出生时预期寿命由 2000 年的 66.8 岁增加到 2019 年的 73.3 岁，预期健康寿命由 58.3 岁增加到 63.7 岁。日本的人均寿命仍然为全球最高，为 84.5 岁；中国的人均寿命为 77.4 岁，其中男性为 74.7 岁，女性为 80.5 岁。我国人均寿命的增长不但反映了人民生活水平和生活质量的提高，也反映了我国疾病预防、控制、治疗水平的提高。

2. **最高寿命** 是指在没有外因干扰的条件下，从遗传学角度而言人类可能生存的最高年龄。科学家们用不同方法来推测人的最高寿命，例如按性成熟期（14～15 岁）的 8～10 倍计算，人类寿命应该是 112～150 岁；按生长期（20～25 年）的 5～7 倍计算，寿命应该是 100～175 岁；按细胞分裂次数（40～60 次）的 2.4 倍推算，寿命应该在 120～132 岁。虽然人的正常寿命可以超过百岁，但由于受到疾病和生存环境的影响，目前人类寿命与理想的最高寿命的差距仍然较大，随着科学的发展，人类的平均寿命将逐渐接近或达到最高寿命。

3. **健康期望寿命** 是指去除残疾和残障后所得到的人类生存曲线，即个人在良好状态下的平均生存年数，也就是老年人能够维持良好的日常生活活动功能的年限。健康期望寿命是卫生领域评价居民健康状况的指标之一，体现了生命的质量。健康期望寿命终止于日常生活自理能力的丧失，即进入寿终前的依赖期。因此，平均寿命是健康期望寿命和寿终前依赖期的总和。

WHO 发布的最新报告《世界卫生统计 2018》中公布的中国健康期望寿命为 68.7 岁，首次超越美国，高于美国的 68.5 岁。

### （二）老年人的年龄划分

由于世界各国人口平均寿命的不同，政治经济情况的差异，对老年人的年龄划分规定尚无统一标准。WHO 对老年人年龄的划分有两个标准：在发达国家将 65 岁及以上的人群定义为老年人，而在发展中国家则将 60 岁及以上人群称为老年人。

WHO 根据现代人生理心理的变化，将人的年龄界限又做了新的划分：44 岁以下为青年人；45～59 岁为中年人；60～74 岁为年轻老年人；75～89 岁为老老年人；90 岁以上为长寿老年人。

中华医学会老年医学学会于 1982 年建议：我国以 60 岁及以上为老年人；老年分期按 45～59 岁为老年前期（中老年人），60～89 岁为老年期（老年人），90 岁以上为长寿期（长寿老人）。

### （三）人口老龄化

人口老龄化，简称人口老化，是指老年人口相对增多，占总人口的比例不断上升的一种动态过程。老年人口在总人口中所占的百分比，称为老年人口系数，是评价人口老龄化程度的重要指标。出生率和死亡率的下降、平均预期寿命的延长是世界人口趋向老龄化的直接原因。

### （四）老龄化社会

人口年龄结构是指一定时期内各年龄组人口在全体人口中的比重。它是过去和当前人口出生、死亡、迁移变动对人口发展的综合作用，也是经济增长和社会发展的结果。随着老年人口总数的增加，在社会中老年人口总数比例不断上升，使社会形成"老年型人口"或"老龄化社会"。

WHO 对老龄化社会的划分有以下两个标准。

1. **发达国家的标准** 65 岁及以上人口占总人口的 7% 以上，定义为老龄化社会（老龄化国家或地区）。

2. **发展中国家的标准** 60 岁及以上人口占总人口的 10% 以上，定义为老龄化社会（老龄化国家或地区）。

## 二、人口老龄化的现状和发展趋势 📱微课

人口老龄化是世界人口发展的普遍趋势，标志着人类平均寿命延长，体现了生命科学与社会经济的不断进步和发展。

（一）世界人口老龄化趋势与特点

**1. 人口老龄化的速度加快** 世界总人口以每年 1.2% 的速度增长，而老年人口增长率则为 2%。1950 年全世界大约有 2 亿 60 岁以上的老年人，2002 年已达 6.29 亿，2011 年上升至 7.43 亿，2017 年时，该数字为 9.62 亿。到 2050 年，世界 60 岁以上人口总数预计将达到 20 亿，老年人口的比例将从目前的 1/10 猛增至 1/5，平均每年增长 9000 万。

**2. 发展中国家老年人口增长快** 从 20 世纪 60 年代开始持续到现在，发展中国家老年人口的增长率是发达国家的 2 倍，也是世界人口增长率的 2 倍。目前 65 岁老年人口数量每月以 80 万的速度增长，其中 66% 集中在发展中国家或地区。预计到 2050 年，世界老年人口约有 82% 的老年人，即超过 16 亿人将生活在发展中国家或地区，4 亿老年人将生活在发达国家或地区。

**3. 高龄老年人增长速度最快** 由于世界人口平均寿命不断延长，各国高龄老年人人数不断增多。80 岁以上高龄老年人是老年人口中增长最快的群体，1950—2050 年间，平均每年以 3.8% 的速度增长，大大超过 60 岁以上人口的平均增长速度（2.60%）。目前，全球 1.25 亿人的年龄在 80 岁以上，预计至 2050 年，高龄老年人约 4.34 亿，占老年人总数的 1/5 以上。

**4. 女性老年人占老年人口中的多数** 一般而言，老年男性的平均寿命低于女性，如美国女性老年人的平均预期寿命比男性老年人高 6.9 岁，日本为 5.9 岁，法国为 8.4 岁，中国为 3.8 岁。这种性别差异致使多数国家老年人口中女性超过男性。

（二）中国人口老龄化趋势及特点

中国从 1999 年开始迈入老龄化社会。与其他国家相比，我国的人口老龄化社会进程有以下特点。

**1. 老年人口基础大** 截至 2021 年底，全国 60 岁及以上老年人口达 2.67 亿，占总人口的 18.9%，65 岁及以上老年人口达 2 亿以上，占总人口的 14.2%。预计到 2035 年左右，60 岁及以上老年人口将突破 4 亿，在总人口中的占比将超过 30%。

**2. 老年人口增长快** 65 岁以上老年人占总人口的比例从 7% 提升到 14%，发达国家大多用了 45 年以上的时间。中国只用 27 年就可以完成这个历程，并且将长时期保持较高的递增速度，属于老龄化速度最快的国家之一。据测算，预计"十四五"时期，60 岁及以上老年人口总量将突破 3 亿，占比将超过 20%，进入中度老龄化阶段。

**3. 高龄化趋势明显** 近 10 年来，我国高龄老年人（80 岁及以上老年人）数量增加了近一倍，已接近 2000 万。目前高龄老年人口正以 2 倍于老年人口增速的速度增加，今后每年将以 100 万的速度递增。预计到 2050 年，我国高龄老年人口总数将达到 9448 万，平均每 5 个老年人中就有 1 个是高龄老人。2013 年，中国 80 岁以上老年人有 2260 万，到 2050 年，该数字有望提高到 4 倍，达 9040 万人，成为全球最大的高龄老年人群体。

**4. 老龄化先于工业化** 我国人口老龄化与社会经济发展水平不相适应。发达国家在进入老龄化社会时都已进入后工业化时期，人均国内生产总值一般在 5000~10000 美元，目前为 20000 美元左右。而我国现在仍处于工业化、城镇化的进程之中。1999 年进入老龄社会时，人均国内生产总值还不足 1000 美元，2010 年才突破 4000 美元。用国际上定义的中间贫困线标准——每天低于 2 美元衡量，我国还属于低收入国家，呈现出"未富先老"的状态。

**5. 老龄化与空巢化相伴随** 随着年轻人异地工作、求学，父母与子女异地居住，空巢老年人越来越多。据统计，2010 年城乡空巢家庭接近 50%，而农村 65 岁及以上的留守老人近 2000 万，2020 年，全国共有家庭户 49416 万户，其中"一人一户"家庭超过 1.25 亿，占比超过 25%。第七次全国人口普查数据显示，目前我国平均每个家庭 2.62 人，家庭小型化使家庭养老功能明显弱化，导致部分老年人经济生活状况较差，心理问题突出。

**6. 老龄化地域发展不均衡** 中国人口老龄化发展具有明显的由东向西的区域梯次特征，东部沿海经济发达地区明显快于西部经济欠发达地区。上海在1979年最早进入人口老龄化行列，和最迟2012年进入人口老龄化行列的宁夏相比，时间跨度长达33年。

**7. 城乡老龄化倒置显著** 我国60岁及以上老年人多数生活在农村地区而不是城市，目前农村老年人口数量为1.04亿人，占全国老年人口比例的58.3%。农村人口老龄化的程度已经达到15.4%，比全国13.37%的平均水平高出2.1个百分点，高于城市老龄化程度。人口的城乡流动造成了农村地区人口迅速老龄化，预计到2030年，中国农村和城市地区60岁及以上人口的比例将分别达到21.8%和14.8%。

## 三、人口老龄化带来的挑战与对策

人口老龄化是社会发展的必然规律，是世界上每个国家都需要面对和解决的问题。老龄化给社会带来的影响涉及政治、经济、文化和社会发展等诸多方面，其中有积极影响，也有消极影响。积极探索应对人口老龄化的对策，将不利影响转化为有利影响，是各老龄化社会急需解决的问题。

### （一）人口老龄化的主要影响

**1. 社会负担加重** 抚养系数，即社会负担系数，亦称抚养比，是指非劳动力人口数与劳动力人口数之间的比率。总抚养系数由老年抚养系数与少儿抚养系数相加得出。抚养系数越大，表明劳动力人均承担的抚养人数就越多，即意味着劳动力的抚养负担越严重。随着老龄化加速，使劳动年龄人口的比重下降，老年抚养系数不断上扬，加重了劳动人口的经济负担。2010年我国老年抚养比为19%，即大约5个劳动年龄人口负担1个老人；2020年老年抚养比为19.7%，预计2050年突破50%。

**2. 社会保障费用增高** 老年人口比重与社会保障水平之间存在着高度相关性。人口老龄化使国家用于老年社会保障的费用大量增加，医疗费用和养老金是社会对老年人主要的支出项目，加上各种涉老救助和福利，庞大的财政开支给各国政府带来沉重的负担。例如：2010年，美国国防开支为9144.8亿美元，占政府财政开支的14%，社会保障（包括养老、医疗、社会福利）开支共28087.6亿美元，占财政开支的43%。

《2021年度人力资源和社会保障事业发展统计公报》指出：2021年我国城镇职工基本养老保险基金总收入为60455亿元，基金总支出为56481亿元，养老保险基金的累计结余为52574亿元。

**3. 老年人对医疗保健的需求加剧** 随着老年人口增加和寿命延长，因疾病、伤残、衰老而失去生活能力的老年人显著增加。据统计，在2020年我国失能老年人口达到5271万。预计到2030年，我国失能老龄人口将超过7765万。老年人发病率高，且多患有肿瘤、心脑血管病、糖尿病、老年精神障碍等慢性病，病程长、花费大，消耗卫生资源多，不仅使家庭和社会的负担加重，同时也对医疗资源提出挑战，对医疗设施、医护人员和卫生费用的需求急剧增大。

**4. 社会养老服务供需矛盾突出** 随着人口老龄化、高龄化、家庭少子化，传统的家庭养老功能日趋削弱，养老负担越来越多地依赖于社会。但我国社会服务的发展仍相对滞后，养老服务供需矛盾突出。截至2022年第一季度，全国养老福利机构和设施总数达超过36万个、床位812.6万张，养老床位总数虽大幅提高，但仍然难以满足老年人需求。此外，有关专家根据我国失能老年人的数量预测，目前我国大体需要养老护理人员1300万左右，而全国现有养老护理人员仅50多万人，其中取得职业资格的不足10万人，可见养老服务发展的任重道远。

### （二）人口老龄化的对策

目前，我国已进入人口老龄化快速发展时期，面对老龄化对社会经济及人民生活带来的影响和挑战，对于拥有14亿人口的中国，应对老龄化问题的对策必须具有战略性和超前性。我们需要结合我国实际国情，借鉴国外应对人口老龄化的经验，探索出具有中国特色的应对人口老龄化的路径。

**1. 健全养老保障制度，完善养老服务** 养老保障制度方面可以借鉴发达国家的经验，通过提高法定退休年龄和养老金的缴费年限及水平，来缓解政府财政在养老保障支出方面的负担。目前我国养老金的缴费年限为 15 年，相比发达国家如法国为 40 年来说，是非常低的。应采取多方养老相结合的模式，政府、企业、家庭、个人共同负担的原则，多渠道筹措资金。构建多层次养老保险体系，除基础养老保险外，还要发展企业年金、商业保险等制度，推进职工基本医疗保险全国统筹和异地就医联网结算制度，积极开展老年护理保险试点；加快养老服务体系建设，实行家庭养老与社会养老相结合，积极推进养老服务社区化、家庭化，使老年人在社区和家庭就能够享受到专业的生活照料、康复护理、健康保健等服务。加快社会养老服务的法制化进程，实施针对城乡贫困老人的养老服务补贴政策，完善适合我国国情及经济发展水平的社会保障制度，为养老保险和养老服务的真正落实提供必要的法律保障。

**2. 调整生育政策，改善人口年龄结构** 面临我国越来越严重的人口老龄化现状，实时调整我国人口结构，增加年轻人口在总人口中的比例是最行之有效的途径。2015 年十八届五中全会通过了全面放开二孩政策，是我国计划生育政策的重大突破，有利于提高我国人口出生率，调整人口年龄结构，减缓人口老龄化的进程。

**3. 健全医疗保健防护体系，满足老有所医** 医疗保健是老年人群最为突出和重要的需求，急速增长的老年人口所带来的健康问题导致对卫生服务需求剧增。因此，医疗卫生改革，加强针对人口老化的医疗保健与护理服务就显得尤为重要。作为社会养老的一种创新模式，医养结合将现代医护技术与养老服务相结合，满足了老年人群的特殊需求，提高了老年人生活质量，适应了老龄化发展的形势，实现了养老模式的新突破，应该成为发展中国特色养老事业的必然选择。同时，要健全社区卫生服务体系和组织，构建医疗保健防护体系，为老年人提供方便、快捷的综合性社区卫生服务，以满足老年人老有所医的需求。

 素质提升

### 尊老、敬老、爱老、护老

《孟子·梁惠王上》中"老吾老，以及人之老"的经典古训和西晋诗人《陈情表》中"臣无祖母，无以至今日，祖母无臣，无以终余年"的感人诗句对学生进行专业情感培养，让学生在护理工作中弘扬中华民族的尊老、敬老、爱老、护老的传统美德，"以文化人"，培养学生的"文化认同"，传承我们的文化基因，即对中华优秀传统文化的自信与自觉，增强学生的民族自豪感。

**4. 充分利用老年资源，实现健康老龄化和积极老龄化** 老年人不只是被关照的对象，也是社会发展的参与者和创造者，他们是很好的人力和智力资源，所以政府要积极促进老年劳动力的再就业，使老年人群既可以创造出更多的社会经济财富，又可以实现其自身的社会价值。

健康老龄化是世界卫生组织于 1990 年在哥本哈根会议上提出并在全世界积极推行的老年人健康生活目标。它是指老年人在晚年能够保持躯体、心理和社会生活的完好状态，将疾病或生活不能自理推迟到生命的最后阶段。联合国提出将健康老龄化作为全球解决老龄问题的奋斗目标。积极老龄化是在 2002 年马德里国际老龄大会上提出的，是在健康老龄化基础上提出的新观念，是应对人口老龄化的新思维。它强调老年人应不断参与社会、经济、文化、精神和公民事物；要尽可能地保持老年人个体的自主性和独立性；要从生命全程的角度关注个体的健康状况，使个体进入老年期后还能尽量长时间地保持健康和生活自理；并且强调老年人要积极地面对晚年生活，作为家庭和社会的重要资源，继续为社会做出有益的贡献。

**5. 挖掘新的消费需求，大力发展老龄产业**　有学者预测，目前我国老年人的消费总需求约为 1 万亿元，到 2050 年将达到 5 万亿元。为提高老年人的生活质量，面对庞大的老年人消费群体，国家应制定发展老龄产业的优惠政策，鼓励和扶持老龄产业，根据老年人的特点和需求提供专用商品、精神文化用品、保健用品、老年服务业、金融业、咨询业及旅游业、教育产业等，其中老年服务业和护理业是老年产业的重点。在发展老年产业的同时，要处理好老年产业的公益性和盈利的关系，要兼顾经济效益和社会效益。

# 第二节　老年护理学概述

快速发展的人口老龄化现状，使我国医疗保健行业面临着严峻的挑战。重视老年护理学的研究，为老年人提供专业、规范、优质的护理服务是老年护理学的主要任务。

## 一、老年护理学的概念和研究内容

### （一）老年护理学的相关概念

**1. 老年学**　老年学是研究人类老化及其所引起一系列经济和社会等与老年有关问题的综合性学科。它是一门多学科的交叉学科，涉及内容广泛，主要包括老年生物学、老年医学、老年社会学、老年心理学、老年护理学等多种学科。

**2. 老年医学**　老年医学是研究人类衰老的机制、人体老年性变化规律、老年人卫生保健和老年疾病防治特点的科学，是医学中的一个分支，也是老年学的主要组成部分。它包括老年基础医学、老年临床医学、老年康复医学、老年流行病学、老年预防保健医学、老年社会医学等内容。

**3. 老年护理学**　老年护理学是以老年人为研究对象，研究老年期的身心健康和疾病护理特点与预防保健的学科，也是研究、诊断和处理老年人对自身现存和潜在健康问题反应的学科。它是护理学的一个重要分支，与社会科学、自然科学相互渗透。

### （二）老年护理学的研究内容

老年护理学的研究对象包括健康的或患病的老年人及老年人的家属。其研究重点是从老年人生理、心理、社会文化以及发展的角度出发，研究自然、社会、文化教育和生理、心理等因素对老年人健康的影响，探求用护理手段或措施解决老年人现存和潜在的健康问题，使老年人获得或保持最佳健康状态，或有尊严、安宁地离开人世，从而提高老年人的生活质量。其研究内容主要包括以下几项。

（1）了解老年医学对衰老机制和抗衰老的研究进展，通过护理干预延缓老年期的衰老性变化。

（2）研究如何延缓老年人的功能衰退，发挥残存功能，提高老年人生活自理能力。

（3）对老年人的生理、心理和社会适应能力方面的问题所进行的护理过程的研究，以减少各种危险因素给老年人带来的负面影响。

（4）研究老年人生命质量保障环境，最大限度地维持和促进老年人的最佳功能。

（5）研究老年人保健问题，以保证老年人群具有良好的保健意识和能力。

老年护理学强调保持和恢复、促进健康，预防和控制由急慢性疾病引起的残疾，发挥老年人的日常生活能力，实现老年机体的最佳功能，保持人生的尊严和舒适。

## 二、老年护理的目标和原则

### （一）老年护理的目标

**1. 增强自我照顾能力** 随着年龄的增长，老年人在生理上会出现一些器官功能的衰退现象，有些老年人还同时患有多种疾病，这些因素都会导致老年人的独立生活能力及自我照顾能力下降；尤其是老年人在患病期间，住院时间长，需要医护人员、家人的特别关照，加之我国传统的文化观念影响，很容易使老年人对医护人员、对家属的依赖性增强。过强的依赖心理会影响老年人自我护理的主动性和积极性，使其自我照顾能力普遍下降，影响生活质量。护理人员应在全面评估老年人健康状况及日常生活能力的基础上，以健康宣教为手段，帮助老年人提高自我照顾的意识和能力，充分发挥老年人的生活主动性，提高生活质量。

**2. 延缓衰退及恶化** 增龄引起的老年人生理功能的逐渐衰退是不可逆的，很多老年慢性疾病也需要终身治疗。护理人员应积极开展健康教育，帮助老年人改变不良的生活方式，保持和促进健康的生活行为，以缓解机体功能的衰退，维护健康。采取三级预防策略，对老年人进行健康管理，做到疾病早发现、早诊断、早治疗；对患病老年人进行护理干预，防治或延缓病情恶化，积极预防并发症的发生，促进疾病的康复。

**3. 提高生活质量** 老年护理的目的不仅仅是疾病的转归和生命的延长，更应该是积极促进老年人在生理、心理和社会适应能力等方面的完好状态，提高老年人的生活质量，维护生命的尊严和实现生命的意义。因此，护理人员应该从生理、心理、社会及文化等多方面关注老年人，帮助老年人最大程度地提高其生命质量。

**4. 重视临终关怀** 护理人员在临终关怀的护理实践中，应发挥协调、沟通、支持、照护及教育的作用。在对临终老人增进舒适和缓解疼痛的同时，更应正确评估临终老人的心理状态，主动给予其心理关怀，同时对临终老人的家属予以支持，在临终老人生存时间不能延长的情况下，尽可能提高老人的生命质量和维护其生命尊严。

### （二）老年护理的原则

**1. 因人施护** 老年人因生理、心理、文化背景等方面的不同，影响其健康的因素也是错综复杂的。特别是当患病时，老年人的个体差异较大，疾病的转归和康复均受性别、年龄、基础疾病、经济状况、营养状态及社会支持情况等多种因素影响。因此，护理人员应针对其具体情况实施个体化的护理。

**2. 满足需求** 护理人员在护理老年人的过程中应以满足其实际需求为基础，使其增强对老化过程的认识。及时发现老年人现存和潜在的健康问题，满足老年人的在生理、心理及社会、精神等方面的护理需求。

**3. 发挥潜能** 对于没有完全丧失自理能力的老年人，护理人员应鼓励和帮助老年人充分发挥自身能力，进行自我照护。积极指导患病老年人进行康复护理，帮助其保持和恢复自理能力，并促进其保持积极的生活态度，提高其日常生活功能。

**4. 延续照护** 老年人患病后恢复时间较长，出现并发症的概率增加，因此，疾病急性期后的延续护理和长期照护就显得非常必要。护理人员应与社区其他医务人员密切协作对老年患者进行疾病康复、慢性病管理等连续的、长期的照护，以降低老年人反复入院率，并降低医疗费用。

## 三、老年护理专业人员的核心能力和素质要求

为应对我国人口老龄化，提高老年人生活质量，实现健康老龄化的战略目标，近年来，我国大力培养老年护理专业人员。由于老年人生理、心理等方面的特殊性，老年护理人员应具备一定的能力和素质。

### (一)老年护理专业人员的核心能力

美国护理联盟（the National League for Nursing，NLN）制定了《美国护理本科教育老年护理核心能力标准及课程指南》，其中包括了为老年人及其家庭提供优质护理的核心能力的11个模块，包括：评判性思维；沟通交流；健康评估；专门技能；健康促进、危险减低及疾病预防；疾病管理；信息和健康照顾技术；伦理道德；人类多元化及跨文化护理；健康照护的全球化；健康照护系统和卫生政策。这些核心能力用于指导老年护理学的课程设计、课程开发和临床实践，确保学生毕业后在所有环境中都能够胜任老年护理工作。

美国老年学会（the American Geriatrics Society，AGS）建议老年护理专业学士学位课程培养其学生应具备以下6个方面的核心能力：增进健康促进及安全的能力；评估照顾需求的能力；拟定照顾计划及协调相关服务的能力；专业团队合作的能力；支持照顾者的能力及运用资源的能力。

我国学者综合了从事老年护理课程教学的教师和来自养老院、综合医院老年科及社区卫生服务中心等临床专家的意见，确定护理本科生在完成老年护理学的专业学习后，应具备：评价和干预能力；沟通能力；评判性思维能力；人际交往能力；管理和领导能力；教学能力和知识综合能力等7种能力。

### (二)老年护理专业人员的素质要求

我国老年护理工作逐渐从医院过渡到社区、家庭、养老机构，护理人员的工作范围越来越广，责任越来越重，因此，对老年护理专业人员的素质也提出了更高的要求。

**1. 高尚的职业道德素质**　具有高度的责任感及以人为本的护理理念是老年护理人员的基本素质。护理人员对老年护理工作要有高度的责任感，对老年人要做到有"爱心、耐心、细心、诚心"；与其建立相互信任的护患关系。要保障老年人的合法权益，在工作中做到细致、审慎、周密，最大限度地帮助老年人满足其护理需求。

**2. 博专兼备的专业素质**　扎实的护理知识和精湛的护理技能是护理质量的重要保障。老年人由于其自身的生理特点及患病特点，存在更多的健康问题和需求，增加了护理的复杂性和难度。因此，护理人员不仅要有扎实的护理理论知识和实践技能，而且要具备心理学、社会学、教育学等多方面的知识，从老年人身心、社会及文化的需求出发，解决老年人的实际需要。

 **素质提升**

#### 爱老、知老

战国时期的思想家墨子提出"兼爱"，倡导"视人之家，若视己家；视人之身，若视己身"。作为从事养老护理的专门人才，首先要做到爱老，老人不仅养育了自己的子女，还在不同的岗位上为国家、社会做出了贡献，没有他们的昨天就没有我们的今天。其次要做到知老，就是要通过系统的学习，了解老年人身心发展的规律，更好地掌握和运用养老护理的技能，为老年人安享晚年提供高质量的服务。

**3. 优良的人文素质**　老年护理人员应具备优良的人文素质，如良好的沟通交流能力，能够与老年服务对象进行有效的沟通交流；具有相关的法律、法规、伦理知识，更好地维护老年人的合法权益不受侵害；具备多元文化护理的意识，针对不同文化背景的老年人提供个性化的护理服务；具有相关的心理学知识，理解老年人特殊的心理特征和需求，倾听老年人的内心感受，帮助其满足精神、心理需求。

## 四、老年护理伦理及法律法规

### （一）老年护理伦理概述

老年人由于特殊生理、心理及疾病特点，使老年护理任务更加复杂而繁重，随着医疗技术的飞速发展，新的健康观和医学模式的出现，要求老年护理工作者应重视护理伦理学的学习与融合应用，更好地为老年人进行多角度全方位的护理。老年护理伦理的基本原则包括尊重患者自主、诊疗最优化、尊重生命价值、公正原则。

**1. 尊重患者自主原则** 自主权是患者最基本的权利。自主原则突出表现为充分尊重患者的自主权和知情同意权。

（1）自主权 患者的自主权是体现生命价值和人格尊严的重要内容，现已成为国际伦理学决策的重要依据。患者有权利选择自己想要的治疗，也有权利拒绝或放弃医生的建议。一切以患者为中心，尊重患者的自主权，已成为我国医务人员的共识和医疗实践的基本原则。

（2）知情同意权 知情同意是患者自主原则的重要组成部分。患者在接受各种检查、治疗或参与临床研究之前，都应给与充分的告知，包括这些医疗行为的目的：风险和获益、可选择的方法等，患者有权利在接受这些医疗活动前，全面而准确地了解有关诊疗和预后的信息。

**2. 诊疗最优化原则** 所有医疗活动都应遵循最优化原则，这既有技术性的规定，也有临床思维能力的要求，并体现医学伦理的基本思想。最优化原则包括无伤害及有利原则，具体内容如下。

（1）积极获取最佳疗效 根据当时、当地医学发展的实际水平，首选医学界普遍认可、适合具体患者的最佳药物或手术方案，不应一味追求高技术、高代价的诊疗手段。

（2）确保医疗干预安全无害 在疗效相当的情况下，医务人员应以强烈的责任心、十分谨慎的态度，尽量使伤害减少到最低程度，确保患者生命安全。如尽可能避免支出与获益不匹配的侵入性检查、截肢等大型手术。

（3）尽量减轻患者痛苦 应在确保疗效的前提下，精心选择给患者带来痛苦最小的治疗手段。如对于晚期癌症患者，减轻其痛苦是第一位，尽可能较少和避免无效的医疗干预。

（4）力求降低就诊费用 保证疗效的前提下，选择价廉且安全的治疗干预方案，尽量避免高值耗材和昂贵药物应用，减轻患者的经济负担。

**3. 尊重生命价值原则** 尊重生命价值原则包含了尊重他人的生命和尊重生命价值等方面的内容。人的价值取决于生命本身的质量以及对他人、对社会的意义，强调针对不同个体的差异化对待。生命价值原则提出了老年急救、临终患者安乐死等问题的伦理对策，协调了患者权益与社会公共利益的关系，在更高层次上肯定了生命的价值和神圣。

**4. 公正原则** 公正原则主要是指在老年护理服务中医者应公平正直地对待每一位老人。"公正"者，公平正直也，既没有偏见和私心。医疗公正的伦理学依据主要有：患者与医生在现代社会中的地位、人格、尊严等本来就是相互平等的；患者虽因所患疾病不同而千差万别，但每个人都享有平等的生命健康权和医疗保健权；患者在和医方的交往中因被疾病缠绕，有求于医生而处于弱势地位，因此理应得到医方给予的公平、正义的关怀。上述这些因素共同决定了医疗公正的必然性与合理性。

### （二）老年人护理的法律法规

**1. 单独立法** 单独立法指针对老年人的特殊权益专门制定的法律法规。其特点是特事特办，依据某一基本法为老年人群形成一个特制的保障系统。例如美国在 1965 年颁布的《美国老年人法》在美国老龄政策的发展史上具有极为重要的意义。该法案从老年退休后的经济收入、生理和心理健康、适宜住房、社会服务与援助、禁止年龄歧视与获取尊重、老年相关科学研究、设立老龄署、老龄领域工作者的培训和补助等诸多方面予以明确说明，扩大了老年人权益保障的范围，促进美国逐步形成了老龄工作的行政网络，利于老年人利益集团和组织的发展与壮大。

**2. 分散立法**　分散立法是与单独立法相反的一种法律形式，指有关老年人权益保障的相关法律条款被分散于各种法律之中，其特点是不针对老年人，只在其他法律的相关条款中予以规定，常常见于人权保障法案、社会保障法案、社会福利法案中。如荷兰于 1967 年通过的《特别医疗支出法案》规定所有荷兰居民，不管其是否拥有荷兰国籍，所有年龄段的人在需要时都有资格享受特别医疗支出保险的权利。1982 年加拿大通过的《人权与自由宪章》具有宪法的作用，其中第 15 条规定，不得给予包括年龄在内的各种歧视。

# 第三节　老年护理学的发展

## 一、国外老年护理学的发展

因人口老龄化程度、国家经济水平、社会制度、护理教育发展等因素不同，世界各国老年护理的发展状况也不尽相同，有其自身的特点。

老年护理学作为一门学科最早出现于美国，美国老年护理学的发展对世界各国老年护理学的发展起到了积极的推动作用。1900 年，老年护理学作为一个独立的专业被确定下来，至 20 世纪 60 年代，美国护理协会先后成立老年护理专科小组和老年病护理分会，确立了老年护理专科委员会，老年护理学真正成为护理学中一个独立的分支。1970 年首次正式公布老年病护理执业标准，1975 年开始颁发老年护理专科证书，同年《老年护理杂志》诞生，老年病护理分会更名为"老年护理分会"，服务范围也由老年患者扩大至老年人群。1976 年美国护理学会提出发展老年护理学，关注老年人对现存的和潜在的健康问题的反应，从护理的角度和范畴执行业务活动。至此，老年护理显示出其完整的专业化发展历程。

自 20 世纪 70 年代以来，美国老年护理教育开始发展，特别是开展了老年护理实践的高等教育和训练，培养高级实践护士（advanced practice registered nurses，APRN），具备熟练的专业知识技能和研究生学历，经过认证，能够以整体的方式处理老年人复杂的照顾问题。高级执业护士包括老年病开业护士（nurse practitioners，NP）、老年病学临床护理专家（clinical nurses specialists，CNS）。到 2010 年，美国共有 6741 名老年高级实践护士。其中，持有美国护士认证中心（American Nurse's Credentialing Center，ANCC）或美国护理科学院证书的老年病开业护士和临床护理专家各有 3972 人和 574 人。美国医学会在 2010 年发表声明，认可高级实践护理和注册护士对医疗界的重大贡献并提出四大总结性建议：①护士应该在临床实践中就其所受的教育和培训最大限度地发挥作用；②护士应该通过改善的护理教育系统取得最高的学位和完成培训；③护士应该是医师和其他卫生服务者最密切的合作伙伴；④需建立更好的数据收集系统和信息设施以利于有效的护理人员配置。美国老年护理发展的实践证明：开业护士和临床护理专家的引进对患者、家庭、社区、卫生机构及医疗费用等具有深远影响，不仅有效地贯彻了初级预防保健的相关政策，极大地降低了再入院率和不必要的卫生服务使用率，促进了患者康复，也为国家和保险公司节省了大量的医疗费用，为患者、家庭和养老院员工之间的相互沟通发挥了桥梁作用。随着老年人口的与日俱增和医疗需求日益凸显，美国更加重视老年护理教育的发展提高。例如，将老年护理内容渗透到非老年高级实践护士的本科护理教育所有护理课程中；允许非老年高级实践护士通过老年护理专科教育而拥有 ANCC 颁布的非老年开业护士和临床护理专家的 47 项老年护理技能；将老年护理技能教育渗透到非老年高级实践护士的课程中，非老年高级实践护士在毕业时便能满足 ANCC 的老年护理技能要求，并有资格参加老年证书注册考试。此外，美国以约翰·哈特佛德（John Hartford）基金会为代表的民营机构，积极投资于老年护理的发展，定向培养老年护理的师资力量，有力地促进了老年护理教育、临床实践和科研的发展，并通过官方网站发展和推广老年护理内容。

综上所述，老年护理学的发展大致经历了四个阶段。①理论前期（1900—1955）：此期几乎没有任何理论作为执行护理实践活动的基础；②理论初期（1955—1965）：随着护理学专业理论和科学研究的发展，老年护理学的理论也开始研究、建立、发展，第一本老年护理教材问世；③推行老人医疗保险福利制度后期（1965—1981）：此期老年护理的专业活动与社会活动相结合；④全面完善和发展的时期（1985 年至今）：形成了较完善的老年护理学理论并指导护理实践。

## 二、国内老年护理学的发展

我国老年护理学长期以来被列入成人护理学范围，加上其他一些原因，严重影响了老年护理学的发展。

20 世纪 80 年代，随着中华老年医学会的成立和老年医学的发展，尤其是 20 世纪 90 年代以来，老龄化带来的一系列问题引起了我国政府对老龄事业的高度关注。在加强领导、政策指引、机构发展、国内外交流、人才培养和科研等方面，原卫生部、民政部、原国家科委以及各级政府都给予了关心和支持，先后发布了《关于加强老龄工作的决定》《中国老龄工作发展纲要》等一系列相关政策，有力促进了老龄事业的发展。国内先后建立了老年学和老年医学研究机构，与之相适应的老年护理学也作为一门新兴学科受到重视和发展。1996 年，中华护理学会提出要发展和完善我国社区的老年护理；1999 年，学会增设老年病护理专业委员会。2006 年 2 月 9 日，国务院下发《关于加快发展养老服务业的意见》，指出要大力发展社会养老服务机构，要加快培养老年医学、护理学、营养学、心理学、管理学等方面的专业人才，要有计划地在高等院校和中等职业学校增设养老服务相关专业和课程。2021 年在《"十四五"国家老龄事业发展和养老体系规划》中提出要加大养老服务人才队伍建设，积极增设养老服务相关本科专业，引导普通高校、职业院校、开放大学、成人高校等加大养老服务人才培养力度。将老年医学、护理、康复等医学人才纳入卫生健康紧缺人才培养。加强养老服务领域职业教育教学资源建设，推动职业院校深化养老服务领域三教改革。积极稳妥推进 1 + X 证书制度，推进老年照护等职业技能等级培训及考核工作。

长期以来，老年护理以医院护理占主导地位。如综合医院成立老年病科，开设老年门诊与病房，按专科收治和管理患者；很多大城市均建立了老年病专科医院，按病情不同阶段，提供不同的医疗护理、生活护理、心理护理和临终关怀。医院老年护理对适应老年人的医疗需求发挥了重要的作用。但若患病老年人长期住院，必然导致医疗照护成本不断攀升，加重政府和社会的负担。大多数老年人由于经济收入有限，选择居家养老，由家属或保姆照顾，但他们的专业知识不足，缺乏相应指导，老年人的健康需求难以满足，生活质量难以保障。

1988 年我国第一所老年护理医院在上海成立后，老年人专业护理机构逐步发展，此后随着社会经济的发展，各地相继成立了多种性质和形式的老年人长期护理机构，如老年护理院、老年服务中心、老年公寓、托老所等，为社区内的高龄病残、孤寡老人提供上门医疗服务和生活照顾；对老年重病患者建立档案，定期巡回医疗咨询，老年人可优先受到入院治疗、护理服务和临终关怀服务。服务对象、内容和层次都有快速的拓展，在一定程度上适应了城市人口老龄化的需要。近年来，随着社区卫生服务的深入普及，"社区居家养老"成为我国政府引导的、服务范围广泛的养老护理的主体方向，社区护理已将老年护理服务融入居家环境中，建立以居家为基础、社区为依托、机构为支撑的养老服务体系，为广大老年群体提供专业化的健康与生活服务。

我国老年护理学科发展虽然较发达国家缓慢，但目前正处在一个新的历史起点上，已经得到国家各级政府部门及中华护理学会、中国老年学学会等学术团体的高度重视，为我国老年护理学的发展带来了新的契机。虽然目前我国各层次的护理教育中均未开设老年护理专业，老年护理专业的专门人才培养尚属空白，但1998年以后，高等护理院校陆续增设老年护理学课程，平均30学时左右。老年护理学的本科教材也于2000年12月正式出版，此后，各种老年护理学的专著、教材、科普读物相继出版。我国有关老年护理的研究也开始起步，护理研究生教育中也设立了老年护理研究方向。国内外老年护理方面的学术交流逐步开展，有的院校还与国外护理同行建立了科研合作关系，如共同开展了中日老年健康社区干预效果对照研究，以及欧盟国际助老会资助的老人健康教育项目等。但与发达国家相比，目前我国老年护理教育明显滞后，老年护理学科的发展尚不能满足老年人群的护理需求。

## 三、老年护理学的发展趋势

经过多年的发展，老年护理学已经形成了一些独特的理论和实践方法，其主要发展趋势如下。

**1. 学科观念发生转变**　老年护理学的发展将逐步引导人们观念的转变，重新认识老年护理的特殊性及专业性；从业人员不仅仅要具备一般的护理学的知识和技能，而且要熟悉老年护理学的特殊知识、技能。通过大力宣传老年护理的知识和特殊的护理措施，增强和提高老年人自我照顾和护理的能力，提高自身生活质量。

**2. 学科间融合加强**　由于老年人健康问题变得越来越复杂，单纯靠老年护理学不能满足老年人群健康保健方面的所有知识和服务需求，因此，老年护理学要想发展其独特之处，就要与其他学科融合，借鉴其他学科的理论和知识，以使研究成果具有更广泛的影响力和应用性。老年护理人员要与其他专业领域的人员协同合作，才能更全面地解决老年人的各种健康需求。

**3. 学科发展推动老年护理学教育发展**　老年护理人才是社会紧缺人才，老年护理学科的发展也推动了老年护理教育的发展。扩大老年护理教育规模，开设老年护理学专业，缓解老年护理人才紧张状况势在必行。目前很多国家已将老年护理学课程作为护士注册课程的必修科目；在研究生院开设老年护理学方向的硕士和博士课程，培养老年护理领域的临床专家和学术专家。我国应该结合国情，借鉴国外成熟的老年护理课程体系和教材，大力培养适应我国社会需求的专业型、实用型老年护理人才。

**4. 学科研发内容深入、范围扩大**　随着老年护理学科的发展，其研发的内容不断深入，如老年护理相关理论的研究探索不断加深，为创建适合的老年护理体系奠定基础；开发老年护理设备、器材，为社区和家庭护理提供良好的护理条件；围绕老年人照顾展开研究，加强老年人照顾者在提供老年护理照料中的作用；研究多元文化与老年护理的关系，提升护理人员在多元文化下的老年护理照护能力；开拓护理保健市场的研究，为大力发展老年服务产业提供条件等，不断推动老年护理事业的发展。

面对我国老龄社会的迅速发展，培养适应社会发展需要的老年护理人才势在必行。本章内容从老年人与人口老龄化的概念、老年护理学的概述及老年护理学的发展等方面引导学生认识我国老龄化社会现状及理解老年护理学的含义。

答案解析

## 目标检测

一、选择题

**【A1/A2 型题】**

1. 目前 WHO 对发展中国家老年人年龄划分标准为 （ ）
   A. ≥60            B. ≥65            C. ≥70
   D. ≥75            E. ≥80

2. WHO 根据现代人生理、心理结构上的变化，将人的年龄界限作了新的划分，（ ）岁以下为青年
   A. 44 岁            B. 56 岁            C. 60 岁
   D. 54 岁            E. 24 岁

3. 关于中国人口老龄化的特点，下列说法不正确的是 （ ）
   A. 老年人口基数大
   B. 老年人口增长速度快
   C. 高龄老人和空巢老人少
   D. 老龄化城市和地区发展不平衡
   E. 未富先老

4. 发达国家老龄化社会老年型程度划分标准是 （ ）
   A. >7%            B. >5%            C. >9%
   D. >8%            E. >10%

5. 发展中国家老龄化社会老年型程度划分标准是 （ ）
   A. >7%            B. >5%            C. >9%
   D. >8%            E. >10%

6. 预计到 2050 年，世界人口平均寿命将增加到 （ ）岁
   A. 80 岁            B. 60 岁            C. 77 岁
   D. 90 岁            E. 97 岁

7. 联合国数据预测至 2050 年，全球高龄老年人将达到 （ ）
   A. 4.8 亿            B. 5.8 亿            C. 8.8 亿
   D. 3.8 亿            E. 2.8 亿

8. 老年护理的研究对象是 （ ）
   A. 老年人的生活质量
   B. 老年人的尊严
   C. 老年人
   D. 老年人与社会适应
   E. 老年人的生理与心理

9. 人口老龄化是 （ ）必然规律
   A. 人类发展            B. 社会发展            C. 心理发展
   D. 国家发展            E. 经济发展

**【A3/A4 型题】**

10. 我国建立第一所老年护理医院是哪一年（ ）

　　A. 1988 年　　　　　　B. 1961 年　　　　　　C. 1900 年

　　D. 1966 年　　　　　　E. 2001 年

二、思考题

请回答章首提出的问题。

书网融合……

本章小结　　　　　　　微课　　　　　　　题库

PPT

# 第二章　老化理论

○- 学习目标

1. 通过本章学习，重点把握老年人常见老化理论及其护理。

2. 学会运用老年人老化理论；具有运用所学的老化相关生物学理论、心理学理论、社会学理论对老年人进行健康的维护和促进的能力。

人类老化是一个不可抗拒的过程，老化的速度、程度也都因人而异，并受多方面因素的影响。在研究老年护理实践中，也形成了众多的理论，并随着人类健康技术以及理念的发展而不断发展，到了20世纪初，老化理论关注的层面得到扩展，不仅仅只有生物学，同时也涉及到社会、心理等相关学科。相应的理论可以帮助我们科学地解释护理实践中所遇到的现象、事实和关系，为老年护理实践工作提供指导和依据，同时，在老年护理实践中不断开展研究，可以去验证理论的科学性，并促进理论进一步完善和发展。本章主要介绍在老年护理中应用较多的老化理论模式，以及其对老年人护理的启示，从而有助于了解老年阶段身体、心理、社会的健康状况，了解其基本需求，提高服务质量，最终改善老年人的生活质量。

» 情境导入

情境描述　梁奶奶，75岁，退休干部，患双膝关节退行性病变10余年，行走时双膝关节疼痛，下蹲不便，1周前在上楼梯时不慎跌倒导致右侧股骨颈骨折入院，行右侧髋关节置换术。术后第3天在晨间护理时护士发现梁奶奶唉声叹气，并向护士诉苦自己没用，给子女增加了负担，并对疾病的预后比较悲观。

讨论　1. 请问护士可以使用哪种理论对梁奶奶的正常生理性老化进行解释？

2. 作为梁奶奶的责任护士，如何应用人格发展理论对她进行心理疏导？

## 第一节　老化的生物学理论

从生物学的角度来看，老化指的是机体从发育到成熟期后，随着年龄的增长，机体细胞分裂、生长和功能丧失，最后在形态和功能方面表现出种种进行性、衰退性的变化，最终步入死亡。老化的生物学理论又称生物老化理论（biological aging theories）。其重点探索老化过程中人体器官生理改变的原因和特点。根据目前科学家的研究结果，将老化理论分为随机老化理论（stochastic theories of aging）和非随机老化理论（non - stochastic theories of aging）两大类。

### 一、随机老化理论

随机老化理论认为老化的发生是随机损伤积累的过程。本节具体介绍分子交联理论（the coss - link theory）和自由基衰老理论（free radical theory of aging）。

### （一）分子交联理论

分子交联理论由 Bjorksten 于 1942 年提出。该理论认为随时间推移及年龄增长，由于机体长期暴露于含有化学物质和放射性物质的环境中，生物体内的脂肪、蛋白质、碳水化合物以及核酸会形成交联，而这些交联形成最终会导致组织的弹性下降，僵硬度增加（如血管硬化）。

对护理的启示：此理论可用于解释老年人为什么会发生皮肤松弛和动脉粥样硬化。

### （二）自由基衰老理论 🅔微课

自由基衰老理论由 Harman 于 1956 年提出。它的提出揭开了从分子水平研究老化理论的序幕，该理论认为衰老是由于自由基损伤机体所致。正常生物代谢过程中，细胞会产生自由基，它是机体代谢的正常中间产物，随着年龄增长，体内防御系统退化，无法清除过多的自由基，自由基堆积产生氧化应激损伤，造成生理功能的紊乱，导致机体的衰老和死亡。自由基中以羟自由基和氧自由基对人体损害最大。污染的环境也可以产生大量的自由基。自由基氧化能力极强，它可以破坏细胞膜、蛋白质及 DNA，造成染色体畸变、细胞突变，导致恶性肿瘤；可使胶原蛋白交联变性，导致骨质疏松、血管硬化、皮肤皱缩，促进衰老。射线照射可使被照射的机体产生自由基。根据衰老的自由基学说，一些学者认为：凡是能够升高红细胞中 SOD（超氧化物歧化酶）活性的药物，就是抗衰老药；凡是能够降低血中过氧化脂质的药物，就是抗衰老药。因此也成为最受关注的老化理论之一。

对护理的启示：指导老年人清除多余自由基的措施，有益于预防疾病的发生、发展和治疗，而抗氧化剂（如茶多酚、维生素 C、维生素 E 等）的运用对人体的健康存在着更重大的意义。

## 二、非随机老化理论

非随机老化理论认为与年龄相关的分子和细胞水平的变化都是固有的或预设的，是受程序控制的，即老化是程序控制的过程。本节具体介绍基因程控理论（theory of programmed celldeath）、免疫理论（immunological theory）和神经内分泌理论（neuroendocrine theory）。

### （一）基因程控理论

基因程控理论由 Hayflick 于 20 世纪 60 年代提出。该理论认为每种生物就像设定好时间的生物个体，体内细胞的基因有固定的生命期限，并以细胞分化次数来决定个体的寿命。例如：人类的基因，其最长生命期限被设定为 110 年，在这 110 年中，正常细胞分裂约 50 次，达到期限分裂次数就停止正常分化，细胞开始退化、衰老，最终死亡。

对护理的启示：该理论常用来解释不同种类的生物有不同的寿命。不同种类的生物，其细胞最高分化次数也有所不同，细胞分化次数越高者，寿命就越长。衰老在机体内类似"定时钟"，即衰老过程是按一种既定程序逐渐推进的。凡是生物都要经历这种类似的生命过程，虽然高等动物衰老与本身病理情况的积累有关，又各有其特定的生物钟，但总体受遗传控制，例如家族性高胆固醇血症。

### （二）免疫理论

1962 年，Walford 提出老化的免疫理论。其机制为随着年龄的增长，细胞突变增加，对自身抗炎反应能力增加，诱发组织老化，机体免疫系统功能下降、淋巴细胞功能下降，对疾病感染的抵抗力降低，自体免疫性疾病也会增多。另外，该理论还认为老化会使得机体免疫系统功能减退，对外来异物的辨认与反应能力降低，导致感染与癌症患病率增加。

对护理的启示：免疫理论可以解释老年人对某些疾病的易感性。通过掌握这些知识，护士在对老年人进行护理时应积极预防感染，观察老年人早期出现的感染症状，及时发现，及时治疗，保证老年人的身心健康。

### （三）神经内分泌理论

该理论主张老化现象是由于大脑和内分泌腺体的改变所致。在中枢神经系统的控制下，通过神经内分泌系统的调节，机体完成其生长发育成熟、衰老至死亡的一系列过程。随着年龄的增长，下丘脑发生明显的衰老性改变，细胞受体数量减少、反应减退，神经内分泌调控的有关酶的合成功能减退，神经递质含量与内分泌功能等出现一系列生理改变。

对护理的启示：神经内分泌理论解释了老年人会发生一系列神经内分泌腺的变化，而使机体的新陈代谢减慢及生理功能减退，在对老年人进行健康评估时，正确判断体格检查和实验室检查结果，既要考虑到疾病的因素，也要考虑到老年人生理老化的因素。

## 三、老化的生物学理论与护理

尽管目前没有一种生物老化理论可以全面阐述人体老化的机制，但以下观念已形成共识：所有有生命的生物体都受生物老化的影响；生物老化是随着年龄的增长而逐渐发生的、不可避免的、不可逆的变化；生物机体的不同器官和组织的老化速度各不相同；生物老化受非生物因素的影响；生物老化过程与病理过程不同；生物老化可增加个体对疾病的易感性。

我们可借助各种生物老化理论，结合不同个体的生理心理表现、生活经历及文化程度，指导老年人正确面对老化甚至死亡，让老年人了解到老化与死亡是自然规律。同时，在疾病护理及健康宣教的过程中，护士也可以借助这些理论，解释老年人一些生理改变及疾病发生的原因。如应用基因程控理论说明家族性高胆固醇血症的原因，以及应用分子交联理论说明皮肤松弛的原因。

 素质提升

**每一个体都有健康的权利**

衰老是人类的自然规律，我们都要正视衰老，每一生命个体都有被尊重的权利，都有获得健康的权利，在人生的每一个生命阶段我们都要努力维护好健康。而老年人作为弱势群体，需要他人的帮助与支持，我们要尊敬、关爱老年人，为老年人提供更人性化、个性化的服务，鼓励老年人从生理、心理、社会和道德四个方面维护自身的最佳健康状态，营造敬老爱老的和谐氛围。

# 第二节 老化的心理学理论

1990 年，世界卫生组织对人类健康提出新的定义：健康不仅是没有疾病，而且包括躯体健康、心理健康、社会适应良好和道德健康。因此护士不仅要关注人的生理功能，而且还要关注心理因素对个体的影响。关注老年人老化过程对个人认知思考、心智行为与学习动机的影响。本章具体介绍与老化相关的心理学理论。

## 一、需求层次理论

人类基本需求层次理论（hierarchy theory of human basic needs）中最有代表性的是由著名的心理学家亚伯拉罕·哈罗德·马斯洛（Abraham Harold Maslow）提出的人类基本需求层次理论，他在 1943 年发表的《人类动机理论》和 1954 年发表的《动机与人格》中提出人的需求有不同层次，并论述了不同层次之间的关系。该理论将人类需求从低到高分为五个层次，即生理的需求（physiological needs）、安全的需求（safety needs）、爱和归属的需求（love and belongingness needs）、自尊的需求（self – esteem needs）和自我实现的需求（self – actualization）（图2 – 1）。马斯洛需求层次理论是人本主义科学的理论之一。老年群体与其他的人群一样，需要满足不同层次的需求。以马斯洛需求理论为依据，老年人的生理和安全较低层次的需求较容易得到满足，而较高层次的需求如自尊的需求、自我实现的需求满足的方式和程度差异较大，以至于出现空巢综合征、离退休综合征等疾病，影响老年人身心健康。

对护理的启示：该理论有利于对住院老人、居家老人进行心理指导，帮助护理人员分清护理问题轻重缓急，有利于收集资料、评估资料、解决健康问题、预测未来需求。老年人属于成熟的个体，对高层次的需求迫切。护士应鼓励老年人表达自己的个性和追求，帮助老年人认识自己的能力和条件，努力获得自我实现需求的满足。

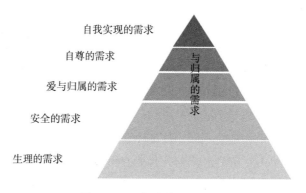

图2 – 1　马斯洛的需求层次

## 二、自我效能理论

自我效能理论（self – efficacy theory），又称为自我概念理论，是在1977年由美国心理学家、社会学习理论的创始人班杜拉（Albert Bandura）提出的。自我效能是个体对自己执行某一特定行为能力大小的主观评估，是个人对自己执行某方面工作并达到预期结果的能力的自信心。评估的结果如何，将直接影响到个人的行为动机。老年人由于社会角色的变化，加上生理健康的衰退，对自己角色功能的主观认知与评价减弱，即自我效能感下降，会影响老年人的健康行为习惯或疾病康复的信心。

对护理的启示：护理人员用自我效能理论对老年人进行指导，协助老年人适应角色的改变，使得老年人对自己角色功能做出正确的认知与评价。比如，对于有的老年人对自己的体能缺乏信心，而不愿意到户外活动的，可以分析影响老年人有效活动的原因，并针对性地设计老年人活动的干预项目。

## 三、人格发展理论

人格发展理论（theory of personality development）是由美国心理分析学家埃里克森（E. H. Erikson）将弗洛伊德的发展理论扩展到社会方面而形成的，故又称为心理社会发展学说。20世纪30年代，以埃里克森为代表的美国新精神分析，重视自我在人格结构中的作用，强调社会文化因素对人格形成发展的作用，该理论在老化研究和实践中应用最为普遍。人格发展理论提出人格是终身发展的，埃里克森将人格发展从出生到死亡划分为八个阶段，即婴儿期、幼儿期、学龄前期、学龄期、少年期、青年期、成年期、晚年期（表2 – 1）。他认为，老年期是前七个阶段的成熟期，自我整合很重要，否则会出现绝望等不良心境。老年人在此期回顾和评价自己的一生，寻找生命价值，以不畏惧死亡的心态来接纳自己。自我整合良好则展现出对老年生活适应且满足的生活态度，若是对以往的懊悔，失去完整自我，则对老年生活产生失望、愤怒与惊恐的不适应现象与行为表现。

表 2-1　埃里克森的八个人格发展阶段

| 年龄 | 阶段 | 心理危机 | 积极结果 | 消极结果 |
| --- | --- | --- | --- | --- |
| 0~18个月 | 婴儿期 | 基本信任对基本不信任 | 信任自己和他人，乐观 | 不信任自己和他人，悲观 |
| 18个月~3岁 | 幼儿期 | 自主对羞怯和疑虑 | 能做决定，积极严厉 | 自负怀疑，关注自我，空虚 |
| 3~5岁 | 学龄前期 | 主动对内疚 | 成功的欢乐，主动性、方向性、目的性 | 对深思的目标和取得的成就感到内疚 |
| 6~12岁 | 学龄期 | 勤奋对自卑 | 能够被生产性的工作吸引，因完成工作而感到自豪 | 不适应感和自卑感，不能完成任务 |
| 12~18岁 | 少年期 | 同一性对角色混乱 | 对内在一致性和连续性有信心，对生活充满憧憬 | 角色混乱，没有固定的标准，感到空虚 |
| 18~25岁 | 青年期 | 亲密对孤独 | 感情的共鸣，分享想法、工作和感情 | 避免亲密，关系淡漠 |
| 25~65岁 | 成年期 | 繁殖对停滞 | 能投入工作，有建立亲密人际关系的能力 | 失去对工作的兴趣，人际关系疲乏 |
| 65岁以后 | 晚年期 | 自我整合对失望 | 乐观对待死亡，有秩序感和意义感 | 惧怕死亡，对生活及生活中得到的或没发生的事情感到痛苦、失望 |

对护理的启示：根据心理社会发展理论，科学家提出了怀旧治疗（又称回忆治疗）的设想，即运用过去的事件、感受和想法的回忆，促进情绪的改善，帮助老年人达到自我整合，将过去的生活及经历视为有意义的经验，从而更好地适应当前的生活。

### 四、老化的心理学理论与护理

老化的心理学理论可以为护士提供评估老年人心理健康的方向，帮助护士制定科学合理的护理计划，解决老人心理健康问题。比如可以应用人格发展理论去理解普通老年人的思想及行为，协助老年人完成对生命的总结回顾，在出现发展危机时提供适当的护理支持，使老年人能完成良好的自我整合及坦然面对死亡。而自我效能理论提醒护士在制定老年人护理计划时要审视是否适合老年人的个体需求，帮助老年人增强执行健康行为以及接受治疗或护理的信心。

# 第三节　老化的社会学理论

老化的社会学理论主要研究和解释社会互动、社会期待、社会制度与社会价值对老化赛程适应的影响。本章具体介绍隐退理论（disengagement theory）、活跃理论（activity theory）、次文化理论（subculture of aging theory）、持续理论（continuity theory）、年龄阶层理论（age stratification theory）、角色理论（role theory）。

### 一、隐退理论

隐退理论是由卡明（E. Cumming）和亨利（W. Henry）于1961年提出。该理论提出社会平衡状态的维持取决于社会与退出社会的老年人之间相互作用所形成的彼此有益的过程。隐退理论的前提是不可避免的隐退，是一个逐渐进行的过程；双方皆感满意的过程；隐退是一种常模，所有社会系统都有隐退的现象。对老年人最好的关爱应该是让老年人在适当的时候以适当的方式从社会中逐渐隐退，这是成功老化的必由之路。

对护理的启示：此理论可以用于解释、指导老年人如何更好地适应退休后生活。注意评估正在经历减少参与社会活动的老年人，对其提供足够的支持与指导，以维持其平衡。

## 二、活跃理论

又称活动理论，由 Havighurst 等于 1963 年提出。该理论强调：社会活动是生活的基础，是老年人认识自我、获得社会角色、寻找生活意义的主要途径，老年人在生理和心理上一直保持着运动的需求，不会因为生理、心理及身体健康状况的改变而改变，应该鼓励老年人继续参与社会活动，以提高自身生活的满意度。一个人到老年时仍然期望能积极参与社会活动，保持中年生活形态，维持原有的角色功能，以证明自己仍未衰老。该理论看似与隐退理论相冲突，实则相辅相成。

对护理的启示：活跃理论有助于护理人员在照护老年人时更好地理解他们仍有活动的需求。但是该理论存在一定的缺陷，它忽略了老年人的个体差异，因此，我们应对老年人进行正确的评估，制定个性化的、力所能及的活动方案，不可一概而论。

## 三、次文化理论

次文化理论由美国学者罗斯（Rose）于 1962 年提出。次文化理论更加关注已经离开工作岗位的老年人，它认为老年人不再有中年期的理想与行为，这一群体会展现出独有的老年次文化，而成为次文化团体，老年次文化的形成是由于老年人客观存在以及主观感受到身心衰退，适应能力、体力、精力等各方面不如年轻人，与他们无法共同活动，故老年人形成自己的生活圈、人际圈等，而这些行为与其他年龄人群的行为和想法不同，因此形成老年人自己的文化。

对护理的启示：次文化理论可让老年人提早认识自己的客观存在的不同，减少与年轻人因思维模式、理解能力、文化背景等不同引起的不必要的心理、生理的问题。同时有助于护理人员认识到老年人拥有自己特有的生活信念、习俗、价值观及道德规范等文化特征，其护理措施可能有别于青年人或中年人。

## 四、持续理论

从 1968 年 Neugarten 等人提出到 1989 年 Atchley 正式提出，经历了 21 年之久。学者们认为活跃理论和隐退理论明显存在一些问题或者存在着矛盾性，然而对这些问题的解决引发了持续理论的诞生。而持续理论与活跃理论相比又更加注意老年人的个体性差异，它是以对个体的研究为理论基础。持续理论认为随着年龄的增长，个体面对老化会倾向维持与过去一致的生活形态，并积极寻找可以取代过去角色的相似生活形态的角色，这是老年人于环境中持续老化适应的典型方式。正所谓一个人的正常惯性，干一行爱一行。例如：身为农民的人等老年以后较难适应不去干农活；音乐人等艺术家即便退休还是会延续之前的行业爱好等。持续理论主要探讨老年人在社会文化约束晚年生活的行为时，身体、心理及人际关系等方面的调适。强调成功老化与老年人人格改变有关，人格随老化持续性动态改变，个体能适时改变人格，适应人生不同阶段的生活，则能较成功地适应老化过程。

对护理的启示：帮助照护人员了解老年人的发展及人格行为，从而制定切实可行的计划，帮助老年人延续中年时期的爱好与习惯，或寻找一些替代性的活动以代替失去或改变的角色，去充实愉快的晚年生活。

## 五、年龄阶层理论

年龄阶层理论由美国学者 MW. Riley 等于 1972 年提出。该理论认为同一年代出生的人，年龄、生理特点、心理特点和社会经历相近；新的年龄层群体不断出生，置身的社会环境不同，对历史的感受不同。社会人群根据不同的年龄及扮演的角色被分为不同的阶层。人的行为变化必然随着所属的年龄群体的改变而发生相应改变；人的老化过程与社会的变化之间的相互影响是动态的。不同社会存在的阶级制度不同，社会对老年人的角色期望与行为也有所不同。

对护理的启示：在护理过程中，应充分评估老年人的基本资料与成长文化背景，做到个性化护理。

## 六、角色理论

是用角色的概念来研究人的社会行为的一种理论。包括角色学习、角色理解、角色认知、角色期待、角色冲突等。该理论是试图按照人们所处的地位或身份去解释人的行为并揭示其中规律的社会心理学理论。该理论的产生源远流长，它曾是若干学科共同关心的问题。随着年龄的增长，扮演的角色也会增加，由于角色性质的不同，表现的行为也会不同。在退休前，一个人的成熟社会化行为主要是功能性角色。随着年龄的不断增长，功能性角色逐渐被情感角色取代，老年人的行为特点则逐渐变为保守谦和。

对护理的启示：角色理论可以帮助护士引导老年人对自身角色改变有所认知并接受，将有助于其对老年生活的适应。

## 七、老化的社会学理论在护理中的应用

老化的社会学理论帮助护士从"生活在社会环境中的人"这个角度看待老年人，以及了解老年人生活的社会对他们的影响。在老化的社会学理论中，影响老化的因素有人格特征、家庭、教育程度、社区规范、角色适应、家庭设施、文化与政治经济状况等。在护理实践活动中，老化的社会学理论可帮助护士协助老年人度过一个成功而愉快的晚年生活。在应用中需要护士不仅要了解老化的相关理论，还需要了解各种老化理论的适用范围和局限性。在应用理论指导老年护理实践时，要根据具体情况灵活应用，不同的个体可能需要使用不同的理论。

### 目标检测

答案解析

### 一、选择题

1. 自由基中对人体损害最大的是（　　）

　　A. 羧基　　　　　　　　　　B. 羟基　　　　　　　　　　C. 羟自由基和氧自由基

　　D. DNA　　　　　　　　　　E. 以上均不对

2. 下列哪种理论认为衰老在体内类似一个"定时钟"（　　）

　　A. 免疫理论　　　　　　　　B. 差错灾难理论　　　　　　C. 神经内分泌理论

　　D. 长寿和衰老理论　　　　　E. 基因程控理论

3. 对于一个刚入院的急性心肌梗死的患者，用马斯洛人类基本需求层次论的观点，护士应首先满足其哪一层次的需要（　　）

　　A. 生理需求　　　　　　　　B. 自我实现的需求　　　　　C. 尊重的需求

　　D. 爱与归属的需求　　　　　E. 安全的需求

4. 对于自我效能理论描述错误的（　　）

　　A. 1977 年，班杜拉提出

　　B. 又称为自我概念理论

C. 自我效能是个体对自己执行某一特定行为能力大小的主观评估

D. 老年往往自我效能感增强

E. 自我效能是个人对自己执行某方面工作并达到预期结果能力的自信心

5. 以下不属于老化生物学理论的是（　　）

    A. 免疫理论　　　　　　　　B. 活跃理论　　　　　　　　C. 神经内分泌理论

    D. 自由基理论　　　　　　　　E. 基因程控理论

6. 关于年龄阶层理论的叙述下列哪项是错误的（　　）

    A. 同一年代出生的人除了具有相似的年龄外，还具有相似的生理特点、心理特点和社会经历

    B. 新的年龄层群体不断出生，并会对历史有不同的感受

    C. 社会可根据不同的年龄及其所属的角色被分为不同的阶层

    D. 社会不断变化，各年龄阶层的人群以及他们的角色也不断变化

    E. 人的老化与社会变化之间的相互作用是呈静态的，老年人与社会没有相互影响

7. 护士指导老年人从事一些力所能及的工作，继续发挥专长，依据以下哪种理论（　　）

    A. 持续理论　　　　　　　　B. 角色理论　　　　　　　　C. 活跃理论

    D. 次文化理论　　　　　　　　E. 社会环境适应理

8. 依据下列哪种理论护士可以指导老年人适应老化、适应退休等变化（　　）

    A. 次文化理论　　　　　　　　B. 角色理论　　　　　　　　C. 年龄阶层理论

    D. 活跃理论　　　　　　　　E. 隐退理论

9. 下列哪种理论认为衰老在机体内类似一种"定时钟"（　　）

    A. 免疫理论　　　　　　　　B. 错误成灾理论　　　　　　　　C. 细胞耗损理论

    D. 长寿和衰老理论　　　　　　　　E. 基因程控理论

10. 患者，男，因家离医院较远，家人来探视较少，患者往往表现心情焦虑、不语、流泪，要求出院。护士应从哪一方面给予满足（　　）

    A. 安全　　　　　　　　B. 生理　　　　　　　　C. 爱与归属

    D. 自我实现　　　　　　　　E. 尊重

二、思考题

李奶奶因胃溃疡住院一周，近几天因家人来探视较少，患者出现情绪低落、常常流泪，要求出院。

问题：

1. 患者哪方面的需要未得到满足？

2. 谈一谈马斯洛基本需要层次论对护理工作的启示。

---

书网融合……

    本章小结　　　　　　　　微课　　　　　　　　题库

# 第三章　老年人的健康促进与养老照顾

PPT

◎ 学习目标

1. 通过本章学习，重点把握老年保健概念、基本原则；老年人自我保健的概念和注意事项；老年保健的重点人群、任务及策略；养老照顾概念、模式。

2. 学会分析养老照顾的影响因素；具有尊重和促进老年人健康行为的意识。

随着人口老龄化的发展，建立和完善老年保健组织和养老照顾体系及机构，有效地满足整个社会日益庞大的养老服务需求，为老人提供满意而适宜的医疗保健服务，是当前我国社会十分重要的任务，这不仅有利于老年人延长自理生活年限，提高生活质量，也有益于促进社会的稳定发展。

>> 情境导入

情境描述　李奶奶，70 岁，退休，早晨起床时发现右侧肢体无力，活动不灵活，头痛、头晕、说话含糊不清，由家人护送入院。护士查体：T 36.5℃，P 80 次/分钟，R 20 次/分钟，BP 160/98mmHg。神志清楚，瞳孔等大等圆，光反射灵敏，语言不清，右侧鼻唇沟变浅，偏向左侧。右上肢肌力 1 级，右下肢肌力 2 级，病理反射阳性，头颅 CT 显示：左侧低密度灶。既往有高血压病史 11 年。经治疗病情稳定而转入康复中心，现肢体功能障碍程度减轻，协助下能行走，语言改善不明显。医生嘱咐：出院后需要继续康复锻炼。

讨论　1. 如何指导李奶奶做健康保健？

2. 老年人自我保健策略有哪些？

3. 请为李奶奶选择一种最佳的养老照顾模式。

# 第一节　老年保健的概述

随着年龄的增长，老年人的健康状况逐渐减退，更容易受到慢性病的影响；其健康需求更复杂，需要更全面而细致的健康照顾，尤其是对老年重点保健人群。因此，做好老年保健工作，对预防疾病、促进功能恢复、提高老年人的生活质量具有重要意义。

## 一、老年保健的概念

世界卫生组织（WHO）老年卫生规划项目提出，老年保健是指在平等享用卫生资源的基础上，充分利用现有的人力、物力，以维护和促进老年人健康为目的，发展老年保健事业，使老年人得到基本的医疗、护理、康复、保健等服务。老年保健的目标并非单纯延长老年人的预期寿命，而是最大限度地延长老年期独立生活自理的时间，缩短功能丧失和生活上依赖他人的时间，提高老年人生命质量，实现健康老龄化。在老年保健组织中，护理人员应该发挥更大的作用，把"老有所养、老有所医、老有所学、老有所为、老有所乐"的要求具体地落实。

**素质提升**

夕阳无限好，人间重晚晴

尊老敬老是中华民族的传统美德，爱老助老是全社会的共同责任。老年是人的生命的重要阶段，是仍然可以有作为、有进步、有快乐的重要人生阶段。"让老年人能有一个幸福美满的晚年"一直是习近平总书记心中的牵挂。尊老、敬老、爱老、助老，他一直身体力行，为全社会作出了"敬老孝亲"的表率。"深怀敬老之心，倾注爱老之情，笃行为老之事"是每一位中华儿女奉行的传统美德。作为护生，应在工作中处处为老年人着想，在实际行动中体现以老年人为本的服务理念，使老年人从护理工作中感受到尊敬的关怀。

## 二、老年保健重点人群

**1. 高龄老人**　根据老年学划分，高龄老人是指80岁以上的老年人，随着人们生活水平的逐步改善，高龄老人比例将会增高。高龄老人是体质脆弱的人群，其中60%～70%的高龄老人患有慢性疾病，常有多种疾病并存，易出现多系统功能衰竭，住院时间也较其他人群长。随着年龄的提高，老年人的健康状况每况愈下，同时心理健康状况问题频发，因此，高龄老年人对医疗、护理、健康保健等方面的需求变大。

**2. 独居老人**　随着人口老龄化、高龄化快速到来，加之我国过去几十年推行的计划生育政策，家庭结构趋于小型化，空巢家庭或独居老人家庭比例在逐渐增高。我国农村青年人外出打工者人数众多，老年人独居现象比城市更为普遍。独居老人外出看病困难多，对医疗保健和社区服务需求更加迫切。因此，帮助老人购置生活必需品，定期巡诊、送医送药上门，为他们提供健康咨询或开展社区老人保健服务是非常必要的。

**3. 丧偶老人**　丧偶老人比例随年龄增高而增加，女性丧偶的概率高于男性。丧偶对老年人的生活影响极大，带来的心理问题也极其严重。多年共同生活所形成的相互关爱和支持的平衡状态，因丧偶突然打破，使丧偶者失去了关怀及照顾，丧偶老人会感到孤独、寂寞、绝望，甚至最终会积郁成疾。据世界卫生组织报告，丧偶老人的孤独感与心理问题发生率均高于有配偶者，丧偶对老人健康伤害很大，尤其是新丧偶者，常常导致原有疾病复发或加重。

**4. 患病及新近出院的老年人**　老年人患病后身体状况较差，生活自理能力下降，需要全面系统的治疗，因此经济负担加重。有些老年人为减轻经济压力，自行购药、服药，结果延误了对病情的诊断和治疗。所以，必须做好老年人的健康检查、保健咨询、健康教育，以促进老年人的康复。

近期出院老年人，身体健康并未完全恢复，常需要继续治疗和及时调整治疗方案，如遇到各种不利因素，疾病就可能复发，有时甚至导致死亡。所以，从事社区医疗保健的人员应根据情况，定期随访老年患者。

**5. 认知障碍的老年人**　认知障碍的老年人主要是指痴呆老人，包括老年性痴呆和血管性痴呆。随着人口老龄化，高龄老人的增多，痴呆老人也会不断增加。老年人因为痴呆，生活失去规律，不能自理，从而加重原有的躯体疾病。因此，认知障碍的老年人需要的医疗和护理服务高于其他人群，应引起家庭和社会的高度重视。

## 三、老年保健服务对象的特点

**1. 医疗服务需求增加**　随着老年人年龄的增长，身体机能退化日趋明显，老年人对医疗服务的需求显著增加。据相关资料显示，老年人慢性病的患病率明显增高，有超过六成的老年人患有两种或两种以上的各类慢性病，其中病情较重对日常生活有影响疾病者接近70%。在医疗服务价格不变的条件下，人口老龄化导致的医疗费用负担年递增率为1.54%，未来15年人口老龄化造成的医疗费用负担将比目前增加26.4%，老年人医疗卫生和保健服务消费的支出越来越大。

**2. 对保健服务机构和福利设施需求加大** 目前，相对于快速到来的老龄化社会，老年人保健服务业发展滞后，难以满足庞大老年人群，特别是迅速增长的"失能、高龄、空巢"老年人的服务需求。虽然，目前我国各级各类养老机构床位数达812.6万张，但相对我国老年人口基数还是相对较低。其他生活照料、精神慰藉等许多为老年人服务的项目或产业存在发展缓慢的问题，不能满足老年人群日益增长的需求，老年人希望社会福利能尽力填补由于社会和经济发展造成的差距，使自己尽快从困境中解脱出来。因此，针对我国的基本国情，借鉴先进国家的经验，制定实施老年人照顾服务项目，鼓励地方丰富照顾服务项目、创新和优化照顾服务提供方式，着力保障特殊困难老年人的养老服务需求，确保人人能够享有基本养老服务，是我国老年保健及服务机构面临的主要问题。

**3. 老年人对生活照护的需求增加** 由于年龄的增高，为了保持老年人正常机体功能，促进病残机体功能的恢复，对生活的照护需求也逐渐提高。老年人患一般慢性病能自理或有子女、老伴照护时，困难尚小；一旦病重、住院、丧偶或不能自理时，患病照护便成了一大难题。而今家庭照护功能逐步减弱，患病老人对社会服务需求增高，对社会依赖性增强。如何增加老年人的自理年限，满足老年人的长期照护和心理健康需求，提高其生活质量，实现健康老龄化，对老年护理事业的发展提出了严峻的挑战，也是目前亟待解决的社会问题。

**4. 老年人的精神慰藉需求加大** 大多数的年轻老年人在平时生活中，基本上没有孤独或寂寞的心理状况。随着年龄增长，老年人对亲人关怀陪伴的需求也会增大。有研究资料显示，经常寂寞的老年人多集中在70～79岁。经常孤独和总是孤独的老年人占17.1%，有时孤独、寂寞的老年人占40.2%，说明近一半的老年人有潜在的精神慰藉需求。因此，应重视精神养老，健全老年人精神关爱、心理疏导、危机干预服务网络，为老年人精神关爱提供活动场地、工作条件等支持。

# 第二节 老年保健的发展

欧美发达国家进入老龄化社会比较早，已经建立了规范、完善的老年保健制度和方法。我国由于经济发展与人口老龄化进程的不平衡以及老年人口众多等因素，老年保健工作起步晚，发展缓慢，还需要逐步建立正规、全面、系统的老年保健模式。

## 一、国内老年保健的发展概况

我国政府对老龄事业十分关注，为加速发展老年医疗保健事业，国家颁布和实施了一系列的法律和政策。我国老年保健的发展可分为以下三个阶段。

**1. 第一阶段：萌芽期（1949—1981）** 中华人民共和国成立以后，我国颁布了《农村五保供养工作条例》，20世纪60年代又实施了农村合作医疗制度以及城市职工养老和公费医疗政策。此阶段标志着国家和社会开始重视老龄工作，已经关注老年人的保健问题。

**2. 第二阶段：形成期（1982—1999）** 1982年，我国成立了中国老龄问题全国委员会；1995年，经国务院批准，更名为"中国老龄协会"。1994年成立了老年保健医学研究会，是由老年保健医学研究工作者、临床医务工作者、老年保健管理者组成的社会团体。1996年颁布实施了《中华人民共和国老年权益保障法》，对老人的赡养与抚养、社会保障、参与社会发展及法律责任等做出了明确的法律规定。

此阶段确立了老龄工作和老龄政策在政府工作中的位置。

**3.** 第三阶段：发展期（**1999 年至今**） 1999 年 10 月，为进一步加强全国老龄工作的领导，成立了全国老龄工作委员会及地方各级老龄工作委员会，建立了老龄协会及老年学研究会、老年大学、老年体育、老年书画、老年科技、老年保健等非政府群众组织，目前已形成了政府与非政府老龄工作组织网络。全国老龄委办公室等部门联合发表了《关于加强老龄工作的决定》《中国老龄工作发展纲要》《中国老龄事业计划纲要》及《关于加快发展养老服务业的意见》等文件，充分体现了国家对人口老龄化和老年人保健的高度重视。

2011 年，国务院颁布了《社会养老服务体系建设规划（2011—2015 年)》（以下简称《规划》），是中华人民共和国成立以来国家第一次将社会养老服务体系建设纳入专项规划范围，将发展社会养老服务提升到影响国家经济社会发展全局的高度，全面规划了"十二五"时期我国社会养老服务体系建设的指导思想、基本原则、基本内涵、功能定位、具体建设任务和保障措施，《规划》明确提出，"十二五"时期，要在我国"基本建立与人口老龄化进程相适应、与经济社会发展水平相协调，以居家为基础、社区为依托、机构为支撑的社会养老服务体系，让老年人安享晚年，共享经济社会发展成果。"此规划是指导"十二五"时期我国社会养老服务发展的纲领性文件。

2013 年国务院颁布了《关于加快发展养老服务业的若干意见》；2014 年全国老龄委办公室等 24 部委发布了《关于进一步加强老年人优待工作的意见》；2015 年民政部与国家开发银行联合发布了《关于开发性金融支持社会养老服务体系建设的实施意见》等政策性的文件，共同引领以居家为基础、社区为依托、机构为支撑的社会养老服务体系建设，为我国老年保健事业的有效开展起到了积极的促进作用。

2022 年 2 月，国务院发布了《"十四五"国家老龄事业发展和养老体系规划》，本规划提出：要大力发展普惠型养老服务，构建居家社区机构相协调、医养康养相结合的养老服务体系。此阶段标志着应对人口老龄化并建设与之相适应的养老服务体系已经上升至国家战略层面。

## 二、国外老年保健的发展概况

世界各国老年保健发展状况不尽相同，现以英国、美国、德国、日本老年保健制度的建立和发展为例，介绍国外老年保健事业的发展情况。

（一）英国

老年保健最初起源于英国。早期在综合医院内兴建专门的老年病医院。目前有专门的老人医院，对长期患病的老人实行"轮换住院制度"。有利于老年人的心理健康以及对老年患者的管理，又建立了以社区为中心的社区老年保健服务机构，并且有老年病专科医生，有健全的老年医疗保健网络。医院与社区在老年保健方面有广泛的联系。

（二）美国

美国有多种形式的老年健康保险。对于老年社区护理非常重视，早在 1915—1918 年间，美国就提出了老年保健问题。1965 年，社会保障法里包括老年健康保险，从 1966 年 7 月开始，美国老年人开始享有老年健康保险：A 类保险（强制性的住院保险），用于支付住院治疗费用、家庭保健治疗费用和临终关怀医院的费用；B 类保险（附加医疗保险）用于支付医生服务费用和医院门诊服务费，包括急诊、门诊手术、诊断检查、实验室服务、门诊治疗等。美国老年保健事业经历了长期的发展，目前在长期护理方面比较完善。老年服务机构有护理之家、日间护理院、家庭养护院等。美国政府主要致力于在老人院和医院之间建立协作关系，解决长期保健的筹资问题。但美国长期的老年保健也面临着三大挑战：需要训练有素的专业人员提高保健服务、需要筹措足够的经费和伦理道德问题。

（三）日本

日本有多元化的老年护理体系。日本经济发达，也是世界第一长寿国。日本的老年保健制度是在20 世纪 70 年代以后逐步建立和完善的。目前已形成了一套比较完整的体系，有老年保健法、护理保险法、老年福利法，并逐渐形成了以医疗、老年保健设施和老人访视护理等一系列制度。建立多元化的养老服务是日本社区老年保健的主要特点，老年保健机构将老年人在疾病的预防、治疗、护理、功能训练及健康教育等方面结合起来，对保持老年人的身心健康起了重要的作用。1982—1993 年日本三次制定和修改并推行老年保健事业发展计划，以配合"老年人保健福利十年战略"的实施。日本的老年保健事业对不同老人有不同的服务管理对策。

**1. 健康老人**

（1）建立"生机勃勃"推进中心，为老年人提供各种信息和咨询，如法律、退休金、医疗、心理社会等方面的问题，促进老年人建立"自理、参与、自护、自我充实、尊严"。

（2）建立"银色人才"中心，为老年人再就业提供机会。

（3）提供专用"银色交通工具"，鼓励老年人的社会参与等。

**2. 独居、虚弱老人**

（1）建立完善的急救情报系统。

（2）建立市、镇、村老年人福利推进事业中心，以确保老年人的安全、解除老年人的孤独、帮助老年人的日常生活、促进老年人健康为服务内容。

**3. 长期卧床老人**

（1）设置老人服务总站　提供老年人的保健、医疗、福利相联合的综合性服务，制订适合每个老年人的个体化保健护理计划并实施。

（2）建立家庭护理支持中心　接受并帮助解答来自老人照顾者的各种问题，为其提供最适当的保健、医疗、福利等综合信息，代为老年人申请利用公共保健福利服务，负责介绍和指导护理器械的具体使用方法等。

（3）建立老人家庭服务中心　在中心开展功能康复训练、咨询等各种有意义的活动。

（4）设置访问护理站　在有医嘱的基础上，主要由保健护士或一般护士为老人提供治疗、护理、疗养上的照料、健康指导等。

（5）设置福利器械综合中心　为了促进老人的自立和社会参与、减轻家庭及照顾者的负担，免费提供或租借日常生活必需用具和福利器械，并负责各种用具使用方法的咨询、指导、训练等。

**4. 痴呆老人**

（1）设置痴呆老人日间护理站　为白天家庭照顾有困难的痴呆老人提供饮食、沐浴等日间照顾服务。

（2）建立痴呆老人小组之家　让痴呆老人生活在一个大家庭里，由专业人员提供个体化的护理，以延缓痴呆进程，使老人有安定的生活。

（3）建立痴呆老人综合护理联合体系　及早发现并收治、护理痴呆老人。发现并保护走失的身份不明的痴呆老人，与老人医院、老人保健机构联合，提供以咨询、诊断、治疗、护理、照顾为一体的服务。

# 第三节 老年保健的基本原则、任务和策略

## 一、老年保健的基本原则

为了做好老年保健工作，世界上许多国家积极探索老年保健的发展策略和行动方案，老年保健原则是开展老年保健工作行动的准则，可为今后老年保健提供工作指导。

### （一）全面性原则

老年健康包括生理健康、心理健康和社会健康三方面的健康，因此，老年保健也必须是多维度和多层次的。全面性原则主要包括：①老年人的躯体、心理以及社会适应能力与生活质量等方面的问题。②疾病和功能障碍的治疗、预防、康复及健康促进。因此，制定一个全面系统的老年保健计划是必要的。一些国家已经把保健服务和计划纳入保健组织机构，保健机构和社会服务统一协调，很好地适应了老年人的健康需求。

发达国家非常重视以家庭护理为特色的家庭保健计划项目，医护人员以及其他服务人员能够为居家老人提供诊断、治疗、护理、康复指导，还可以提供心理咨询等服务，深受老年人欢迎。

### （二）区域化原则

老年保健的区域化原则是指为了使老年人能方便、快捷地获得保健服务，提供以社区为基础的老年保健。社区老年保健工作的重点是针对老年人独特的需要，确保在要求的时间、地点，为真正需要服务的老年人提供社会援助。主要体现在通过家庭、邻里与社区建立医疗保健和生活照料服务，帮助老年人克服困难，更好地生活。为此，保健服务机构的医师、护士、健康教育者、社会工作者等应接受老年学、老年医学和老年护理学的培训，能够为老年人进行疾病的早期预防、早期发现和早期治疗，并能进行营养、安全、环境问题及心理精神问题的识别。

### （三）费用分担原则

老年保健需求日益增长，财政支持相对紧缺，老年保健的费用必须采取多渠道筹集社会保障基金的办法，即政府承担一部分、老年人自己承担一部分、保险公司的保险金补偿一部分。这种"风险共担"的原则越来越为大多数人所接受。政府承担一部分，这部分主要来源于税收，许多国家都在为保持这部分经费做出努力。保险公司的保险金，老年人在有劳动能力时交纳一定数量的信托基金，退休后则可以享有医疗保障，还可以通过参加其他保险得到更多补偿。

### （四）功能分化原则

老年保健的功能分化是指在对老年保健的全面性充分认识的基础上，对老年保健的各层次有足够的重视。它体现在老年保健计划、组织和实施及评价等方面，如由于老年人疾病有其特征和特殊的发展规律，老年护理院和老年医院的建立就成为功能的最初分化；再如老年人可能存在特殊的生理、心理和社会问题，不仅需要从事老年医学研究的医护人员，还要有心理学、精神病学专业人员及社会工作者参与老年保健。因此，在老年保健的人力配备上要有明确的功能分化。老年保健的功能分化随着老年保健的需求而增加。

### （五）联合国老年政策原则

**1. 独立性原则**

（1）老年人应当借助收入、家庭和社区支持及自我储备去获得足够的食物、住宅及庇护场所。

（2）老年人应当有机会继续参加工作或其他有收入的事业。

（3）老年人应当能够参与决定何时及采取何种方式从劳动力队伍中退休。

（4）老年人应当有机会获得适宜的教育和培训。

（5）老年人应当能够生活在安全和与个人爱好及能力变化相适应以及丰富多彩的环境中。

（6）老年人应当能够尽可能长时间生活在家中。

**2. 参与性原则**

（1）老年人应当保持融入社会，积极参与制定和实施与其健康直接相关的政策，并与年轻人分享他们的知识和技能。

（2）老年人应当能够寻找和创造为社区服务的机会，在适合他们兴趣和能力的位置上做志愿者服务。

（3）老年人应当能够形成自己的协会或组织。

**3. 保健与照顾原则**

（1）老年人应当得到与其社会文化背景相适应的家庭和社区的照顾保护。

（2）老年人应当能够获得卫生保健护理服务，以维持或重新获得最佳的生理、心理与情绪健康水平，预防或推迟疾病的发生。

（3）老年人应当能够获得社会和法律的服务，以加强其自治性、权益保障和照顾。

（4）老年人应当能够利用适宜的服务机构，在一个有人情味和安全的环境中获得政府提供的保障、康复、心理和社会性服务及精神支持。

（5）老年人在其所归属的任何一种庇护场所、保健和治疗机构中都能享受人权和基本自由，包括充分尊重他们的尊严、信仰、利益、需求、隐私以及对其自身保健和生活质量的决定权。

**4. 自我实现或自我成就原则**

（1）老年人应当能够有追求充分发展他们潜力的机会。

（2）老年人应当能够享受社会中的教育、文化、精神和娱乐资源。

**5. 尊严性原则**

（1）老年人应当能够生活在尊严和安全中，避免受到剥削和身心虐待。

（2）老年人无论出于任何年龄、性别、种族背景、能力丧失或其他状态，都应当能够被公平对待，并应独立评价他们对社会的贡献。

## 二、老年保健的任务

老年保健的任务，就是用老年医学、老年护理学知识做好老年病防治工作，监测和控制老年病的发生和发展。开展老年人群健康教育，指导他们的日常生活及健康锻炼，提高他们的自我保健能力、健康意识，延长他们的健康期望寿命，提高他们的生活质量，为他们提供良好的医疗保健服务。这些保健服务的开展，有赖于一个完善的医疗保健服务体系，也就是说，需要在老年医院或老年病房、中心服务机构、社区家庭中充分利用社会资源，做好老年保健工作。

**1. 医院内的保健护理工作** 医护人员必须掌握老年疾病的临床表现及特征，用老年医学和护理学知识开展有针对性的住院老年人的治疗、护理和健康教育工作。

**2. 服务机构的保健护理工作** 服务机构是指介于医院与社区家庭之间的老年人服务机构，如老年人护理院、老年疗养院、敬老院、老年公寓、日间老年护理站等，这些机构所提供的老年保健护理工作，帮助指导老年人按时服药、锻炼身体，帮助解决老年人日常生活的问题及心理问题。

**3. 社区家庭中的医疗保健护理工作** 社区家庭中的医疗保健服务，是为老年人提供方便医疗护理服务的主要形式，能为老年人提供基本的医疗护理、康复、健康保健等服务，是社会老年保健工作的重要内容之一，它可以在很大程度上减轻社会医疗的负担，满足老年人不想离开家庭和社区的需求。

### 三、老年保健的策略

由于社会经济条件和文化背景的差异，不同国家老年保健制度和体系也不尽相同。我国老年保健事业的关键是在现有的经济条件和文化基础上，建立符合我国国情的老年保健制度和体系。构建完善的多渠道、多层次、全方位的（包括政府、社区、家庭和个人）共同参与的老年保障体系，进一步形成老年人口寿命延长、生活质量提高、人际关系和谐、社会保障有力的健康老龄化社会的老年服务保健网络。根据老年保健目标，针对我国国情和老年保健体系，将我国老年保健策略归纳为6个"有所"，即"老有所医""老有所养""老有所乐""老有所学""老有所为"和"老有所教"。

**1. 老有所医——老年人的医疗保健** "老有所医"关系到老年人的生存质量，因为大多数的老年人的健康状况随着年龄的增长而下降，健康问题和疾病逐渐增多。在我国老年人口的医疗保健状况受经济发展总体水平的影响，在医疗保健资源方面存在着不足和地区间不平衡。对老年人而言，医疗困难是突出问题，其主要影响因素是经济困难。要解决老年人口的医疗保障，就要进行医疗保健制度的改革，即逐步实现社会化的医疗保险，运用立法的手段和国家、集体、个人合理分担的原则，将大多数的公民纳入这一体系中，才能改变目前支付医疗费用的被动局面，真正实现"老有所医"。

**2. 老有所养——老年人的生活保障** 在中国养老的主要形式是家庭养老，但由于家庭养老功能的逐渐弱化，社会养老正逐步取代家庭养老，主要是社会福利保健机构养老。建立社区老年服务机构，增加养老资金的投入，确保老年人的基本生活和服务保障，将成为"老有所养"的重要方面。

**3. 老有所乐——老年人的文化生活** 老年人在劳动生产岗位上奉献了一生，政府、社会团体和社区都有责任为老年人的"老有所乐"创造条件，要组织老年人参加各种社会文化活动，提高他们的身心健康水平和文化修养。"老有所乐"包括的内容十分广泛，如社区内可为老人建立老年活动中心，开展琴棋书画、文体娱乐活动，养花养草，组织观光旅游等活动。

**4. "老有所学"和"老有所为"——老年人的发展与成就** 老年人在人生岁月中积累了丰富的经验和广博的知识，虽然在体力和精力上不如青年人和中年人，但仍是社会的宝贵财富，是社会主义物质文明和精神文明的创造者、继承者和传扬者。不少老年人仍然在不同岗位上发挥特长，老骥伏枥，壮心不已。因此，老年人仍然存在一个继续发展的问题。

"老有所学"在我国最常见的形式是老年大学，老年人可根据自己的兴趣爱好，选择学习内容，如医疗保健、绘画、烹调、下棋、少儿教育等，这些知识有助于老年人发挥潜能。

"老有所为"可分为两类，一是直接参与社会发展，将自己的知识和经验直接用于社会活动中，如从事各种技术咨询服务、医疗保健服务、人才培养等；二是间接参与社会发展，如献计献策、社会公益活动、编史或编写回忆录、参加家务劳动支持子女工作等。"老有所为"既提高老年人在社会和家庭中的地位，又增加了个人收入，对进一步改善自身生活质量起到了积极的作用。

**5. "老有所教"——老年人的教育及精神生活** 老年群体一般是相对脆弱的人群，身体、心理极易受到伤害，造成老年人的心理失衡，良好的精神文化生活是老年人健康与生活质量的保证。因此，我们有责任帮助老年人进行科学教育，让他们拥有健康、丰富、高品位的精神文化生活。

## 第四节　老年人自我保健和健康行为促进 📱微课

老年自我保健和健康行为促进是老年人利用自己所掌握的医学知识、科学的养生保健方法和简单易行的康复治疗手段，依靠自己和家庭或周围的力量对身体进行自我观察、诊断、预防、治疗和护理等活动，从而达到防病治病，增进健康，提高生活质量，推迟衰老和延年益寿的目标，最终实现健康老龄化。

## 一、老年人自我保健

### （一）老年人自我保健的定义

世界卫生组织（WHO）对自我保健的定义是：自我保健是指个人、家庭、邻居、亲友和同事自发的卫生活动，即指人们为保护自身健康所采取的一些综合性的保健措施。自我保健注重提高个人和家庭的自我心理调适，提高心理素质和社会适应能力，建立身体、心理、行为和社会的全面健康意识和健康行为；注重致病因子出现之前的预防，以推动个人、家庭及社区改变不良个人生活方式和卫生习惯。

老年人要进行自我保健，就要学习和掌握有关的医学科普知识，掌握常用的自我保健方法，有针对性地进行自我保健活动。常用的保健方法有精神心理卫生自我保健法、膳食营养自我保健法、运动自我保健法、传统医学自我保健法、物理自我保健法、生活调理自我保健法、药物自我保健法等。

### （二）老年人自我保健策略

自我保健活动应包括两部分：一是个体不断获得自我保健知识，并形成机体内在的自我保健机制；二是利用学习和掌握的保健知识，根据自己的健康保健需求自觉地、主动地进行自我保健活动。具体措施包括以下几项。

**1. 自我监测**　自我监测包括自我观察和自我检测，即通过"视""听""嗅""叩""触"等方法观察自身的健康状况，及时发现异常或危险信号，观察与生命活动有关的重要生理指标；观察身体结构和功能的变化；观察疼痛的部位和特征等。通过自我观察，掌握自身健康状况及时寻求医疗保健服务。自我检测是指通过自己所能掌握的试剂、仪器、器械等工具进行检测，如血糖的监测、血压的监测等。及时发现机体异常的指标，做到早期发现和及时治疗疾病。

**2. 自我预防**　有病治病，无病防病，以防为主。建立健康的生活方式，养成良好的生活、饮食、卫生习惯，保持最佳的心理状态，坚持适度的运动，科学锻炼，定期进行体检，是预防疾病非常重要的措施。

**3. 自我治疗**　自我治疗是指患者对一些慢性病和轻微损伤而自己施行的治疗，如患有心肺疾病的老年人可在家中用氧气袋、小氧气瓶等吸氧；糖尿病患者自己进行皮下注射胰岛素；常见慢性病患者的自我服药等。也可采用非药物疗法，如冷敷、热敷、自我保健按摩、饮食、运动、生活调理等手段进行自我治疗。

**4. 自我护理**　运用家庭护理知识进行自我保护、自我调节、自我参与及自我照料，以增强生活自理能力。

（1）自我保健　老年人应承认老化的客观性，在日常活动中强化自我保护意识，有病及时到医院治疗，切勿将保健品当药品，因为这样不仅会造成经济上的浪费，甚至会耽误治疗的最佳时期。

（2）自我参与、自我照料　老年人在力所能及的范围内参与社会活动、家庭活动，自我照顾。这样不仅能为社会、家庭进一步贡献力量，而且能充实自我。

（3）自我调节　老年人自我调节的关键是要胸襟豁达，社会在不断发展，急流勇退也是明智的选择。正确处理好与子女的关系，相互尊重，善于从子女身上获得信息、知识，在家庭中永葆智者的风范。还要学会自我欣赏，人人都有自我欣赏的资本，随着生活水平的提高，老年人可以适当地穿着打扮，爱美是热爱生活的表现，外表的整洁得体可以带来内心的坚定与信心。

**5. 自我急救**　老年人及家属应具有一定的急救常识，才能最大限度地提高治疗效果，挽救患者的生命。主要包括：①掌握急救电话和心肺复苏术；②外出时随身携带自制急救卡，卡上写明姓名、年龄、联系电话、血型、主要疾病及指定医院等关键内容；③患有心绞痛的老年人应随身携带急救药盒；④患有心肺疾病的老年人家中要常备吸氧装置。

## 二、老年人健康行为促进

### （一）老年人健康促进的概念

健康行为是指人们在身体、心理、社会各方面都处于良好状态时的行为表现。老年人健康促进是指通过健康教育和政策、法律法规、经济和组织等支持，改变个体和群体健康相关行为、生活方式和社会影响，降低老年人的发病率和死亡率，提高健康素质、文明素质和生活质量。老年人的健康促进主要包括五大行动领域：制订促进老年人健康的公共政策；创造支持性环境；强化社区行动（健康教育）；发展老年人个人技能；调整老年人卫生服务方向。

### （二）老年人健康行为促进策略

老年人健康促进的对象不仅应包括已出现慢性非传染性疾病的患者，而且应当把尚未出现健康问题的人群也包含在内，老年人健康行为促进活动应是医务工作者长期坚持并努力贯彻的一项工作。

**1. 社区医疗服务是老年健康促进开展的基础与依托**　社区是老年人日常生活的主要场所，也是老年健康行为促进活动开展的主要阵地。社区卫生医疗机构能为老年人解决看病难、看病贵的难题，还能为老年人提供慢性病预防、控制的指导。因此，老年健康促进活动的开展应注重社区医疗服务的建设与完善。

**2. 大众传播在老年人行为改变的初期能发挥重要作用**　大众传播覆盖面大、适合自学的特点决定了它在老年人健康促进传播工作中将发挥重要作用。建议采用布置健康教育橱窗与展板、发放科普报刊资料、播放有线广播与闭路电视节目等形式进行。随着互联网技术的发展，可利用互联网、多媒体等形式进行健康宣教。

**3. 人际与组群传播在老年人行为改变的中期能发挥重要作用**　人际与组群传播具有信息反馈及时的特点，利用人际与组群传播，可以使传播者与老年人之间的交流更加充分。建议在社区组织"社区健康教育助理员"队伍，举行健康讲座与咨询，开展健康小组活动等，发挥群体的力量以促进老年人健康行为的转变。

**4. 社会支持是老年人健康行为转变的有力保障**　有研究表明，老年人的社会支持与健康促进生活方式之间呈正相关。社会支持表现在亲友、同事、领导对老年人的关心、探望，以及对健康行为赞许、鼓励的态度，可以使老年人产生一种强烈的归宿感和自我价值观，有助于他们不良行为的改变和健康促进行为的坚持、巩固。健康教育对象不仅包括老年人，还应包括与老年人关系密切的人，例如老年人的子女和伴侣等。

**5. 公共政策是促进老年人健康的保障基础**　老年群体的健康问题需要政府、社区和健康老年人长期共同努力，在政府的主导下制定健康老年群体的健康促进公共卫生政策，规范医疗体制建设，完善老年医疗保健制度。以社区卫生服务机构为载体，健全养老设施和保健设备，普及健康保健知识，创造出良好保健氛围，动员健康老年群体共同参与追求健康生活方式，逐步形成健康生活习惯，提高生活质量，实现健康老龄化。

当前，我国的老年人健康促进工作已经取得了可喜的进展，卫生服务的发展也适应了包括老年人在内的广大人民群众的需要。但是，针对老年人的健康促进活动与老年人的实际需求还有较大差距，慢性病仍然是老年人的主要死亡原因。因此，老年人健康促进应更多关注健康生活方式，并在充分了解老人生理和心理特质的基础上给予健康促进内容和形式上的个体化适配，帮助老年人建立起健康的行为模式和生活习惯，以有效预防和控制各种慢性疾病的发生，及时筛选出无症状的患者，阻止慢性病的进程，从而大大提高慢性病的诊治效果和逆转由慢性病导致的功能残疾和生活能力的下降。

### 三、老年人自我保健的注意事项

**1. 老年人要根据自我保健目的选择适宜的保健方法**　老年人的自我保健要根据自身的身体状况和自我保健目的，选择适当的自我保健方法，包括营养、运动、生活调理、心理卫生和药物疗法等方面的保健。

**2. 老年人自我保健方法应以非药物保健为主**　老年人自我保健应采用药物和非药物疗法相结合的方法，以非药物疗法为主。对于急性病、慢性病发病期和感染性疾病等，应以药物疗法为主。根据自身的健康状况、重要脏器的功能状况以及个体耐受性合理使用药物，必要时应根据医嘱进行自我保健。而老年人的一些慢性病以非药物疗法如营养调整、生活调理、运动疗法、心理治疗、物理疗法等为主，效果不明显时再采用药物疗法进行治疗和采取必要的保健措施。

**3. 体弱多病的老年人应采取合理的保健措施**　体弱多病的老年人在自我保健时常采用上述的综合保健措施，但要分清主次，合理调配，起到协同作用，提高自我保健的效果。

# 第五节　养老照顾

随着社会经济、人口的变化和经济全球化的发展，养老模式与照顾问题越来越引起人们的关注，已成为世界各国普遍关心的社会问题。各国都在努力探索构建社会养老保障体系和养老照顾模式，制定社会保障制度和养老保险制度，以解决养老照顾问题。由于我国各地区经济发展不平衡、养老保险覆盖面不全、居民收入高低不均及老年人文化背景和观念的差异等因素的影响，使我国养老照顾模式趋于多样化。

## 一、养老照顾概述

### （一）养老照顾的概念

**1. 养老**　养老是指老年人随着年龄的增长，躯体功能逐渐衰退，退出生产领域，日常生活自理能力减弱，需要外界提供经济、生活和心理情感等方面的支持。

（1）经济支持　包括养老金、医疗费用和衣食住行等物质方面的支持。

（2）生活支持　包括日常生活支持和社会生活支持。日常生活支持，即生活照料，包括：①躯体功能方面，如吃饭、穿衣、洗澡、如厕、大小便控制等；②日常生活方面，包括做饭、洗衣服、清洁卫生、采购物品、外出、管理钱物等；③健康维护方面，包括就诊、体检、健康教育、卫生保健等。社会生活支持包括在文化娱乐、劳动就业、社会活动、社会交往等方面的支持。

（3）心理情感支持　即精神慰藉，包括多种方式提供的支持，如倾听、诉说、交谈、陪伴、咨询、关心、宽慰、尊敬、性爱等。

**2. 照顾**　照顾也称为照护，即全面或者全方位照料和护理。它是一个综合概念，指对因高龄、患病等身心功能存在或可能存在障碍的老年人提供的医疗、保健、护理、康复、心理、营养及生活服务等全面的照顾。广义的"照护"概念不仅指因生理疾病所需要的照护，还包括因健康所引起的心理和社会适应性等方面疾患和受损所需要的照护。照顾的目的在于增进或维持老年人身心功能，锻炼老年人自我照顾及独立的生活自理能力，保持老年人的正常生活状态。

在老年人群中，由于疾病和身体的自然衰老等原因，部分老年人在相当长的时间内伴随病残和生活不能自理的状况下度过。为了让老年人能够恢复或保持一定的健康状态，维持其生存质量，往往需要提供一系列长期的服务，包括医疗、护理和生活帮助等，这在国际上称为长期照护。

### （二）社会发展对养老照顾的影响

人口老龄化是社会发展必须要面对的问题，如何满足老年人的养老照顾需求，让老年人安享晚年，老有所终，已成为世界各国重要的社会问题，这需要整个社会采取积极的应对策略。在我国，社会发展对养老照顾的影响主要表现在以下两个方面。

**1. 传统家庭结构的变化难以承担家庭养老的重任**　在老年人照顾的系统中，家庭是满足老年人日常生活照顾需要的主体，家庭养老照顾被视为我国养老照顾的主要形式。但我国传统家庭结构的变化和"空巢"家庭的增多，给家庭养老带来冲击，家庭养老照顾能力被严重削弱，难以承担养老照顾的重任。

随着年龄的增长，老年人生理、心理功能逐渐衰退，慢性疾病增加，导致健康状况下降甚至发生恶化，其独立生活的能力逐渐降低，对他人的依赖程度越来越高。据资料统计：社区 65～74 岁的老年人中，有 13.5% 的人自理能力较差，日常生活需要协助；而高龄老人依赖他人照顾的比率更是明显增加。此外，子女为老年人提供的照顾越来越少，两者之间的矛盾日益凸显，老年人日常生活照料缺位现象日益增多。

**2. 养老机构不能满足老年人的养老照顾需求**　养老机构是指为老年人提供健康管理、饮食起居、清洁卫生、生活护理、文体娱乐活动等综合性服务的结构。可以是独立的机构，也可以是附属于医疗机构、企事业单位、社会团体或组织、综合性社会福利机构的一个部门或者分支机构，如老年社会福利院、养老院、老年公寓、敬老院、托老所、老年人服务中心等。目前我国的养老机构床位数远远不能满足老年人的需求。

## 二、养老照顾模式

目前，我国建立"以居家养老为基础、社区养老为依托、机构养老为补充"的社会化养老服务体系，呈现出了居家养老、机构养老、"医养结合"养老、互助养老、以房养老、旅游养老、异地养老、乡村田园养老、"候鸟式"养老等多种照顾模式共存的局面。其中居家养老是我国采取的主要养老照顾模式。

### （一）居家养老照顾模式

**1. 含义**　居家养老照顾模式是指以家庭为核心、以社区为依托、以专业化服务为依靠，由专业人员或社区志愿者及家人为居家老年人提供以日常生活照料和照顾为主要内容的社会化服务。它是一种社会化养老模式，而不是指我国传统的家庭养老方式。该模式具有投资少、成本低、服务广、收益大、收费低、服务方式灵活等特点。我国目前大部分城市在社区建立养老护理服务中心，服务中心按照约定安排服务人员或志愿者到老人家中为老人提供服务。服务内容主要包括：基本生活照料、烹调、清洁等家政服务、陪护老人、倾听老人诉说等亲情服务和精神慰藉、休闲娱乐设施支持等。居家养老服务的提供者主要有居家养老服务机构、老年社区、老年公寓、老年人日间服务中心、托老所的医疗保健、护理、家政服务等人员和社会志愿者等。

**2. 特点**　居家养老符合多数老年人的传统观念，老年人居住在熟悉的家中，可以享受到家庭的温暖，精神愉悦，有利于身心健康。居家养老相对于社会机构养老所需费用低，减轻家庭经济负担，有利于解决中低收入家庭养老的后顾之忧，可以减轻机构养老服务的压力，解决养老机构不足的难题。居家养老有利于推动和谐社区的发展和建设，在社区内形成尊老、助老的优良风气，提高社会道德风尚。

居家养老照顾主要依托社区，以社区服务为保障，将社区养老服务延伸到家庭，是体现家庭养老和社会养老双重优势的一种养老照顾模式，尤其强调社区照顾在居家养老照顾中的重要作用，是老年人及其家属最愿意接受的养老照顾方式，也是我国养老照顾的主流。这种模式更注重对老年人心理和情感的关怀，使老年人尽可能过上正常化的生活，提高老年人的生活质量。

### （二）机构养老照顾模式

**1. 含义**　机构养老照顾模式是指老年人居住在专业的养老机构中，由养老机构中的服务人员提供全方位、专业化服务的养老照顾，也是社会普遍认可的一种社会养老照顾模式，适合于高龄多病和无人照料的老年人。机构养老照顾模式主要是以各种养老机构为载体，包括福利院、养老院、敬老院、老年公寓、托老所、老年护理院、临终关怀医院等，实现社会化的养老功能。这些养老照顾机构具有专业化、社会化、市场化的特征，为老年人提供高水准的生活照顾服务及健康护理。养老机构除有医疗设施外，还设置有活动室和阅览室，举办文化建设活动，丰富老年人的娱乐生活和物质生活，提升老年人的生活质量。截至 2022 年第一季度，全国养老福利机构和设施总数达超过 36 万个、床位 812.6 万张，养老床位总数虽大幅提高，但仍然难以满足老年人需求，要达到满足所有老年人的需求，需要投入较多的人力、物力和财力，这在短期内是难以达到的。我国作为发展中国家，骤然进入老龄化社会，社会保障、服务系统不能尽快接纳和解决老年人的生活服务、护理照顾等养老问题，难以满足众多老年的需求。养老机构还存在资金不足，医疗、护理和生活照顾人员缺乏，管理不完善等问题。

在西方发达国家，仅有 5%～15% 的老年人采用机构养老。尽管美国社会经济非常发达，而真正进入机构养老院的也只有 20% 的老人；北欧有 5%～12%；英国大约有 10%。西方发达国家对入住养老机构的老年人实行分级管理，即根据老年人的身体健康状态、生活自理程度及社会交往能力，分为自理型、半自理型和完全不能自理型三级。不同级别的老年人入住不同类型的养老机构。

**2. 特点**　养老机构采用集中管理，能够使老年人得到全面的、专业化的照顾和医疗护理服务；良好的生活环境、无障碍的居住条件和配套设施齐全的养老机构能使老年人的生活更加便利和安全。养老机构中各种社会活动和丰富的文化生活有助于解除或减轻老人的孤独感，从而提高其生活品质，可以减轻家庭的照顾负担。老年人的子女可以从繁杂的日常照料中解脱出来，减轻压力，使他们有更多的时间和精力投入到工作和学习中，可以充分发挥专业分工的优势，创造就业机会，从而缓解就业压力。

我国人口老龄化超前于社会经济的发展，养老机构要承受巨大的财政负担和人力资源需求的双重压力，这就要求我国既不能单纯实行"居家养老"，也不能大范围推广"机构养老"，而必须创新养老照顾模式，走多元化养老照顾之路，建立以"居家养老"模式为主、以"机构养老"模式为辅的养老照顾服务体系。

### （三）"医养结合"养老照顾模式

**1. 含义**　"医养结合"养老照顾模式是指将医疗资源与养老资源相结合，养老机构和医院功能相结合，即集医疗、护理、康复、养生、养老于一体，实现社会资源利用的最大化，为老年人提供生活照料和医疗、康复、护理服务的新型养老照顾模式。"医养结合"是在传统的生活护理服务、精神慰藉服务、老年文化服务的基础上，更加注重医疗、康复保健服务，涵盖医疗、健康咨询、健康体检、疾病诊治、护理服务以及临终关怀服务等，是对传统养老服务的延伸和补充。

"医"不等同于医院，它主要包含三个部分：一是急性医疗，可以在养老项目中设置医疗室，设置急救设施或 120 急救车，与医院合作开通急救通道，让老人在身体出现异样时得到及时的救助和治疗。二是健康管理，也是"医养结合"服务模式的核心价值所在，针对老年慢性疾病进行健康管理。三是康复和护理，以养老机构为主体，对老年人进行康复锻炼指导和生活护理为主。与一般养老机构相比，"医养结合"服务对象重点面向患有慢性病、易复发病、大病恢复期、残障、失能以及绝症晚期老人提供养老和医疗服务。

**2. 特点**　可以有效整合现有的医疗和养老资源，拓展养老机构的功能，为老年人提供健康教育、生活照护、医疗保障、康复护理、文化娱乐等服务，体现老有所养、老有所医、老有所乐。在传统的老年人基本生活需求保障、日常照顾的基础上，能对老年人特别是"空巢"老人和失能、半失能老人开展医疗护理、康复训练、健康保健等服务。在老年人日常生活、医疗需求、慢病管理、康复锻炼、健康体检及临终关怀服务中实现一站式服务，可以保持老年人的生活水准、提高生命质量。

目前，我国的医疗机构和养老机构功能相互独立，医疗和养老机构场所分离。"空巢"老人及居住养老机构老人的常见病、多发病治疗和护理问题及失能和半失能老人的照顾问题常常困扰着养老机构和家庭。2013年国务院发布的《关于促进健康服务业发展的若干意见》提出：鼓励医疗机构与养老机构加强合作；在养老服务中充分融入健康理念，加强医疗卫生服务支撑；推行"医养结合"养老照顾模式势在必行。

### （四）智慧养老照顾模式

**1. 含义** 智慧养老照顾模式是利用新一代先进的信息技术手段（如互联网、云计算、可穿戴设备等），为老年人提供便捷、高效、灵活、个性化、高质量的生活照料、健康管理、精神慰藉、医疗护理、康复训练、安全监管与应急救助等服务。老人通过可穿戴设备将血糖、体温、血压、脉搏等相关数据传送到社区服务中心，医疗护理专业人员可随时监测老年人的身体变化情况，使老年人的健康、安全得到保障。先进的互联网设备，可使老人与儿女、朋友、社区服务中心、医院等沟通更加便捷，可以减轻社会和家庭的照顾负担，提升老人的幸福感和生活质量。

**2. 特点** 智慧养老是信息技术、人工智能和互联网思维与居家养老服务机制相融合。智慧养老模式尤其强调社区的智能化服务功能在居家养老中的作用。依托社区智慧养老服务信息化平台的智慧化服务功能，实行远程监测，医疗保健团队对监测数据进行分析，并根据养老个性化需求，提供高质量的养老照顾服务。智慧养老又可促进老龄化产业的发展，如智能产品、健身设备的制造销售等，拓展了养老服务市场，促进老龄化产业发展。

### （五）互助养老照顾模式

**1. 含义** 互助养老照顾模式是指老人与家庭外的其他人或同龄人，在自愿的基础上相互结合、相互扶持、相互照顾的一种模式。互助养老是21世纪初兴起的一种全新的养老模式，可作为农村和社区养老的补充。互助养老更强调普通居民间相互的帮扶与慰藉。

**2. 特点** 互助养老照顾模式的核心在于"集中居住，抱团取暖"：年轻的、身体好的老人发挥余热，年长的、身体差的老人接受照料。如此这般，彼此有个关照，总归胜过一个人孤独到老。此模式可以看成是"在地养老""熟人养老"，其实施场所熟悉，参与主体多数是熟人，老年人很容易适应这种新环境、新生活，兼有居家养老、机构养老之所长。在德国、瑞士，有很多老年人共同购买一栋别墅，分户而居，由相对年轻的老人照顾高龄老人。

### （六）其他养老照顾模式

**1. 以房养老照顾模式** 以房养老照顾模式，也被称为"住房反向抵押贷款"或"倒按揭"，是指老人将自己的产权房抵押给金融机构，以定期取得一定数额养老金或接受老年公寓服务的一种养老方式。在老人去世后，保险公司或银行收回住房使用权，这种养老方式被视为完善养老保障机制的一项重要补充。在美国的一些城市，"以房养老"已被认为是一种最有效的养老方式。

**2. 旅游养老照顾模式** 国外很多老人退休后，喜欢到各地去欣赏秀美景色，体会不同的民俗风情，从而在旅游过程中实现养老。旅游机构通过与各地的养老机构合作，为老年人提供衣、食、住、行、玩等一系列的服务。

**3. 候鸟式养老模式** 候鸟式养老模式是指老年人像候鸟一样随着季节和时令的变化而变换生活地

点的养老方式。这种养老方式总能使老年人享受到最好的气候条件和最优美的生活环境。美国的佛罗里达，日本的福冈、北海道，韩国的济州岛都是老年人相对集中的"迁徙"目的地。

**4. 异地养老模式**　利用移入地和移出地不同地域的房价、生活费用标准等差异或利用环境、气候等条件的差别，以移居并适度集中方式养老。如美国就建立了大量的"退休新镇""退休新村"，吸引老人移居养老。北欧其他国家的老人到西班牙养老，看中的不仅是那里自然环境，还有功能齐全的养老设施、良好的公共医疗卫生服务、保险服务等。

## 目标检测

答案解析

**一、选择题**

**【A1/A2 型题】**

1. 我国老年保健的重点人群，不包括（　　）

　　A. 独居老人　　　　　　　B. 患病老人　　　　　　　C. 认知障碍老人

　　D. 退休老人　　　　　　　E. 丧偶老人

2. 我国老年保健策略不包括（　　）

　　A. 老有所养　　　　　　　B. 老有所学　　　　　　　C. 老有所依

　　D. 老有所乐　　　　　　　E. 老有所教

3. 我国目前主要的养老照顾模式是（　　）

　　A. 居家养老　　　　　　　B. 机构养老　　　　　　　C. "医养结合"养老

　　D. 互助养老　　　　　　　E. 以房养老

4. 我国老年保健萌芽期的时间是（　　）

　　A. 1949—1981 年　　　　　B. 1982—1999 年　　　　　C. 1999 年至今

　　D. 1954—1985 年　　　　　E. 1983—1995 年

5. 对长期患病的老人实行"轮换住院制度"的国家是（　　）

　　A. 美国　　　　　　　　　B. 英国　　　　　　　　　C. 德国

　　D. 日本　　　　　　　　　E. 新西兰

6. 老年人自我保健的主要方法是（　　）

　　A. 药物保健　　　　　　　B. 生活调理　　　　　　　C. 合理的膳食

　　D. 非药物保健　　　　　　E. 中医养生保健

7. 居家养老照顾主要依托（　　）

　　A. 子女　　　　　　　　　B. 亲属　　　　　　　　　C. 社区

　　D. 政府　　　　　　　　　E. 医院

8. "医养结合"养老照顾模式中，"医"不包括（　　）

　　A. 急性医疗　　　　　　　B. 健康管理　　　　　　　C. 康复

　　D. 护理　　　　　　　　　E. 现场急救

**【A3/A4 型题】**

患者，男，80 岁。患有高血压、糖尿病，半年前老伴因病去世，子女在外地工作。

9. 患者适宜的养老模式是（　　）

　　A. 居家养老　　　　　　　B. 机构养老　　　　　　　C. "熟人养老"模式

D. "退休新村"模式　　　　E. "医养结合"模式

10. 依据老年学划分，患者属于（　　）

A. 年轻老人　　　　　　B. 长寿老人　　　　　　　C. 高龄老人

D. 老年前期　　　　　　E. 非常老的老年人

二、思考题

患者，男，60岁，担任某事业单位领导多年，刚退休在家，其独生女儿在外地工作，不在身边。

问题：如何指导老人进行自我保健?

书网融合……

本章小结　　　　　　　　微课　　　　　　　　题库

# 第四章　老年人的健康评估

PPT

◎- 学习目标

    1. 通过本章学习，重点把握老年人健康评估的内容；老年人健康评估的注意事项。

    2. 学会对老年人进行身体、心理、社会、生活质量等的评估；具有对老年人尊重、关怀意识和对老年人健康评估的能力。

老年人的健康评估是动态收集和分析老年人的健康资料，从生理、心理、社会状态、生活质量等方面对老年人进行评估，确定其健康问题及护理需求，从而做出护理诊断的过程。系统地掌握对老年人的护理评估是作为现代护士应具备的核心能力之一。

≫ 情境导入

    **情境描述**　李娜是心内科病房的一名护士。今日李娜负责病区收治的一名患者：张某，男，65 岁，退休工人。高血压病史 5 年，服药后血压维持 130/80mmHg，和家人一起生活，近日来出现自觉心慌心悸、没有办法说话，有时会感觉恐惧感强烈，发作时会感到胃肠道不适，伴失眠，经医院检查未发现器质性疾病，考虑"心脏神经官能症"。护士李娜接诊后，立即询问患者张大爷身体情况，对其进行心理评估。经过和张大爷的谈话了解到老人炒股失败后精神压力大，因无法帮助自己孩子承担生活开支而感内疚。

    **讨论**　1. 护士应如何做好患者张大爷的心理护理？

          2. 张大爷出现心慌心悸时，护士应如何帮助减轻症状？

          3. 如何对张大爷家属进行健康指导？

# 第一节　老年人健康评估概述

老年人的健康评估是对老年人进行详细的诊疗，以临床医学诊断学为基础，通过交谈、观察、体格检查、专业量表问卷调查等方式获得准确、全面的资料，从而深入地分析、诊断老年人的健康问题。

## 一、老年人健康评估的意义和原则

老年人的健康评估是一种涉及多方面和多学科的诊断内容，通过评估确定老年人在临床医学、精神心理、社会行为、生活环境及功能活动状态等方面存在的问题，经过培训的专业人员根据老年人的特点，采用与老年人合作的方式，通过例行评估、及时评估等方法评估其健康状况，制定综合的治疗和随访保健计划，不仅能够促进老年人的身心健康，增强其自主能力和提高生活质量；同时能够降低医疗成本，节约医疗、康复和护理费用。

## 二、老年人健康评估的内容

老年人健康评估的基本内容包括：疾病、老年综合征、生理功能、认知功能、心理状况及社会状况六个方面，其中经过培训的专业人员对老年人的生理功能的健康评估占主要地位，为老年人现存的、潜在的健康状况进行系统评价和健康等级划分提供依据。老年人健康评估可以在医院、门诊、社区及养老服务机构开展，对其家庭环境的安全性和老年人日常活动能力也要进行合理评估。

**1. 疾病** 对疾病的评估是在临床医学诊断学基础上重点强调慢性病和并发症的评估。

慢性病是指慢性非传染性疾病，主要是指起病隐匿，病程长且病情迁延不愈，病因复杂疾病的概括性总称。老年人常见的慢性病主要有心脑血管疾病、糖尿病、慢性呼吸系统疾病等疾病，其中心脑血管疾病包含高血压、脑卒中和冠心病。

此外，随着年龄的增长，人体生理调节能力减弱，易引起多种疾病的并发症。老年人疾病的复杂性是慢性病及其并发症等协同的结果，如某一系统的疾病常常同时表现出另外器官或系统不适的症状或体征。

**2. 老年综合征** 老年综合征指高发于老年人群，由于多种疾病或原因造成的同一种临床表现或问题的症候群，但不能归类于某一器官或系统疾病的综合征。常见的综合征有：跌倒、尿失禁、谵妄、晕厥、疼痛、失眠、药物乱用、老年帕金森综合征等。老年综合征具有以下特点：①多因素致病；②多数症状和体征不典型；③多病共存（多系统多器官、单系统单器官多种疾病）；④多种老年问题的存在，如压疮、便秘、深静脉血栓、肺栓塞、吸入性肺炎、营养不良、肢体残疾、舒缓治疗与长期照料等。

**3. 生理功能** 生理功能是指人体各器官系统功能是否健全、运转是否自如等，是衡量人体是否健康的重要标志，包括：与身体健康相关的适应能力、躯体行为能够承受和表现出的生理功能以及自理活动三个部分。

（1）与身体健康相关的适应能力 主要包括：①心肺适应能力；②躯体构成，即身体脂肪、肌肉和骨头的相对重量；③肌肉收缩所产生的力度，即肌力和关节的活动灵活性范围。

（2）躯体行为能够承受和表现出的生理功能 是指一个人能完成各种活动的能力，包括变换位置自如性、平衡力、下肢活动的力量、步速和移动能力等。

（3）自理活动 包括以下内容：①日常生活的基本能力，如洗漱、吃饭、穿衣和大小便等；②日常生活的功能性能力，如做饭和洗衣服、购物、外出等；③高级日常生活能力，如职业、社交、家庭和娱乐活动等。

**4. 认知功能** 认知是人脑接受外界信息，经过加工处理，转化成内在的心理活动，从而获取知识或应用知识的过程。包括人类学会的技能、语言文字能力、判断力、联想力、记忆功能（外显记忆、近期记忆、远期记忆和内隐记忆）、视空间功能、执行功能、计算和理解判断能力等。

**5. 心理状态** 心理状态的评估是指对老年人情绪状态的评估。情绪障碍在老年人群中尤为常见，如抑郁、焦虑和悲痛等。老年期抑郁症首次发病在老年期，以持久的抑郁心境为基础，以焦虑和过分担心为突出特点，常常表现为情绪低落、行动迟缓、躯体不适感、认知功能障碍（如计算力、记忆力、理解力和判断力下降）。老年抑郁症可降低老年人的生活质量，同时增加了相关的并发症和住院率。焦虑是指一种病态的恐惧感。老年人由于失去亲朋好友而易感到悲痛，焦虑和悲痛又常常会诱发抑郁症。

**6. 社会状态** 对老年人的教育水平、工作经历、经济状况、生活方式、居住环境和精神信仰进行评估，了解老年人的社会交往状况和意愿，识别老人的社会支持、情感性支持系统。社会状态的评估还强调是否有虐待老年人的各种行为，如口头指责、身体惩罚等。

## 三、老年人健康评估的方法

**1. 交谈法** 交谈是收集资料最重要的手段，是指通过与老年人、老年人的家属及照护者进行谈话沟通，了解老年人的健康史、既往史、家族史等。通过交谈了解老年人疾病的发生发展、诊治过程及目前存在的主要健康问题，还可了解老年人的心理、家庭状况和经济状况及社会功能等。交谈时要注重建立良好的信任关系，有效获取老年人的相关健康资料和信息。

**2. 观察法** 观察老年人的动作、言语、表情、服饰、身体姿势、精神状态及其所处的环境，及时发现潜在的健康问题。

**3. 量表评定法** 应用标准化的量表或问卷测量老年人的身心状况。量表或问卷的选择须根据老年人的具体情况来确定，并且需要考虑量表或问卷的信度和效度。

**4. 体格检查法** 检查者运用自己的感觉器官和检查工具，对老年人进行有目的的全面检查。检查方法包括视诊、触诊、叩诊、听诊和嗅诊等。

**5. 参考辅助检查法** 通过查阅病历资料、护理记录、辅助检查结果等，获取老年人的健康信息。

## 四、老年人健康评估的注意事项

**1. 评估环境适宜、时间充分** 由于老年人基础代谢下降，感觉功能下降，血流缓慢，体温调节功能降低，怕冷，耐力差，皮肤干燥，视力和听力下降。因此在评估环境时要注意保温，室内温度22 ~ 24℃、湿度40% ~ 60%为宜。环境安静、安全；光线柔和、适度，必要时应在私密的环境下进行。评估人员应根据老年人的具体情况，保持老年人舒适的体位，可分次进行健康评估，获得详尽的健康史。

**2. 重视老年人的主观感觉** 随着年龄的增长，老年人机体发生各种退行性的生理性变化或病理性变化，这两种变化在多数老年人身上同时存在，相互影响，有时难以严格区分，使老年人主观感受增强。评估人员在采集病史中要注意老年人的主观感受，能够辨别生理性与病理性的健康问题。

**3. 合理运用沟通技巧** 评估人员在与老年人沟通过程中，使用老年人能够理解的语言或肢体语言方式进行沟通。一些老年人由于视力、听力等感觉功能下降，智力和思维能力改变，反应迟钝，表述不清，记忆力尤其是近期记忆明显下降，因而反应速度减慢，记忆不确切。评估人员在采集病史资料时，要用简单、明了、易懂的语言与老年人交流，同时可运用肢体语言如手势、写字等方式与老年人沟通，收集健康资料。

**4. 选择合适的评估方法和工具** 为了较全面地收集评估资料，需要选择评估量表及工具进行评估。常用的评估工具有体温计、血压计、听诊器、评估量表、疼痛评估尺及专科特殊评估工具等。在身体评估方面应注意几点：老年人检查口腔和耳部时，取下义齿和助听器；进行触觉功能检查时，特别是痛觉和温觉检查时注意不要损伤老年人；卧床老年人重点检查易发生皮损的部位；有移动障碍的老年人，可取合适的体位。

**5. 及时准确记录评估结果** 老年人的健康评估应及时进行，评估记录在24小时内完成。保证评估资料的完整、客观、真实。

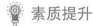 **素质提升**

**培养科学严谨精神，识别健康评估结果**

老年人的机体功能老化衰退，临床症状及体征常不典型，这就要求同学们不但具有扎实的理论知识以及熟练的检查技术，更重要的是要有辩证的临床思维方法，从辩证唯物主义角度科学看待和分析临床问题，以理性思维取代感性认识，树立科学的人生观和价值观。

# 第二节 老年人身体健康评估

老年人身体功能评估的关键点是辨别老年人正常老化与异常病理性变化。首先通过临床诊断学的知识和技能诊断疾病，然后再对其老年综合征、生理功能、认知功能、心理和社会状态进行评估。

## 一、健康史

健康史是关于老年人目前及既往的健康状况、影响因素、老年人对自己健康状况的认识和反应等方面的主观资料收集。

老年健康史的采集除了涵盖传统健康史的 7 项基本内容以外，对老年综合征的病史采集是老年健康史特有的第 8 项内容。老年人的健康史跨越数十年，为确保健康史的全面性和准确性，多渠道的采集资料非常重要。老年人本身、家人、照顾者、医护人员、医学病历都是资料采集来源。

**1. 一般资料** 老年人的姓名、性别、年龄、民族、籍贯、婚姻状况、职业、文化程度、宗教信仰、医疗费用支付方式、住址、入院时间、入院诊断、入院方式、目前和既往健康状况、影响健康的相关因素、对自身健康的认识和反应、资料收集时间、资料来源及可靠程度。一般资料来源的可靠性和客观性是老年人基本情况资料采集的重点。

**2. 主诉** 主诉是指老年人目前最突出、最明显的症状和体征，也是本次评估最主要的原因以及持续时间等，记录主诉时应围绕主要疾病，突出重点，如"劳累后间断性胸前区疼痛 5 天"或"发热伴乏力、纳差 3 天"等。老年人主诉存在以下情况：没有准确提供主诉或非典型和不明确的主诉。造成老年人非典型主诉的主要原因有：①沟通障碍；②多种疾病互相影响导致一个器官系统的主诉常常是另一个系统病变的结果；③害怕是严重的疾病而否认症状。

**3. 现病史** 现病史以老年人的主诉为中心，详细描述老年人自患病以来疾病发生、发展、演变和诊治的全过程。具体包括起病的情况和始发时间、病因与诱因、主要症状的特点、伴随症状、持续时间、病情的发展与演变、诊断、治疗措施及结果、护理措施及结果等。

**4. 日常生活情况** 日常生活情况包括以下项目。

（1）**主要询问内容** 包括老年人每日膳食情况和食欲。膳食大致分为基本膳食和治疗膳食，其中基本膳食包括普通膳食、软食、半流质和流质饮食。

（2）**排泄** 询问内容包括大小便次数、量、形状和颜色、有无异常改变等。

（3）**活动能力** 主要询问日常活动能力、生活自理能力、社会活动能力。

（4）**睡眠情况** 主要询问老年人每天睡眠的时间、睡眠质量，有无早醒、失眠等问题。

（5）**个人嗜好** 了解老年人有无烟、酒等嗜好，每日的量及持续时间。

**5. 既往病史** 了解老年人既往疾病及既往住院史。包括患者曾经患过的疾病史、手术或外伤史、输血史、过敏史、预防疫苗注射史等。

**6. 系统评估** 系统评估是指全面收集老年人各个器官系统的症状。通过询问系统评估老年人以往已发生的健康问题与本次健康问题的关系。如常见的循环系统：了解有无心悸、心前区疼痛、晕厥、水肿、呼吸困难、腹胀等；心悸发生的诱因、时间及伴随症状；胸前区疼痛的部位、程度、性质、持续时间、缓解方式等；呼吸困难的程度，发作时与体力活动和体位的关系，引起晕厥的诱因、时间、伴随症状；水肿出现的时间、部位、程度、与尿量的关系等；腹胀的诱因、程度、与进食的关系、缓解方式；既往有无心血管疾病的病史等。

**7. 家族史** 询问家族史是主要了解老年人的双亲与兄弟、姐妹及子女的健康与患病情况，特别注意询问是否患同样的疾病及与遗传有关的疾病，了解老年人对某些常见病如慢性支气管炎、高血压、冠心病、糖尿病和阿尔茨海默病等疾病的易感性。

## 二、身体评估

### (一) 老年人体格检查

老年人体格检查包括全身状态检查、皮肤检查、浅表淋巴结检查、头部检查、颜面部及其器官检查、颈部检查、胸部检查、心脏检查、血管检查、腹部检查、肛门、直肠与男性生殖器检查、脊柱与四肢检查、神经系统检查。

**1. 老年人全身状态检查** 是对老年人全身状态的概括性观察,视诊为主,配合触诊、听诊和嗅诊进行检查。一般状态评估的内容包括患者的性别、年龄、生命体征(体温、脉搏、呼吸、血压四项指标)、发育与体型、营养状态、意识状态、语调与语态、面容与表情、体位、姿态与步态等。通过一般状态的评估,了解老年人正常体征和异常改变的临床意义。

(1)性别 通过观察老年人性征的发育来判断性别。正常人性征明显,性别不难判断。性别异常的临床意义见于以下方面:某些疾病或药物可引起性征改变,如女性患者男性化,常见于肾上腺皮质肿瘤或长期使用肾上腺皮质激素的患者。

(2)年龄 年龄可通过问诊准确获知,也可根据老年人(如昏迷患者)的皮肤弹性与光泽、肌肉情况、毛发颜色与分布、面部皱纹以及牙齿状态等估计年龄。

(3)生命体征 生命体征是评价老年人生命活动存在与否及质量的重要指标,包括体温、脉搏、呼吸、血压,是体格检查的重要项目之一。

1)体温 体温是通过测量体表的温度来反映体温的变化,体温的异常变化是很多疾病的重要表现之一。正常成人体温相对恒定,一般波动在 36 ~ 37℃,通常体温早晨略低,下午略高,24 小时波动幅度一般不超过 1℃;运动或进餐后体温略高;老年人体温偏低。体温高于正常称为发热,见于感染、创伤、恶性肿瘤、脑血管意外及各种体腔内出血。体温低于正常称为体温过低,见于休克、严重营养不良、甲状腺功能低下及过久暴露于低温环境下。

2)脉搏 脉搏是指动脉脉搏,脉搏的变化可反映心脏跳动的速度、节律、强弱。评估脉搏主要是触诊浅表动脉,最常触诊的是桡动脉。正常成人脉搏为 60 ~ 100 次/分钟,节律规整,老年人较慢,女性较男性快。老年人在病理情况下可出现脉率、节律、强度、紧张度的变化。①脉率:老年人在心房颤动、频发室性期前收缩时,由于部分心脏搏动的搏出量不足,不能使周围动脉产生搏动或搏动过弱而不能触及,致使脉率小于心率。②节律:脉搏节律基本反映心脏搏动的节律,借助脉搏节律可初步判断有无心律失常。老年人常见的节律异常:期前收缩、房室传导阻滞、脉搏短绌等。③强度:脉搏强度与心搏出量、脉压和外周血管阻力有关。心搏出量增加、脉压差增大、外周血管阻力降低时,脉搏有力而振幅大,称为洪脉,见于高热、甲状腺功能亢进、严重贫血等;心搏出量减弱、脉压差变小、外周血管阻力增大时,脉搏减弱且振幅小,称为细脉,见于心力衰竭、休克、主动脉瓣狭窄等。④紧张度和动脉壁状态:脉搏的紧张度与动脉收缩压高低有关。评估以示指、中指和无名指的指腹置于桡动脉上施加压力触诊即可。正常人动脉壁光滑、柔软,并有一定的弹性。老年人动脉硬化时动脉壁变硬,失去弹性,呈条索状;动脉硬化严重时,动脉变硬、迂曲甚至有结节。

3)呼吸 老年人在安静状态下呼吸频率为 16 ~ 20 次/分钟,呼吸与脉搏之比为 1∶4。老年人异常呼吸可出现呼吸频率、深度、节律的异常,包括:呼吸频率和深度异常,即呼吸频率超过 24 次/分为呼吸过速,呼吸频率低于 12 次/分为呼吸过缓。当严重的代谢性酸中毒如糖尿病酮症酸中毒和尿毒症酸中毒时,出现深长而快的呼吸,这种深快呼吸又称为 Kussmaul 呼吸。呼吸节律异常,即老年人静息状态下呼吸节律均匀而整齐,病理情况下可出现呼吸节律的变化。如:间断呼吸又称毕奥(Biots breathing)呼吸,表现为有规律的呼吸几次后,突然停止一段时间,又开始呼吸,周而复始,常见于颅内压升高、药物引起的呼吸抑制、脑损伤等；潮式呼吸又称 Cheyne – Stokes 呼吸，呼吸由浅慢逐渐加快加深，达高潮后，又逐渐变浅变慢，暂停数秒后，又出现上述状态的呼吸，如此周而复始，呼吸如潮水涨落样，常见于脑炎、颅内压增高、药物引起的呼吸抑制等。

4）血压　血压是指动脉血压，是血管内流动的血液对血管壁的侧压力。健康成人静息状态下血压范围为收缩压平均 90 ~ 139mmHg，舒张压 60 ~ 89mmHg，脉压 30 ~ 40mmHg。老年人血压随着年龄的增长稍有增高，男性较女性高，但老年人血压的性别差异小。老年人直立性低血压比较常见，主要症状为头晕、神志模糊，检查方法：平卧 10 分钟后测定血压一次，然后直立后 1、3、5 分钟各测量一次。如果直立时任何一次收缩压比卧位时降低大于或等于 20mmHg 或舒张压降低大于或等于 10mmHg，即可确诊。

（4）发育和体型　根据老年人的年龄与身高、体重、智力及第二性征之间的关系来评估发育是否正常。老年人各年龄组的身高与体重存在一定的对应关系。此外，发育与种族、遗传、内分泌、营养代谢、生活条件、体育锻炼等有关。体型是身体发育的外观表现，临床上将老年人的体型分为以下 3 种：无力性（瘦长性）、正力性（匀称性）、超力性（矮胖型）。

（5）面容与表情　面容是指面部呈现的状态，表情是面部情感的表现。面部与表情是评价老年人情绪状态的重要指标。健康老年人表情自如。疾病可使老年人的面容与表情发生变化，通常表现为痛苦、忧虑或疲惫等。老年人某些疾病可出现特征性的面容与表情。常见的典型面容有以下几种：①急性病容。患者面色潮红，兴奋不安，呼吸急促，鼻翼扇动，口唇疱疹，表情痛苦。见于急性热病如大叶性肺炎、流行性脑脊髓膜炎的患者等。②慢性病容。患者面容憔悴，面色苍白，目光暗淡。见于慢性消耗性疾病如恶性肿瘤、严重结核病的患者等。③甲状腺功能亢进面容。患者面容惊愕，眼球突出，目光闪烁，兴奋不安，烦躁易怒。见于甲状腺功能亢进患者。④黏液性水肿面容。患者面色苍白，颜面水肿，目光呆滞，眉毛、头发稀疏，舌色淡、肥大。见于甲状腺功能减退症患者。⑤二尖瓣面容患者。患者面色晦暗，双颊紫红，口唇轻度发绀。见于风湿性心脏病二尖瓣狭窄患者。⑥病危面容。患者面色枯槁，表情淡漠，目光无神，眼眶凹陷，鼻骨峭耸。见于大出血、严重休克、急性腹膜炎等患者。⑦面具面容。患者面部呆板无表情，似面具样。见于震颤性麻痹、脑炎等患者。⑧贫血面容。患者面色苍白，唇舌色淡，表情疲惫。见于各类贫血患者。⑨肝病面容。患者面色晦暗，双颊有褐色色素沉着。见于慢性肝炎、肝硬化患者。⑩肾病面容。患者面色苍白，眼睑、颜面部水肿。见于慢性肾脏疾病患者。

（6）营养状态　营养状态是评估老年人健康和疾病严重程度的指标之一，与食物的摄入、消化、吸收及代谢等因素有关，并受到心理、社会等因素的影响。根据老年人的皮肤弹性、黏膜颜色、指甲、毛发的光泽、肌肉是否结实以及肌间隙和锁骨上窝凹陷程度等情况进行综合判断。应注意寻找和搜集导致老年人营养异常的原因和病史。

1）营养状态评估方法　测量老年人身高和体重并评估两者是否匹配，从而了解患者的营养状况。体重应于清晨、空腹、排便和排尿后，着单衣裤测量。目前常用的理想体重估计公式为：理想体重（kg）＝身高（cm）－105（成年男性），理想体重（kg）＝身高（cm）－105 － 2.5（成年女性）。一般认为体重在理想体重 ±10% 以内者为正常；超过正常的 10% ~20% 为超重；超过正常的 20% 以上者为肥胖。低于正常的 10% ~20% 时称为消瘦；低于正常的 20% 以上为明显消瘦；极度消瘦成为恶病质。

2）营养分级　临床上营养状态常分为良好、中等、不良三个等级来描述。营养良好：皮肤黏膜红润、有光泽、弹性好，皮下脂肪丰满，毛发、指甲光滑，润泽，肌肉丰满结实。营养不良：皮肤黏膜干燥、弹性减低，毛发稀疏，指甲粗糙无光泽，皮下脂肪菲薄，肌肉松弛无力。营养中等：介于良好和不良之间。

（7）意识状态　意识状态是大脑高级神经中枢功能活动的综合表现，即对环境的知觉状态。正常老年人意识清晰，反应敏锐，思维活动正常，语言流畅，表达准确。意识清醒是指对外界各种刺激有正常的反映，对事物有正确的判断力。凡能影响大脑功能活动的疾病均会引起不同程度的意识改变，成为意识障碍，可表现为兴奋不安、思维紊乱、语言表达能力减退或失常、情感活动异常、无意识动作增加等。常见的意识障碍有嗜睡、意识模糊、昏睡、昏迷等。判断老年人的意识状态多采用问诊，通过交谈了解老年人的思维、反应、情感、计算及定向力等方面的情况。对较为严重者进行痛觉试验、瞳孔对光反射等方法进行评估。

（8）体位　体位是指患者身体所处的位置及其活动状态，常见的体位有主动体位、被动体位、被迫体位。①主动体位：身体活动不受限制。见于正常老年人、疾病早期或病情较轻时。②被动体位：患者不能自己调整或变换肢体的位置。见于极度衰弱或意识丧失的患者。③被迫体位：患者为了减轻疾病痛苦而被迫采取的某种体位。临床常见的强迫体位有下列几种：强迫仰卧位，多见于急性腹膜炎、阑尾炎等患者。患者仰卧，双腿卷曲，借以减轻腹部肌肉的紧张。强迫侧卧位，见于胸膜疾患（如一侧胸膜炎或大量胸腔积液）患者，多向患侧卧位，以通过限制胸廓活动减轻疼痛，并有利于健侧代偿呼吸。强迫坐位，又称端坐呼吸。见于心肺功能不全的患者。患者坐于床沿上，两手置于膝盖或扶持床边，该体位可使膈肌下降，以利于呼吸肌的运动，肺换气量增加，还可以减少回心血量，以减轻心脏负担。强迫停立位，心绞痛患者在步行时因突发心前区疼痛而被迫即刻站立，并以手按心前部位，待稍缓解后才能离开原位。

（9）步态　步态是走动时所表现的姿态。正常老年人的步态因年龄、健康状态和所受训练的影响而不同。某些疾病可使步态发生一些特征性改变。①蹒跚步态：走路时身体左右摇摆，故又称鸭步。见于进行性肌营养不良或双侧先天性髋关节脱位等患者。②醉酒步态：行路时身体重心不稳，步态紊乱如醉酒状。见于小脑疾患、酒精中毒或巴比妥中毒的患者。③慌张步态：走路时小步前冲，身体前倾，难以止步。见于帕金森病患者。④共济失调步态：站立时双足分开过宽，行走时一脚高抬，骤然垂落，双目下视，摇晃不稳。见于小脑病变或深感觉障碍患者。⑤剪刀式步态：脑性瘫痪和截瘫患者由于两下肢肌张力增高，尤以内收肌张力增高明显，故移步时下肢内收过度，两腿交叉呈剪刀状。见于偏瘫或截瘫患者。

**2. 皮肤检查**　皮肤检查的主要方法为视诊，有时配合触诊检查皮肤颜色、温度、湿度、弹性、有无水肿、有无皮下损害（皮疹、压疮、皮下出血、蜘蛛痣）。注意老年卧床患者检查易发生压疮部位：枕部、耳郭、肩胛部、肘部、髋部、骶尾部、足跟等身体易受压部位。

**3. 淋巴免疫系统**　主要对头面部、颈部、腋窝、滑车、腹股沟、腘窝淋巴结的检查，检查方法包括视诊和触诊，以触诊为主。触诊顺序为耳前、耳后、枕部、颌下、颏下、颈前、颈后、锁骨上窝、腋窝、滑车上、腹股沟和腘窝淋巴结。正常淋巴结直径 0.2～0.5cm 之间，质地柔软，表面光滑，与相邻组织无粘连，不易触及无压痛。发现有淋巴结肿大时，应注意其大小、数目、硬度、表面光滑度、活动度及有无压痛，并注意其表面皮肤有无红肿或瘘管等。

**4. 头**　头颅视诊时要注意其大小、外形及有无异常运动。头部检查重点是检查有无脑卒中和偏瘫的症状。

**5. 颜面及头部器官**　检查面部及其器官对于某些疾病的判断具有重要的临床意义。

（1）眼　眼的检查包括四部分：视功能、外眼、眼前节和内眼。评估时一般按从外向内的顺序进行。重点检查以下内容。①角膜。检查角膜的透明度，注意有无云翳、白斑、软化、溃疡和新生血管等。角膜边缘的灰白色浑浊环多见于老年人，称为老年环，是类脂质沉着的结果。检查角膜反射时，嘱受检者向内上方注视，检查者用脱脂棉细毛由角膜外缘轻触受检者角膜，正常时可见眼睑迅速闭合。②瞳孔。瞳孔是虹膜中央的孔洞，是重危患者的重要监测项目之一，通过观察患者瞳孔的变化可了解中枢神经的功能状态。评估瞳孔时要注意其大小、形状、双侧是否等大等圆、对光反射等。瞳孔形状与大小：正常老年人两侧瞳孔等大等圆，直径 2～5mm，对光反射灵敏。双侧瞳孔扩大见于青光眼、颠茄中毒；如双侧瞳孔扩大且对光反射消失，是濒死表现；一侧瞳孔扩大见于该侧动眼神经受损；双侧瞳孔缩小见于吗啡、巴比妥类药物和有机磷中毒，也可由某些药物（如氯丙嗪）作用所致。两侧瞳孔大小不等，提示颅内高压、脑疝形成，见于脑外伤、脑肿瘤、颅内出血等。瞳孔对光反射：护士用手隔开患者两眼，用手电筒照射一侧瞳孔，可出现双侧瞳孔立即缩小，移开光源后迅速恢复。同侧瞳孔的缩小称直接对光反射，对侧瞳孔的缩小称间接对光反射。正常人对光反射灵敏；昏迷患者对光反射迟钝或消失；双侧瞳孔散大伴对光反射消失为濒死的表现。③眼球。检查眼球的外形与运动，观察眼球有无突出和凹陷，并检查眼球的运动和震颤。检查眼球运动：嘱患者定头位，注视放置于眼前 30～40cm 处的目标物（手指），观察眼球是否随目标物的方向移动。一般按左—左上—左下，右—右上—右下的顺序进行。检查眼球震颤：嘱受检者眼球随检查者手指所示方向（水平或垂直）运动数次，如眼球出现一系列有规律的快速往返运动，称为眼球震颤。自发的眼球震颤见于耳源性眩晕、小脑疾患和视力严重低下者。④眼功能检查。包括视力、视野和色觉检查。⑤眼底检查。观察视盘、视网膜血管、黄斑区、视网膜等。正常视神经乳头为卵圆形或圆形，边缘清楚，色淡红，颞侧较鼻侧稍淡，中央凹陷。动脉色鲜红，静脉色暗红，动静脉管径的正常比例为 2：3。视神经病变及许多全身性疾病，如高血压动脉硬化、慢性肾炎、妊娠中毒症、糖尿病、白血病等，都可以引起眼底的改变。

（2）耳 耳是听觉和平衡器官，分为外耳、中耳和内耳。听力的检查：粗略的评估方法是在安静环境下，嘱患者闭目坐于椅子上并用手指堵塞非受检耳。护士持机械手表自 1m 外逐渐移近耳部，直至患者听到手表的"滴答"声为止。或者嘱患者用手指堵塞一侧耳道，护士以拇指和示指互相摩擦，自 1m 以外逐渐移近至患者听到声音为止。正常听力者约在 1m 处可听到机械表的"嘀"声和捻指音。精确测量须使用规定频率的音叉或电测听设备进行测试。老年人听力减退见于外耳道耵聍或异物、听神经损害、局部或全身血管硬化、中耳炎等。

（3）鼻 鼻检查项目包括鼻部皮肤的颜色和外形，有无鼻翼扇动，鼻道是否通畅、有无出血或异常分泌物，有无鼻中隔偏曲以及鼻窦区有无压痛。嘱患者头稍后仰，护士用拇指抬起其鼻尖，可借助手电筒照明以观察鼻腔。注意有无鼻中隔偏曲和穿孔，黏膜有无肿胀、出血和萎缩，有无分泌物及其性质如何。

（4）口腔检查 从外向内按口唇、口腔黏膜、牙齿及牙龈、舌、咽及扁桃体、腮腺和口腔气味顺序进行。老年人口角歪斜见于面神经瘫痪或脑血管疾病。老年人检查牙齿时应注意有无龋齿、缺齿、残根、义齿等；观察舌的颜色，伸舌有无偏斜，舌肌大小以及是否对称、有无震颤及僵硬。老年人伸舌偏斜见于舌下神经麻痹。口腔特殊气味可由口腔局部或全身性疾病引起。患牙龈炎、牙周炎、龋齿时，口腔可产生臭味；烂苹果味常见于糖尿病酮症酸中毒；肝臭味常见于肝性昏迷；氨味常见于尿毒症；大蒜味常见于有机磷农药中毒。

**6. 颈部** 颈部以胸锁乳突肌为界分为颈前三角和颈后三角，检查方法以视诊、触诊为主，配合听诊。

（1）颈部外形、姿势与运动 注意有无斜颈、颈部活动受限。嘱患者仰卧，去枕。护士用两手将患者头部轻轻向左右转动，然后将左手放在其枕部，轻抬头部向前屈曲，感觉颈部阻力有无增加，判断有无颈项强直。脑膜炎、蛛网膜下隙出血时可出现颈项强直。

（2）颈部血管检查 颈静脉检查：正常人坐位或立位时颈外静脉不显露；平卧位时稍见充盈，但充盈的水平不超过锁骨上缘到下颌角距离的下 1/3 处。如卧位时超过正常水平，或立位、坐位时见到颈静脉充盈，称为颈静脉怒张，提示上腔静脉压力升高，见于右心衰竭、心包积液、心包缩窄、上腔静脉阻塞综合征。

（3）甲状腺检查 触诊甲状腺大小、两侧是否对称、质地、表面情况、有无结节及囊性感、压痛、震颤等。甲状腺肿大分为三度：不能看出肿大但能触及者为Ⅰ度；能看到肿大又能触及、但位于胸锁乳突肌以内者为Ⅱ度；超过胸锁乳突肌外缘者为Ⅲ度。临床上老年人甲状腺肿大常见于单纯性甲状腺肿、甲状腺功能亢进、慢性淋巴性甲状腺炎、甲状腺肿瘤等。

**7. 胸部和乳房** 老年人胸部检查如肋间隙膨隆见于大量胸腔积液、气胸或严重肺气肿患者；桶状胸是指胸廓呈圆桶状，肋间隙变宽，可见于老年人及肺气肿患者。女性乳房检查需要注意由于老化引起的乳腺增生，使触诊不能准确地诊断乳腺肿瘤。乳房触诊后，还应常规检查双侧腋窝、锁骨上窝及颈部淋巴结有无肿大或异常。如发现腋窝淋巴结肿大时应注意其部位、大小、数目、质地、有无压痛、活动度、有无粘连，局部皮肤有无红肿、瘢痕、瘘管等。

**8. 肺和心脏** 肺和心脏评估包括肺脏、胸膜和心脏的视、触、叩、听的检查方法。

（1）老年人常见的呼气性呼吸困难 表现为呼气时间延长，常见于支气管哮喘和慢性阻塞性肺气肿。

（2）肺部病理性叩诊音 当肺和胸膜发生病变时，在正常肺部清音区内可出现过清音、鼓音、浊音和实音等，称为病理性叩诊音。①浊音。见于肺组织含气量减少，如肺炎、肺结核、肺不张；肺内实质性组织形成，如肺肿瘤；胸膜腔病变，如胸腔积液、胸膜肥厚；胸壁病变，如胸壁水肿。②实音。见于大量胸腔积液和巨大肿瘤。③过清音。发生在肺泡弹性减弱但含气量增多的情况时，见于阻塞性肺气肿。④鼓音。见于肺内浅表大空洞，直径大于 3～4cm，如肺结核空洞、癌性空洞、肺脓肿、自发性气胸。

（3）肺脏听诊 听诊是肺部评估最重要的部分。老年人取坐位或卧位，呼吸均匀。听诊一般从肺尖开始，自上而下，先前胸、后侧胸再背部，同时要进行两侧对比。听诊的主要内容有正常呼吸音、异常呼吸音、啰音、语音共振和胸膜摩擦音。①肺泡呼吸音减弱或消失，常见于以下情况：支气管阻塞，见于慢性支气管炎、支气管狭窄等；压迫性肺膨胀不全，见于胸腔积液或气胸等。②干性啰音的出现提示气管、支气管有炎症和（或）狭窄。肺部两侧散在的干性啰音，见于老年人慢性支气管炎、支气管哮喘、心源性哮喘等；持久存在的局限性干性啰音，应考虑各种情况引起的支气管狭窄，如支气管内膜结核、肿瘤或肿瘤压迫支气管等。③湿性啰音的出现提示气管、支气管和肺泡内有炎症和（或）稀薄液体。局部湿啰音见于局部病变，如大叶性肺炎、肺结核、支气管扩张等。两侧肺底部湿性啰音，见于左心衰竭所致的肺瘀血和支气管肺炎。如两肺布满湿性啰音，多见于急性肺水肿。

（4）心脏视诊 正常成年人心尖搏动位于胸骨左缘第五肋间锁骨中线内侧 0.5～1.0cm，左心室增大时，心尖搏动向左下移位；右心室增大时，心尖搏动向左移位；全心增大时，心尖搏动向左下移位。

（5）心脏叩诊 通过叩诊可确定心脏的大小、形状以及在胸腔的位置。①体位。患者应取平卧位或坐位。②方法。心脏相对浊音界反映心脏的实际大小和形状。叩诊心脏左界时，可从心尖搏动的肋间开始，由心尖搏动最强点外 2～3cm 处（一般为第 5 肋间左锁骨中线稍外）开始，由外向内进行叩诊，叩诊音由清音变浊音时已达心脏边界，用笔做标志，再依次向上逐肋间叩诊，直至第二肋间为止；叩诊心脏右界时，先叩出肝上界，自肝上界的上一肋间（通常为第四肋间）开始由外向内，依次按肋间向上叩诊，直至第二肋间。正常成年人心脏相对浊音界如表 4-1 所示。

表 4－1 正常成人心脏相对浊音界

| 右界（cm） | 肋间 | 左界（cm） |
| --- | --- | --- |
| 2～3 | Ⅱ | 2～3 |
| 2～3 | Ⅲ | 3.5～4.5 |
| 3～4 | Ⅳ | 5～6 |
|  | Ⅴ | 7～9 |

注：左锁骨中线距胸骨中线为 8～10cm

（6）听诊　心脏听诊在老年人心脏疾病的诊断中极为重要。①听诊顺序。听诊的顺序为逆时针方向依次从心尖区开始听诊、肺动脉瓣区、主动脉瓣区、主动脉瓣第二听诊区，最后是三尖瓣听诊区。②听诊内容包括心率、心律、心音、额外心音、杂音和心包摩擦音。

**9. 腹部**　腹部检查包括腹部的视、触、叩、听检查方法。

（1）腹部视诊　可以提示老年人营养状况。注意腹部外形是否对称，有无全腹膨隆或凹陷。老年人因腹壁皮下脂肪较少，腹部下陷，而致腹部低平。

（2）腹部触诊　内容包括腹壁紧张度、压痛、反跳痛、腹部包块等，此外，腹部检查还应注重腹主动脉瘤和腹部肿瘤的评估。①腹壁紧张度。一般用浅部触诊法。正常老年人腹壁触之柔软，较易压陷，正常无腹肌紧张现象。②压痛与反跳痛。压痛的部位常提示存在相关脏器的病变。护士用手触诊腹部出现压痛后，用并拢的 2～3 个手指压于原处稍停片刻，使压痛感觉趋于稳定后迅速将手抬起，如此时患者感觉腹痛骤然加重，并伴有痛苦表情或呻吟，称为反跳痛。反跳痛是腹膜壁层受炎症累及的征象，为腹内脏器病变累及邻近腹膜的标志。③脏器触诊。肝脏触诊：了解肝脏下缘的位置和肝脏的表面、边缘、质地及搏动等。正常人肝脏在肋缘下触不到，少数腹壁松软的瘦人，深吸气时可触及肝脏在 1cm 以内，在剑突下可触及肝脏，多在 3cm 以内。脾触诊：正常人肋下不能触及脾脏。脾肿大分为轻、中、高三度，脾缘不超过肋下 2cm 为轻度肿大；超过 2cm，在脐水平线以上为中度肿大；超过脐水平线或前正中线为高度肿大。触到脾脏需注意其大小、表面、边缘情况、质地、有无压痛及摩擦感等。胆囊触诊：可用单手滑行触诊法或钩指触诊法。正常人胆囊不能触及，胆囊肿大时超过肝缘及肋缘，可在右肋下、腹直肌外缘处触到。胆囊炎时，未肿大到肋缘以下，触诊不能查到胆囊，护士以左手掌平放于患者右胸下部，以拇指指腹钩压于右肋下胆囊压痛点处，嘱患者缓慢深吸气。在吸气过程中发炎的胆囊下移时碰到用力按压的拇指，即可引起疼痛，此为胆囊触痛，如因剧烈疼痛而致吸气终止称 Murphy 征阳性。肾脏触诊：正常人肾脏一般不易触及。触及肾脏时被检查者常有不适感。当肾脏和尿路有炎症或其他疾病时，可在相应部位出现压痛点。A. 季肋点（前肾点），第 10 肋骨前端，右侧位置稍低，相当于肾盂位置；B. 上输尿管点，在脐水平线上腹直肌外缘；C. 中输尿管点，在髂前上棘水平腹直肌外缘，相当于输尿管第二狭窄处；D. 肋脊点，背部第 12 肋骨与脊柱的交角（肋脊角）的顶点；E. 肋腰点，第 12 肋骨与腰肌外缘的交角（肋腰角）顶点。

**10. 肛门、直肠和男性生殖器**　肛门与直肠的检查以视诊、触诊为主，辅以内镜检查。生殖器和直肠检查的关键是排除子宫癌、前列腺癌和直肠癌。此外要重点评估老年人常见的尿失禁及其原因。

**11. 四肢和关节**　四肢与关节的检查以视诊和触诊为主，检查内容包括四肢与关节的形态和活动度或运动情况，以关节检查为主。嘱老年人做主动或被动运动，观察关节的活动度，有无关节活动受限或疼痛。如老年人常见的以下两种情况：①膝关节变形，膝关节红、肿、热、痛及运动障碍，多为炎症所致。②肌肉萎缩，为中枢或周围神经病变、肌炎或肢体失用性所致的部分或全部肌肉松弛无力。老年人常见于偏瘫、周围神经损伤等。

**12. 神经**　神经系统检查包括脑神经、运动神经、感觉神经、反射、步态和平衡的评估。进行神经系统检查时，首先要确定老年人对外界刺激的反应状态，即在老年人意识清醒的状态下进行神经系统的检查。

（二）老年综合征

是由多种疾病或多种原因造成同一临床表现或问题的症候群。本节进一步介绍老年疼痛、用药不当、睡眠障碍、谵妄、衰弱等。

**1. 疼痛** 是一种不愉快的感觉和情绪上的感受，伴随着现在的或潜在的组织损伤。老年人疼痛分为急性痛或慢性痛。慢性痛本身就是一种疾病，是指疼痛超过一个月或超过一般急性病的进展。65 岁以上老年人存在一种或多种疾病，并伴发疼痛症状。发病原因：直接刺激（机械、物理、化学、生物等）、炎症、缺血或出血性疾病、慢性运动系统退行性病变、与疼痛有关的疾病（冠心病、高血压、脑血管病、消化系统疾病、糖尿病、肺气肿、各种恶性肿瘤等）。

**2. 用药不当** 老年人最常见的用药问题是多重用药，即使用 5 种或 5 种以上药物，不仅指药物数量，还涉及药物之间的相互作用和产生的药物副作用。

老年人平均用药量是青年人 5 倍以上，50% 以上老年患者同时使用 3 种以上药物，25% 以上使用 4~6 种药物。减少不必要的用药是每次临床评估的主要内容。老年人多重用药的原则：受益原则，明确用药受益/风险大于 1；5 种药物原则，一般不超过 5 种药物，如超过必须综合考虑；小剂量原则；择时原则；暂停用药原则，当怀疑药物不良反应时，要在监护下停药一段时间。

用药不当会造成以下后果：产生药物中毒或药物不良反应；易引起老年谵妄；影响老年人的生活质量。医护人员应该在老年患者每一次就医时，对其用药情况进行检查、指导，避免不必要的和重复的、过量的用药。

**3. 老年失眠症** 是指老年人因各种原因导致睡眠时间和（或）睡眠质量不满足并影响白天社会功能的一种主观体验。临床常见的失眠形式：入睡困难、睡眠质量下降、总睡眠时间缩短、睡眠维持障碍、日间残留效应等。失眠的形式分为：急性失眠、亚急性失眠、慢性失眠。

了解老年人的睡眠习惯是评估睡眠障碍的出发点。失眠导致后果：注意力难以集中，记忆力下降；精神萎靡；免疫力下降、内分泌失调、神经系统功能紊乱，增加癌症、糖尿病、心脏病、肥胖症等疾病风险。老年失眠症发病与年龄因素、心理压力、患精神心理疾病、患躯体疾病、药物滥用、环境影响等因素有关。

**4. 老年谵妄** 谵妄又称急性意识模糊状态，是严重的神经系统问题，属于一种暂时性的精神紊乱，以出现意识障碍和认知功能改变为特点，表现为注意力、记忆、思维、感受、精神运动和睡眠周期的短暂性的器质性的脑病综合征。常伴发于躯体疾病、严重的传染病、中毒性疾病、大脑的器质性疾病、手术时或手术后等。谵妄的症状包括：急性发作、症状不稳定的思维紊乱和意识状态改变。易发生谵妄的患者有：高龄老人、术后的老年患者、烧伤患者、脑部有损害者、药物有依赖者。

**5. 老年跌倒** 是指患者突发的、不自主的、非故意的体位改变，倒在地上或更低的平面上。老年人跌倒是机体功能下降和机体老化过程的反应。是造成意外伤害和导致老年人致残或致死的主要原因。跌倒在老年人中很普遍，WHO 报道跌倒成为老年人伤害死亡的第一原因。跌倒会引起以下后果：①老年人身体器质性损伤，脑部损伤、软组织损伤、骨折等，其中损伤最严重的是髋部损伤，成为老年人首位伤害死因。②身体功能下降，导致独立生活功能降低。③引起心理障碍，如跌倒恐惧症等。所以，医护人员必须询问老年人是否有过跌倒史和是否害怕跌倒。

**6. 老年晕厥** 指由于大脑一过性缺血缺氧所引起的突然的、短暂性的意识丧失，常伴有肌张力的降低或消失而出现跌倒，持续数秒或数分钟可自行恢复，不留任何后遗症。其原因大致分为：心源性、脑源性、血管舒缩功能障碍等。

**7. 视力减弱** 多数老年人的眼睛会因为晶状体、瞳孔和感光的老化而出现老花眼（近视力减弱）和周围视野变小。造成老年人视力减弱的病理原因主要为白内障、青光眼、高血压眼病、糖尿病眼病和黄斑变性等。故而，医护人员应询问老年人是否有视力下降，出现读书、看报或看电视的困难。

**8. 失聪** 老年性耳聋是指正常老化引起的分辨语言能力的减弱和听力敏感力的下降。老年性失聪是指老年人听不到高频率的声音而无法理解别人的话。询问老年人是否感觉自己失聪及是否感觉听懂别人的话可以有效地筛选失聪。

**9. 尿失禁** 尿失禁是指膀胱括约肌损伤或神经功能障碍而丧失排尿自控能力，老年人更常见。发病原因：神经性尿失禁、损伤性尿失禁、充盈性尿失禁、压力性尿失禁、急迫性尿失禁、精神性尿失禁、药物性尿失禁。它对老年人尤其是女性的日常生活影响很大，在老年人评估时询问尿失禁非常重要。

**10. 老年期痴呆** 老年期痴呆是由于慢性或进行性大脑结构的器质性损害引起的高级大脑功能障碍的一组症候群，是患者在意识清醒的状态下出现的全面的持久的智能减退，表现为注意力、记忆力、判断力、计算力、思维能力、语言功能减退，情感和行为功能障碍，工作能力、社交能力和独立生活能力丧失。在我国 60 岁以上老年人痴呆患病率为 0.75% ~ 4.69%。

**11. 衰弱** 衰弱是指多器官或系统功能失调的结果，其主要临床表现包括体重减轻、肌肉无力、活动缓慢、缺乏能量、低体力活动。

老年人的各器官和系统都存在不同程度的老化，老化对老年人在正常情况下的功能虽然没有影响，但大大削弱了其应激能力。医护人员需要辨别老年人的正常老化与病理性变化。体格检查除了临床诊断学的内容外还应包括对老年综合征的评估。

### 三、功能状态评估

目前对老年人功能状态并没有做出明晰定义，但有关老年人功能状态的测评，通常都基于对老年人日常生活自理能力的判定，有关功能状态的研究更加关注生活质量和无障碍生存年。

日常生活自理能力，是对老年人独立应对日常生活活动能力的测定，多数研究认为其是测量老年人个体功能状态较好的指标之一。老年人的日常生活自理能力分为两个部分：即 ADL（activities of daily living）和 IADL（instrument activities of daily living），这两方面的功能测定反映了老年人基本生活的家庭功能和社会功能。

ADL 即"基本日常生活自理能力"，主要包括吃饭、上下床、穿衣、洗漱、上厕所、洗澡、室内自行走动等最基本的生活活动或自理功能。ADL 的丧失被认为是老年人最主要的健康问题。在现实生活中，常以此来确定老年人是否需要长期照护以及评定需要护理的等级。如在老年护理院，ADL 成为老年人入住前的必测项目，以此认定老年人的护理等级及收费的依据。

IADL 即"工具性生活自理能力"或"应用社会设施的生活自理能力"，主要包括做饭、洗衣、理财、看病、读书、购物、乘交通工具外出、参加社会活动等反映老年人独立操持家务，维系自我家庭和社会角色功能的活动能力。

Verbrugge 和 Jette 在 1994 年将"功能障碍"（disability）定义为"由于某种身体方面的原因，导致日常生活各方面存在行动上的困难。而这种行动上的困难包含两方面的含义即日常生活能力障碍及日常活动能力障碍。评估老年人功能状态障碍的目的如下。

（1）评估老年人功能状态研究能较准确地预测死亡率，研究表明功能状态障碍的个体死亡风险更大。

（2）识别老年人功能状态下降或出现功能状态障碍个体的潜在影响因素，掌握功能障碍与风险因素之间的作用机制，对老年人进行早期个体化干预极具价值。现有的研究证据表明，对老年人进行可更改危险因素的干预，能够有效地阻止发生功能状态障碍的可能。

# 第三节　老年人心理健康评估

## 一、老年人心理状态评估的内容

老年人心理状态评估是采用心理学的理论和方法，对老年人的心理、行为及精神价值观进行评估的过程。老年人心理评估的方法有：会谈法、观察法、作品分析法、心理测量学方法（心理测验法和评定量表法）、医学检测法。老年人心理状态评估的主要目的是评估老年人在疾病发生发展过程中的心理状态，包括认知过程、情感与应激、健康行为以及个体的自我概念和精神价值观，评估现存的或潜在的心理健康问题，合理为老年人提供心理健康护理。

老年人可以出现任何情绪障碍，但以老年抑郁综合征、焦虑和悲痛最为普遍，其中，以老年抑郁综合征最为常见。观察抑郁情绪和询问仍是很有效的筛查抑郁症的方法。同时老年抑郁量表可以很敏感地筛查出抑郁症。

焦虑症是指个体对环境中的某些刺激感到威胁时的一种紧张的、不愉快的情绪状态，表现为紧张、不安、急躁、失眠等。汉密尔顿焦虑量表（Hamilton anxiety scale，HAMA）和其简化版都可以有效地评估焦虑。

悲痛指老年人失去亲人而引发的情绪障碍。由于年龄的关系，老年人很容易因失去亲人而感受悲痛。得克萨斯悲痛量表修订版和复杂悲痛量表修订版均可以用来评估悲痛。得克萨斯悲痛量表修订版强调对过去和现在悲痛的检测，而复杂悲痛量表则主要测量持续存在的病理性悲痛。

老年人情绪障碍不是正常老化，它对老年人的躯体功能、自理活动能力、身体健康和生活质量都有深远的影响。选择合适的心理评估方法时应充分考虑老年人的个体差异性。心理评估的结果对制定个体化的心理护理方案非常重要。

## 二、老年人心理状态评估的工具

### （一）自评抑郁量表

自评抑郁量表（self – rating depression scale，SDS）由华裔教授 William W. K. Zung 于 1965 年编制，为自评量表，用于衡量抑郁状态的轻重程度及其在治疗中的变化（表 4－2）。评定时间跨度为最近 1 周。

表 4－2　自评抑郁量表（SDS）

| 姓名： | 性别： | 出生日期： | 职业： | 文化程度： | 日期： | 编号： |
|---|---|---|---|---|---|---|

填表注意事项：下面有 20 条文字，请仔细阅读每一条，把意思弄明白，然后根据您最近一星期的实际感觉，将答案写在左侧（　）内。相关症状按 1～4 级评分：1—偶无；2—有时；3—经常；4—持续。

1（　）　我感到情绪沮丧，郁闷
*2（　）　我感到早晨心情最好
3（　）　我要哭或想哭
4（　）　我夜间睡眠不好
*5（　）　我吃饭像平时一样多
*6（　）　我的性功能正常
7（　）　我感到体重减轻
8（　）　我为便秘烦恼
9（　）　我的心跳比平时快
10（　）　我无故感到疲劳
*11（　）　我的头脑像往常一样清楚
*12（　）　我做事情像平时一样不感到困难
13（　）　我坐卧不安，难以保持平静
*14（　）　我对未来感到有希望
15（　）　我比平时更容易激怒
*16（　）　我觉得决定什么事很容易
*17（　）　我感到自己是有用的和不可缺少的人
*18（　）　我的生活很有意义
19（　）　假如我死了，别人会过得更好
*20（　）　我仍旧喜爱自己平时喜爱的东西

注：＊为正性词陈述的，按 4～1 顺序反序计分。

**1. 量表内容** SDS 由 20 个陈述句和相应问题条目组成，反映抑郁状态四组特异性症状。

（1）精神性 – 情感症状 包含抑郁心境和哭泣 2 个条目。

（2）躯体性障碍 包含情绪的日间差异、睡眠障碍、食欲减退、性欲减退、体重减轻、便秘、心动过速、易疲劳共 8 个条目。

（3）精神运动性障碍 包含思考困难和能力减退 2 个条目。

（4）抑郁的心理障碍 包含思维混乱、无望感、易激惹、犹豫不决、自我贬值、空虚感、反复思考自杀和不满足，共 8 个条目。

**2. 评分方法** 每一个条目均按 1、2、3、4 四级评分，主要评定症状出现的频度。其标准为："1"表示没有或很少时间有；"2"表示有时有；"3"表示大部分时间有；"4"表示绝大部分或全部时间都有。20 个条目中有 10 项（第 1、3、4、7、8、9、10、13、15 和 19）是用负性词陈述的，按上述 1 ~ 4 顺序评分。其余 10 项（第 2、5、6、11、12、14、16、17、18 和 20）注 * 号者，是用正性词陈述的，按 4 ~ 1 顺序反序计分。

**3. 分析指标**

（1）原始分、标准分 将每项得分相加，即得到原始分（亦称粗分），粗分乘以 1.25 以后取其整数部分，就得到标准总分，也可以查表作转换，更为方便。

（2）抑郁严重程度指数 按下列公式计算：抑郁严重度 = 各条目累计分 ÷ 80（最高总分）。指数范围为 0.25 ~ 1.0，指数越高，抑郁程度越重。

Zung 氏等提出 SDS 评分指数在 0.5 以下者为无抑郁；0.50 ~ 0.59 为轻微至轻度抑郁；0.60 ~ 0.69 为中至重度抑郁；0.70 以上为重度抑郁。

**4. 评价** SDS 为一短程自评量表，操作方便，能有效地反映老年人抑郁状态的有关症状及其严重程度和变化，特别适用于综合医院发现抑郁症患者。SDS 的评分不受年龄、性别、经济状况等因素影响。

**（二）汉密尔顿焦虑量表**

汉密尔顿焦虑量表（Hamilton anxiety scale，HAMA）由 Hamilton 于 1959 年编制。它是精神科临床中常用的量表之一，包括 14 个项目。

**1. 项目和评定标准** HAMA 所有项目采用 0 ~ 4 分的 5 级评分法，各级的标准为：（0）为无症状；（1）轻；（2）中等；（3）重；（4）极重。

评定项目包括以下几项。

（1）焦虑心境 担心、担忧，感到有最坏的事情将要发生，容易激惹。

（2）紧张 紧张感、易疲劳、不能放松，情绪反应，易哭、颤抖、感到不安。

（3）害怕 害怕黑暗、陌生人、一人独处、动物、乘车或旅行及人多的场合。

（4）失眠 难以入睡、易醒、睡得不深、多梦、梦魇、夜惊、醒后感疲倦。

（5）认知功能 或称记忆、注意障碍。注意力不能集中，记忆力差。

（6）抑郁心境 丧失兴趣、对以往爱好缺乏快感、忧郁、早醒、昼重夜轻。

（7）肌肉系统症状 肌肉酸痛、活动不灵活、肌肉抽动、肢体抽动、牙齿打颤、声音发抖。

（8）感觉系统症状 视物模糊、发冷发热、软弱无力感、浑身刺痛。

（9）心血管系统症状 心动过速、心悸、胸痛、血管跳动感、昏倒感、心搏脱漏。

（10）呼吸系统症状 胸闷、窒息感、叹息、呼吸困难。

（11）肠道症状 吞咽困难、嗳气、消化不良（进食后腹痛、胃部烧灼痛、腹胀、恶心、胃部饱感）、肠鸣、腹泻、体重减轻、便秘。

（12）生殖泌尿系统症状 尿意频数、尿急、停经、性冷淡、过早射精、勃起不能、阳痿。

（13）自主神经系统症状 口干、潮红、苍白、易出汗、易起"鸡皮疙瘩"、紧张性头痛、毛发竖起。

（14）会谈时行为表现 ①一般表现：紧张、不能松弛、忐忑不安、咬手指、紧紧握拳、摸弄手帕、面肌抽动、不停顿足、手发抖、皱眉、表情僵硬、肌张力高、叹息样呼吸、面色苍白；②生理表现：吞咽、呃逆（打嗝）、安静时心率快、呼吸快（20次/分以上）、腱反射亢进、震颤、瞳孔放大、眼睑跳动、易出汗、眼球突出。

**2. 评定注意事项**

（1）应由经过培训的两名医护人员对患者进行联合检查。采用交谈与观察的方式，检查结束后，两名评定者分别独立评分。做一次评定需10~15分钟。

（2）评定的时间范围：入组时，评定当时或入组前一周的情况；治疗后2~6周，以同样方式，对入组患者再次评定，并比较治疗前后症状和病情的变化。

（3）主要用于评定神经症及其他患者的焦虑症状的严重程度。

**3. 结果分析** 按照全国量表协作组提供的资料，总分超过29分，可能为严重焦虑；超过21分，肯定有明显焦虑；超过14分，肯定有焦虑；超过7分，可能有焦虑；如小于6分，患者就没有焦虑症状。一般划界分，HAMA14项分界值为14分。

# 第四节 老年人社会功能健康评估

## 一、老年人社会状态评估的内容

老年人社会状态的评估包括：社会支持、老年人虐待、经济状况、精神信仰和居住环境。老年人健康的社会功能是个体特征（如性别、年龄、教育背景等）与社会互动的结果。

社会支持的评估是评估老年人是否有支持性的社会关系网络，如老年人家庭关系是否稳定、家庭成员是否相互尊重，老年人与邻里、老同事的关系，家庭成员向老年人提供帮助的能力以及对老人的态度，家庭能否提供给老年人护理人员支持性服务。老年人社会支持网络的质量往往决定一个老年人能不能继续安全地住在家里。社会支持分为情感支持和物质支持，情感支持对老年人健康和生活质量作用更大。

老年人虐待指由他人强加于老年人的各种伤害性行为，如家人或护理人员口头指责、身体惩罚老年人等。老年人虐待筛查测试可以检查是否有虐待的存在。

经济状况的评估有助于决定医护诊断和治疗的可行性。了解老年人的经济来源，目前的收入水平是否足够支付食品、生活用品和部分医疗费用，家庭有无经济困难，医疗费用的支付形式有哪些，老年人通常不愿使用他们无法承担的治疗和医疗服务。

精神信仰的评估并不局限于宗教信仰，它在疾病的诊疗和愈后中起很大的作用。FICA精神信仰评估量表列举了一系列问题用以帮助医护人员对老年人的精神信仰进行评估。

居住环境的评估主要包括老年人的居住环境是否安全和使用的医疗服务是否存在障碍。医护人员到老年人家中访视并填写家庭安全检查清单是获得资料的可靠方法，同时也能对老年人是否存在使用医疗服务的障碍进行客观评估。

## 二、老年人社会状态评估的工具

主要是指多维健康综合评估问卷，如表4-3所示。

表4-3 老人多维健康综合评估问卷

评估日期：　　年　　月　　日

**第一部分　基本资料**

姓名：_____　　　　身份证号：_____

性别：1. 男　2. 女　　民族：1. 汉族　2. 其他_____　宗教信仰：1. 无　2. 有，注明_____

文化程度：（所完成的最高程度）

1. 文盲　2. 小学及以下　3. 初中　4. 高中　5. 专科　6. 大学及以上

婚姻状况：

1. 从未结婚　2. 已婚　3. 丧偶　4. 分居　5. 离婚

经济来源：大约¥_____元/月

1. 退休金　2. 家人/亲友资助　3. 养老保险　4. 综合社会保障　5. 公共福利金　6. 其他_____（请注明）

居住情况：

1. 独居　2. 与配偶同住　3. 儿女同住　4. 与亲戚或其他人同住

家庭成员：（请在备注栏中用△表示老人的主要照顾者）

| 姓名 | 关系 | 职业 | 同住与否 | 联系电话 | 备注 |
|------|------|------|----------|----------|------|
|  |  |  |  |  |  |
|  |  |  |  |  |  |
|  |  |  |  |  |  |
|  |  |  |  |  |  |

　　**　如有紧急/重要事件，请立即联系

联系人：_____　单位：_____

住址：_____　联系电话：_____

其他联系方法：_____

一般求医处：_____

医疗费用承担：

1. 公费　2. 大病统筹　3. 医疗保险　4. 自费　5. 其他

评估种类：

1. 首次评估　2. 定期例行评估　3. 出院前评估　4. 病情或其他情况变化

评估者职业：

1. 医生　2. 护士　3. 社会工作者　4. 护理员/护工

资料来源：

1. 本人　2. 家人　3. 护工/家务助理　4. 医疗及其他报告

资料可信程度：

1. 可靠　2. 大部分可靠　3. 不可靠

评估人签名：_____

**第二部分　健康史**

一、疾病诊断

请注明服务使用者现在患有的，经医生诊断后及需要治疗的疾病。请同时指出疾病是否正在接受医护人员的治疗或导致服务使用者在过去90天内曾住院治疗。（请其提供病历等）

0—没有此病

1—有此病，但目前没有医护人员的监察（包括社区康复护士、物理或康复治疗师）

2—有此病，且正在接受医护人员的监察（包括社区康复护士、物理或康复治疗师）

| 心脏、循环系统疾病 |  | 代谢和内分泌疾病 |  |
|-------------------|--|-----------------|--|
| A 冠心病 |  | V 糖尿病 |  |
| B 心律失常 |  | W 原发性骨质疏松症 |  |
| C 心瓣膜疾病 |  | X 高脂蛋白血症 |  |
| D 高血压病 |  | 泌尿生殖系统疾病 |  |
| E 肺心病 |  | Y 肾炎或尿路感染 |  |
| F 风湿性心脏病 |  | Z 前列腺肥大 |  |

| 呼吸系统疾病 | | | 其他疾病 | | |
|---|---|---|---|---|---|
| G 支气管哮喘 | | | aa 病毒性肝炎 | | |
| H 慢性支气管炎 | | | bb 肺结核 | | |
| I 慢性阻塞性肺病 | | | cc 慢性肾功能衰竭 | | |
| 神经精神系统疾病 | | | dd 白内障 | | |
| J 阿尔采末病 | | | ee 青光眼 | | |
| K 老年期痴呆（非阿氏病） | | | ff 视网膜脱离 | | |
| L 急性脑血管病 | | | gg 牙周病 | | |
| M 帕金森病 | | | hh 营养不良 | | |
| N 老年性抑郁症 | | | ii 大疱性类天疱疮 | | |
| 消化系统疾病 | | | | | |
| O 消化性溃疡 | | | | | |
| P 便秘 | | | | | |
| 骨骼/运动系统疾病 | | | | | |
| Q 关节炎 | | | | | |
| R 颈椎病 | | | | | |
| S 股骨颈骨折 | | | | | |
| T 退行性骨关节病 | | | | | |
| U 骨质疏松症 | | | | | |

二、药物使用

如果老人正接受医护人员的督导，请在下面的表格中注明老人现在使用的各种药物（包括按时或偶尔服用的药物）的种类数目——过去七天里曾服用过的药物，并用△标出老人自备的药物。

（一）在过去 1 天内使用精神科药物（镇静剂、安眠药等）

1. 否　　　　　　　　　　　　2. 是

（二）在过去 7 天中完全或几乎完全遵从医生的处方

1. 完全遵从　　　　　　　　　2. 出于合理的原因不完全遵从

3. 不完全遵从　　　　　　　　4. 没有用药

（三）对某些药物过敏

1. 否　　　　2. 青霉素类　　　3. 庆大霉素类　　4. 磺胺类　　　5. 其他（请注明）

| | 药物的名称与剂型 | 用法 | 每次用药的数量 | 频率 |
|---|---|---|---|---|
| 1 | | | | |
| 2 | | | | |
| 3 | | | | |
| 4 | | | | |
| 5 | | | | |
| 6 | | | | |
| 7 | | | | |

\*备注：

①用法按以下编号分类：1. 口服；2 肌内注射；3. 静脉点滴；4. 静脉注射；5. 舌下；6. 肛门给药；7. 皮下注射；8. 外用；9. 吸入；10. 其他。

②频率按以下编号分类：PRN 需时使用；QH/Q2H/Q4H…每小时/2 小时/4 小时…次；QD 每日 1 次；BID 每日 2 次；TID 每日 3 次；QID 每日 4 次；5D 每日 5 次；QOD 每 2 日 1 次；QW 每周 1 次；O 其他。

三、特殊治疗

请注明在过去 7 天里使用者所接受的特殊治疗、过程与计划，包括在家或医院门诊接受的服务。

A. 输氧治疗　B. 输血　C. 癌症化学疗法　D. 透析治疗　E. 放射疗法　F. 气管造口治疗护理　G. 腹部造口治疗护理　H. 针灸、按摩　I. 物理治疗　J. 安装起搏器　K. 已安装冠脉支架/心脏导管消蚀术　L 气管造口治疗护理

四、营养与皮肤

（一）在过去 30 天内，体重下降 5% 或以上（或过去 180 天内，体重下降 10% 以上）　　1. 否　　　　2. 是

（二）严重营养不良　　　　　　　　　　　　　　　　　　　　　　　　1. 否　　　2. 是
（三）病理性肥胖　　　　　　　　　　　　　　　　　　　　　　　　　1. 否　　　2. 是
（四）在身体任何一处有压力性溃疡　　　　　　　　　　　　　　　　　1. 否　　　2. 是
（五）在身体任何一处有瘀血性溃疡　　　　　　　　　　　　　　　　　1. 否　　　2. 是
（六）其他需要治疗的皮肤病　　　　　　　　　　　　　　　　　　　　1. 否　　　2. 是，注明（　　　　　　　　）

五、其他状况
（一）局部的一处或多处疼痛　　　　　　　　　　　　　　　　　　　　1. 否　　　2. 是
（二）存在跌倒的风险　　　　　　　　　　　　　　　　　　　　　　　1. 否　　　2. 是
（三）在过去 3 天内食物和液体的摄取明显下降　　　　　　　　　　　　1. 否　　　2. 是
（四）进食时咀嚼或吞咽有困难　　　　　　　　　　　　　　　　　　　1. 否　　　2. 是
（五）在过去 90 天内，每天早上起床必须喝酒来舒缓神经，或曾经因喝酒生事　1. 否　　　2. 是
（六）对食物或其他物品过敏
1. 否　　　2. 花粉　　　3. 酒精　　　4. 贝类食品　　　5. 其他（请注明）

六、生活嗜好
（一）需要特别制定的食谱
1. 否　　　2. 糖尿病饮食　　　3. 低盐饮食　　　4. 低脂饮食　　　5. 其他（请注明）
（二）有特别的饮食要求
1. 否　　　2. 戒荤　　　3. 戒食猪肉　　　4. 戒油　　　5. 其他（请注明）

评估人签名：＿＿＿＿＿＿＿＿＿

第三部分　精神状况
（一）外表与行为
1. 不合时宜的穿着　　　　　2. 外表污秽、邋遢　　　　　3. 面部呆板、忧郁或哀伤的表情
4. 过多的活动，不安分　　　5. 不自主的运动或动作　　　6. 接触被动或不合作
7. 以上情况均无
（二）言谈与思维
1. 言语极少或反复重复　　　　　2. 说话缺乏逻辑和主题，或逻辑结构混乱
3. 存在妄想　　　　　　　　　　4. 以上均没有
（三）感觉与知觉
1. 有 1 次以上的幻觉出现　　　　2. 对于疼痛和温度的感觉迟钝/过敏
3. 皮肤有异常的感觉　　　　　　4. 以上均没有
（四）认知功能
1. 意识障碍　　　　　　　　　　　　　　　　　　　　　　0 否　　　　　　1 是
2. 记忆/回想　短期记忆良好 – 可以回想 5 分钟前发生的事　0 记忆良好　　1 有记忆问题
3. 程序记忆　可以在无提示之下完成所有或大部分多元工作（如穿衣、煮食）　0 记忆良好　　1 有记忆问题
4. 与 90 天前比较，对日常生活事务决定能力
（1）完全自行决定/没有别人参与意见（决定一致且合理）
（2）有时决定能力欠缺（在特殊的情况下，需要别人的提示及监管在熟悉环境下自行决定）
（3）从未（或极少）做决定
（五）情绪与行为类型
1. 忧虑，焦虑或哀伤的症状（观察所得的症状，不论症状行为的可疑成因）
0—在过去 3 天内，症状没有出现
1—在过去 3 天内，症状出现过 1 至 2 天
2—在过去 3 天内，症状每天都有出现
☆情绪忧伤或哀伤：如感到生活无意义，事事都不重要，觉得做人无价值或宁愿去死。
☆持续性自我愤恨或憎恨他人：如容易烦躁，不满或讨厌所接受的照顾。
☆对不切实际的事情产生恐惧：如担心被遗弃或与其他人相处。
☆重复地投诉健康问题：如不断地要求医疗护理，过度紧张自己的身体状况。
☆重复不断地抱怨，挂虑：不断地寻求别人的注意/确认有关日常规律、膳食等问题。
☆伤心、疼痛或忧虑的表情：如皱着眉头。
☆退出有兴趣的活动：如不喜欢参与较长时间的活动或与亲友相处不感兴趣。
☆反复哭泣。
☆减少社交活动。
2. 情绪低落　与 90 天前比较（或上次评估时），情绪有更低落的表现　　　0 否　　　　　　1 是
3. 异常的行为症状
在最近的一段时间内，老人是否出现/存在异常的行为，包括破坏性的，有违社会规范以及无目的行为。如果出现这些行为症状，它们是否容易改正。
0—在过去 3 天内没有出现
1—有出现，但容易改正
2—有出现，不容易改正
☆游荡：如无目的的移动，似乎不顾自身的需要或安全。
☆言语上的粗暴行为：如用言语威胁他人，尖叫，咒骂别人。
☆行为上的粗暴行为：如打人，推人，性侵犯。
☆社交上不恰当/有破坏性的行为：如制造噪音，无故尖叫，自我虐待，无视社会公德，偷他人物品，过早起床以至打搅别人。
☆拒绝接受照顾：如拒绝吃药、打针，ADL 之协助。

☆多疑：如经常怀疑，疑心重。

4. 行为症状变化　与90天前比较，老人的行为症状或家人的忍受程度比以前差　　1 否　　　　　2 是

5. 昏乱症指征　在过去7天内，精神状态出现突变（包括集中的能力，对周围环境的察觉能力，思维，精神状态随着每天的事务起伏）　　　　　　　　　　　　　　　　　　　　　　　　　　　　　　　　　　1 否　　　　　2 是

（六）伤人或自伤的风险评估

1. 存有自杀或自伤的风险　　　　　　　　　　　　　　　　　　　　　　　1 否　　　　　2 是

2. 存有侵犯别人的风险　　　　　　　　　　　　　　　　　　　　　　　　1 否　　　　　2 是

评估人签名：＿＿＿＿＿＿

第四部分　功能评估

（一）沟通能力

1. 配戴眼镜　　　　　　　　　　　　　　　　　　　　　　　　　　　　　1 否　　　　　2 是

2. 配戴助听器　　　　　　　　　　　　　　　　　　　　　　　　　　　　1 否　　　　　2 是

（1）听力（如有助听器，以使用后的听力为准）

　　0　听力正常——可正常交流，听到电视、电话、门铃。

　　1　轻微困难——不是在安静的环境下有困难。

　　2　只在特殊情况下才能听见——说话者必须发音清晰及调节音量和音调。

　　3　听力严重不健全——缺乏听觉能力。

（2）自我表达能力（以任何方式表达意思）

　　0　完全能够明白。

　　1　通常能够明白——用字或思维有困难，但如给予时间，则不需要别人提示。

　　2　一般能够明白——用词或思维有困难，需要别人提示。

　　3　有时能够明白——只能表达具体的要求。

　　4　从未或极难明白。

（3）理解能力（以任何方式理解言语）

　　0　完全能够理解。

　　1　通常能够理解——可能漏解部分讯息内容，但如给以时间，则不需要别人提示。

　　2　一般能够理解——可能漏解部分信息内容，需要旁人提示。

　　3　有时能够理解——对一些简单直接的沟通能做出适当的反应。

　　4　从未或极难理解。

（4）视力（如佩戴眼镜，以充足光线下戴着眼镜的表现为准）

　　0　良好。

　　1　轻微不健全——能看清楚大字体，但看不清报中的标准字体。

　　2　中度不健全——视力有限，无法看清报纸标题，但能够辨识物体。

　　3　高度不健全——辨识物体有困难，但眼睛能跟踪物体移动。

　　4　严重不健全——没有视力或只有光感；眼睛不会跟随物体移动。

（5）视力限制/困难

看灯时出现光环或光晕，眼睛前有掩蔽物或闪光。　　　　　　　　　　　1 否　　　2 是

（6）视力减退

与90天前相比，视力有减退。　　　　　　　　　　　　　　　　　　　　1 否　　　2 是

（7）若无法说话，请注明与其沟通方法和有效程度

方法：　　　　有效程度：1 有效　2 部分有效　3 无效

（二）日常活动情况

1. 是否需要使用辅助器具　　　　　　　　　　　　　　　　　　　　　　1 否　　　2 是

2. 请说明需要的辅助器具（如没有，此项不填）

①手杖　②手叉　③拐杖　④助行架　⑤轮椅　⑥其他

3. 移动（步行）　　　　　①正常环境下可以独立完成　　　　②只能在室内或平坦地面行走
　　　　　　　　　　　　　③需要间歇或少量帮助　　　　　　④依赖别人或辅助器具

4. 位置转移　　　　　　　①能独立完成　　　　　　　　　　②需要指导
　　　　　　　　　　　　　③需要少量帮助　　　　　　　　　④依赖别人协助

5. 洗澡　　　　　　　　　①能独立完成　　　　　　　　　　②需要指导
　　　　　　　　　　　　　③需要少量帮助　　　　　　　　　④依赖别人的协助

6. 穿衣　　　　　　　　　①能独立完成　　　　　　　　　　②需要指导穿衣或选取衣物
　　　　　　　　　　　　　③需要少量帮助　　　　　　　　　④依赖别人的协助

7. 个人卫生　　　　　　　①能独立完成　　　　　　　　　　②需要提醒与指导
　　　　　　　　　　　　　③需要少量帮助　　　　　　　　　④完全需要协助

8. 进食　　　　　　　　　①能独立完成　　　　　　　　　　②使用辅助设施可以独立完成
　　　　　　　　　　　　　③需要少量帮助　　　　　　　　　④需要喂食

9. 小便　　　　　　　　　①正常排泄　　　　　　　　　　　②需定时如厕或提示
　　　　　　　　　　　　　③失禁，每日少于1次　　　　　　④失禁，每日多于1次

10. 大便　　　　　　　　　①正常排泄　　　　　　　　　　　②需定时如厕或提示
　　　　　　　　　　　　　③失禁，每日少于1次　　　　　　④失禁，每日多于1次

（三）自我照顾能力

1. 预备膳食 ①能自行处理 ②若提供材料，能自行处理
③可准备或自购食物但食物不合适 ④身体或精神上不能处理

2. 料理家务 ①能自行处理，但粗重家务需协助 ②只能处理轻巧的家务
③处理轻巧的家务也不理想 ④需别人定期协助及指导

3. 购物 ①能自行购物 ②只能购买一些日常用品
③需别人陪同 ④身体或精神上不能处理

4. 外出 ①能自行外出 ②可外出，但不便使用公共交通工具
③需别人陪同 ④身体上或精神上不能处理

5. 使用电话 ①能自行处理 ②只能拨打熟悉号码
③只能接听电话 ④身体或精神上不能处理

6. 药物/治疗 ①能自行处理 ②需提醒或少许协助
③若每次预先准备能自行处理 ④抗拒/不会处理

7. 洗衣服 ①能自行处理 ②若提供材料，能自行处理
③若每次预先准备能自行处理 ④身体或精神上不能处理

8. 理财 ①能自行处理 ②若提供材料，能自行处理
③若每次预先准备能自行处理 ④身体或精神上不能处理

（四）社会功能

1. 参与感
（1）能轻松地与他人相处（喜欢与他人在一起） ①否 ②是
（2）与家人/朋友公开发生争执或发怒 ①否 ②是

2. 疏离感
（1）老人每天独处的时间 ①没有或很少 ②约1小时 ③长时间（如整个上午） ④所有时间
（2）老人自称或出现孤独的现象 ①否 ②是

3. 社会活动上的改变
老人最近参与社会活动或其他活动的程度有否下降，如有下降，老人自己是否感到沮丧。
①没有下降 ②有下降，无沮丧 ③有下降，有沮丧

评估人签名：_____

第五部分 健康状况结果及建议

1. T：_____℃，P：_____次/分，R：_____次/分，Bp：_____mmHg

2. 行为评估得分 MMSE量表： 巴氏指数（ADL）：

3. 健康状况指征
①老人自觉身体不健康
②患有疾病使认知能力、自我照顾能力下降，情绪或行为异常。
③病情或慢性病的加重
④病情严重，处于十分虚弱的状态
⑤以上都没有

4. 评估者印象
Ⅰ总体健康：①良好 ②受损 ③堪忧
Ⅱ自理能力：①完全 ②部分存在 ③缺如
Ⅲ精神状况：①良好 ②受损 ③堪忧
Ⅳ决定能力：①完好 ②部分 ③缺如

5. 处理意见
①健康状况较佳，常规处置。
②部分评估资料不清，需由专业人员进一步评估/处理。
③健康状况堪忧，须立即交由医生/家属处理。
④患有传染病、严重暴力倾向及精神病不得入住。
⑤其他意见或建议：_____

评估人签名：_____

# 第五节 老年人生活质量评估

## 一、生活质量内涵

生活质量（quality of life，QOL）是指不同文化和价值体系中的个体，对其生存目标、期望、标准及所关心的事物相关生存状态的感受。通过对老年人生活质量的调查，了解老年人群生活质量现状及其影响因素。老年人生活质量的调查内容包括：①社会人口学特征，包括性别、年龄、文化程度、原职务、婚姻状况等。②生活质量状况，用MOS SF-36量表的中文版对其进行测定，包括生理功能、生理

职能、身体疼痛、总体健康、活力、社会功能、情感职能、精神健康8个方面。③其他，包括自评健康、患慢性疾病的情况、家人对其关心程度、医疗费用支出情况、工资收入情况等。老年人生活质量评估，从中国老年人的总体健康和精神健康这两个方面着手，从影响老年人生活质量的因素出发，制订老年卫生保健政策，可促进其生活质量的提高。

## 二、生活质量的评估工具

常用的评估工具有：健康调查简表（the MOS item short from health survey，SF－36），这是在1988年Stewartse研制的医疗结局研究量表（medical outcomes study－short from，MOS SF）的基础上，1991年浙江大学医学院社会医学教研室翻译了中文版的SF－36（表4－4）。

表4－4 SF－36量表

1. 总体来讲，您的健康状况是：
　　①非常好 ②很好 ③好 ④一般 ⑤差
2. 跟1年以前比您觉得自己的健康状况是：
　　①比1年前好多了 ②比1年前好一些 ③跟1年前差不多 ④比1年前差一些 ⑤比1年前差多了
（权重或得分依次为1、2、3、4和5）
健康和日常活动
3. 以下这些问题都和日常活动有关。请您想一想，您的健康状况是否限制了这些活动？如果有限制，程度如何？
　　（1）重体力活动。如跑步举重、参加剧烈运动等。
　　①限制很大 ②有些限制 ③毫无限制
（权重或得分依次为1、2、3；下同）注意：如果采用汉化版本，则得分为1、2、3、4，得分转换时做相应的改变。
　　（2）适度的活动。如移动一张桌子、扫地、打太极拳、做简单体操等。
　　①限制很大 ②有些限制 ③毫无限制
　　（3）手提日用品。如买菜、购物等。　①限制很大 ②有些限制 ③毫无限制
　　（4）上几层楼梯。　　　　　　　　　①限制很大 ②有些限制 ③毫无限制
　　（5）上一层楼梯。　　　　　　　　　①限制很大 ②有些限制 ③毫无限制
　　（6）弯腰、屈膝、下蹲。　　　　　　①限制很大 ②有些限制 ③毫无限制
　　（7）步行1500米以上的路程。　　　①限制很大 ②有些限制 ③毫无限制
　　（8）步行1000米的路程。　　　　　①限制很大 ②有些限制 ③毫无限制
　　（9）步行100米的路程。　　　　　　①限制很大 ②有些限制 ③毫无限制
　　（10）自己洗澡、穿衣。　　　　　　①限制很大 ②有些限制 ③毫无限制
4. 在过去4个星期里，您的工作和日常活动有无因为身体健康的原因而出现以下这些问题？
　　（1）减少了工作或其他活动时间。　①是 ②不是
（权重或得分依次为1、2；下同）
　　（2）本来想要做的事情只能完成一部分。　①是 ②不是
　　（3）想要干的工作或活动种类受到限制。　①是 ②不是
　　（4）完成工作或其他活动困难增多（比如需要额外的努力）。　①是 ②不是
5. 在过去4个星期里，您的工作和日常活动有无因为情绪的原因（如压抑或忧虑）而出现以下这些问题？
　　（1）减少了工作或活动时间。　①是 ②不是
（权重或得分依次为1、2；下同）
　　（2）本来想要做的事情只能完成一部分。　①是 ②不是
　　（3）干事情不如平时仔细。　①是 ②不是
6. 在过去4个星期里，您的健康或情绪不好在多大程度上影响了您与家人、朋友、邻居或集体的正常社会交往？
　　①完全没有影响 ②有一点影响 ③中等影响 ④影响很大 ⑤影响非常大
（权重或得分依次为5、4、3、2、1）
7. 在过去4个星期里，您有身体疼痛吗？
　　①完全没有疼痛 ②有一点疼痛 ③中等疼痛 ④严重疼痛 ⑤很严重疼痛
（权重或得分依次为6、5.4、4.2、3.1、2.2、1）
8. 在过去4个星期里，您的身体疼痛影响了您的工作和家务吗？
　　①完全没有影响 ②有一点影响 ③中等影响 ④影响很大 ⑤影响非常大
　（如果7无8有，8的权重或得分依次为6、4.75、3.5、2.25、1.0；如果为7有8无，则8的为5、4、3、2、1）
您的感觉
9. 以下这些问题是关于过去1个月里您自己的感觉，对每一条问题所说的事情，您的情况是什么样的？
　　（1）您觉得生活充实。
　　①所有的时间 ②大部分时间 ③比较多时间 ④一部分时间 ⑤小部分时间 ⑥没有这种感觉
（权重或得分依次为6、5、4、3、2、1）

（2）您是一个敏感的人。
　①所有的时间　②大部分时间　③比较多时间　④一部分时间　⑤小部分时间　⑥没有这种感觉
（权重或得分依次为1、2、3、4、5、6）
（3）您的情绪非常不好，什么事都不能使您高兴起来。
　①所有的时间　②大部分时间　③比较多时间　④一部分时间　⑤小部分时间　⑥没有这种感觉
（权重或得分依次为1、2、3、4、5、6）
（4）您的心里很平静。
　①所有的时间　②大部分时间　③比较多时间　④一部分时间　⑤小部分时间　⑥没有这种感觉
（权重或得分依次为6、5、4、3、2、1）
（5）您做事精力充沛。
　①所有的时间　②大部分时间　③比较多时间　④一部分时间　⑤小部分时间　⑥没有这种感觉
（权重或得分依次为6、5、4、3、2、1）
（6）您的情绪低落。
　①所有的时间　②大部分时间　③比较多时间　④一部分时间　⑤小部分时间　⑥没有这种感觉
（权重或得分依次为1、2、3、4、5、6）
（7）您觉得筋疲力尽。
　①所有的时间　②大部分时间　③比较多时间　④一部分时间　⑤小部分时间　⑥没有这种感觉
（权重或得分依次为1、2、3、4、5、6）
（8）您是个快乐的人。
　①所有的时间　②大部分时间　③比较多时间　④一部分时间　⑤小部分时间　⑥没有这种感觉
（权重或得分依次为6、5、4、3、2、1）
（9）您感觉厌烦。
　①所有的时间　②大部分时间　③比较多时间　④一部分时间　⑤小部分时间　⑥没有这种感觉
（权重或得分依次为1、2、3、4、5、6）
10. 不健康影响了您的社会活动（如走亲访友）。
　①所有的时间　②大部分时间　③比较多时间　④一部分时间　⑤小部分时间　⑥没有这种感觉
（权重或得分依次为1、2、3、4、5、6）

总体健康情况

11. 请看下列每一条问题，哪一种答案最符合您的情况？
（1）我好像比别人容易生病。
　①绝对正确　②大部分正确　③不能肯定　④大部分错误　⑤绝对错误
（权重或得分依次为1、2、3、4、5）
（2）我跟周围人一样健康。
　①绝对正确　②大部分正确　③不能肯定　④大部分错误　⑤绝对错误
（权重或得分依次为5、4、3、2、1）
（3）我认为我的健康状况在变坏。
　①绝对正确　②大部分正确　③不能肯定　④大部分错误　⑤绝对错误
（权重或得分依次为1、2、3、4、5）
（4）我的健康状况非常好。
　①绝对正确　②大部分正确　③不能肯定　④大部分错误　⑤绝对错误
（权重或得分依次为5、4、3、2、1）

老年人群使用中国老年人的生活质量调查表测量的结果来划分中国老年人生活质量的良、中、差。总分值大于117分，生活质量良好；总分值72～117分，生活质量中；总分值小于72分，生活质量差。

目标检测

答案解析

一、选择题

【A1/A2 型题】

1. 老年人腹部检查以下列哪种方法为主（　　）

　A. 视诊　　　　　　　　B. 触诊　　　　　　　　C. 叩诊

　D. 听诊　　　　　　　　E. 嗅诊

2. 问诊时不恰当的提问是（　）
   A. 什么时候疼痛加重？
   B. 发病后用过哪些药物？
   C. 多在什么情况下发病？
   D. 您的尿液是红色的吗？
   E. 您哪儿不舒服？

3. 患者，女，65 岁，近日来咳嗽，伴低热、盗汗，食欲减退，四肢乏力。入院时患者面色晦暗，面容憔悴，消瘦，结核菌检查结果为阳性，诊断为肺结核。该患者呈现的面容为（　）
   A. 急性面容　　　　　　　B. 病危面容　　　　　　　C. 贫血面容
   D. 慢性面容　　　　　　　E. 二尖瓣面容

4. 患者，男，80 岁，感冒后出现发热，体温在 39℃ 以上，入院前未及时采用任何退热降温措施，24 小时内体温波动达 2℃ 以上，最低时体温仍高于正常。这种热型是（　）
   A. 稽留热　　　　　　　　B. 波浪热　　　　　　　　C. 间歇热
   D. 不规则热　　　　　　　E. 弛张热

5. 患者，男，65 岁，剧烈胸痛来院就诊，自行含服硝酸甘油未缓解，表情为痛苦面容。查体：双肺满布湿啰音。考虑（　）
   A. 肺结核空洞　　　　　　B. 支气管扩张　　　　　　C. 支气管肺炎
   D. 肺淤血　　　　　　　　E. 急性肺水肿

6. 患者，男，60 岁，经常出现不明原因晕厥，心脏听诊"大炮音"。提示下列哪种疾病（　）
   A. 二尖瓣狭窄　　　　　　B. P－R 间期缩短　　　　　C. 运动或发热
   D. 完全性房室传导阻滞　　E. 甲状腺功能亢进

7. 患者，男，60 岁，肝硬化 2 年，2 天前上消化道出血后尿量逐渐减少至无尿，诊断应首先考虑为（　）
   A. 急性肝衰竭　　　　　　B. 急性心衰　　　　　　　C. 肾前性肾衰竭
   D. 肾后性肾衰竭　　　　　E. 肾性肾衰竭

8. 正常老年人腋测法体温为（　）
   A. 36.5～37℃　　　　　　B. 36～37℃　　　　　　　C. 36.3～37.2℃
   D. 36.5～37.5℃　　　　　E. 36.5～37.7℃

9. 患者，男，65 岁，生气后出现持续压榨性或窒息性胸部闷痛，最可能的诊断是（　）
   A. 急性心肌梗死　　　　　B. 肋间神经痛　　　　　　C. 食管炎
   D. 自发性气胸　　　　　　E. 心包炎

10. 患者，女，65 岁，近 3 年来常于餐后平躺时出现胸骨后烧灼样疼痛，口服多潘立酮（吗丁啉）有效，最可能是（　）
    A. 心绞痛　　　　　　　　B. 胸膜炎　　　　　　　　C. 胃溃疡
    D. 十二指肠溃疡　　　　　E. 反流性食管炎

二、思考题

患者，男，65 岁，咳嗽，咳大量脓臭痰 8 年，间断咯血半年入院。入院查体：胸廓对称，多次检查右下肺有恒定的湿性啰音，伴有杵状指，考虑为"支气管扩张"。患者入院期间家人很少探视，患者少言寡语，对自己的病情非常担忧。

问题：

1. 作为护理人员如何对这位患者进行身体健康状况评估？

2. 此老年患者对待疾病的心理类型是哪一种？

3. 如何对患者进行健康指导和心理干预？

书网融合……

本章小结　　　　　题库

PPT

# 第五章　老年人的日常生活护理

◎● 学习目标

　　1. 通过本章学习，重点把握老年人的居室环境布置与安排、休息与活动、饮食与营养、排泄护理、日常生活护理的注意事项。

　　2. 学会对老年人进行日常生活护理；具有对老年人尊重、关怀意识和为老年人的皮肤瘙痒症、压疮、尿失禁、尿潴留、便秘、大便失禁等情况提供正确护理措施的能力。

　　老年期是继婴幼儿期、童年期、青年期、中年期之后，正常生命历程的最后阶段。此期不同于人生的其他阶段，由于机体老化和慢性疾病的影响，可能导致老年人某些功能障碍或丧失，从而影响其生活质量。因此，老年人的日常生活护理，我们不仅要重视疾病本身，更应强调帮助老年人维持和恢复基本生活能力，使其在健康状态下能够独立、方便地生活。

》 情境导入

　　情境描述　患者，女，78岁，退休教师，患慢性阻塞性肺疾病。近日因为气候变化，咳嗽加重，社区体检时发现身高1.58m的患者体重是42kg。社区护士小李为患者体检完之后，立即询问患者的身体情况。经过和患者女儿的谈话，了解到患者自从一次洗澡意外跌倒之后，虽已康复，但行动不太方便，而患者又是个特别爱干净的老人，最近精神状态明显下降，食欲下降，整日愁眉不展，经常表示饭菜不合胃口，觉得活着很痛苦。

　　讨论　1. 请问如何为患者布置居室环境，需要注意哪些方面？

　　　　　2. 作为患者的照护员，应如何做好患者的饮食护理？

## 第一节　老年人的环境布置与安排

　　环境建设是构建社会养老服务体系和完善基本养老服务制度的重要内容。2013年新版《老年人权益保障法》新增了"宜居环境"一章，不仅强调了老年宜居住宅的开发，而且突出了结合人口老龄化趋势、分布等特征推动和扶持老年宜居环境建设。建立老年人宜居环境对维持老年人身心健康，建立和谐社会，促进社会和谐、稳定的发展具有十分重要的作用。

### 一、老年人环境的布置

　　老年人其特殊的生理特点如行动迟缓、腿脚不便、视力减弱、记忆力减退等，但在心理上又怕被人当作包袱，所以事事都想自己努力完成。因此，在居室环境的设计中要充分考虑老年人的生理和心理特点，最大限度满足老年人的特殊需求，方便老年人的日常生活。

（一）居室环境内部设计

**1. 居室的设计**

（1）老年人的卧室分单床间与双床间两种，居室的大小尺寸应满足布置基本家具、壁橱、卫浴和必要的交通面积的要求。老年住宅、老年公寓、家庭型老人院的居室使用面积不宜小于 14m²，卧室使用面积不宜小于 10m²。

（2）一般情况下老年人居室的室内温度以 24～26℃为宜，最佳湿度应是 50%～60%。

（3）较强的噪声对人的生理与心理会产生不良影响。日常环境中，较强的噪声会损伤听力功能，干扰休息与思考。我国关于环境噪声容许的分贝范围是 6：00～22：00 不超过 40dB；22：00 至次日 6：00 不超过 30dB。

（4）由于老年人视觉能力衰退，居室内应使用亮度较高的灯具，不留阴影。老年人对光的适应能力减弱，在夜晚使用的灯具，宜使用可调光的灯具，减少刺眼与不适应等情况；且老年人对眩光敏感，各种灯具的灯罩宜选用漫射型乳白色玻璃灯罩。

（5）卧室内主要灯源的开关应在靠近床头的位置并增设一个控制面板或者采用遥控开关，便于卧床休息后仍能方便地控制开关灯。

（6）注意床的摆放，床可放置在靠近窗户的地方，白天可接受阳光的照射，但要防止冬季或夜晚冷风吹到床头。对于床体本身，要考虑其长度、宽度是否适合当前居住者的情况，还应注意床体是否平整。床的高低，一般以略高于就寝者的膝盖为宜，太高则总是弯腰不方便。床头边适合摆放较宽的床头柜，便于放置水杯、电话、药品等必要物品。床边应设置安全的电源插座，方便给常用的电器、健身设备使用。为方便行动障碍的老年人上下床的活动需要，应在床边留出 1.5m×1.5m 的轮椅调转空间，并应在地面铺设防滑垫，防止上下床摔倒。

**2. 厨房的设计**

（1）对于自理老年人来讲，厨房的设计与普通厨房无异，而针对不能自理的老年人则要考虑轮椅进出厨房的特殊要求。

（2）厨房操作台的尺寸设计要按照老年人的人体尺度进行设计，同时还要考虑不能自理的老年人的使用要求，满足轮椅操作者对使用空间提出的特殊要求。

（3）微波炉、冰箱等旁边应设有一定的操作台面，以方便老年人临时放置物品，防止烫伤等。

（4）炉灶要有自动断火功能，厨房内应安装煤气漏气报警器。

**3. 卫生间的设计**

（1）卫生间应配置坐便器、洗脸盆和浴盆淋浴器三件卫生洁具。坐便器高度不应高于 0.4m，浴盆及淋浴座椅高度不应高于 0.4m。浴盆一端应设不小于 0.3m 宽度坐台。独用卫生间面积不宜小于 5m²。

（2）由于老年人视力较差、反应迟钝等状况，因此，卫生间宜选用白色卫生洁具，便于老年人的观察；选用平底防滑式浅浴盆，以避免老年人发生跌倒摔伤事故；冷、热水混合式龙头宜选用栏杆式或掀压式开关，不宜选用螺旋龙头，以防止由于操作不当而造成烫伤或冷水刺激身体导致感冒。

（3）卫生间宜设平开门，留有观察窗口，安装双向开启的插销，不应采用力度大的弹簧门。按照无障碍设计的要求允许轮椅通行的平开门或推拉门的净宽度应大于或等于 0.8m；门的下方应安装护门板；门扇在一只手操纵下应易于开启；门内外高差不应大于 15mm，并应以斜面过渡；平开门或推拉门的门把手一侧墙面应留有不小于 0.5m 的墙面宽度。无障碍卫浴间采用门外可紧急开启的门插销。

（4）卫生间是老年人事故多发地，设置尺寸合适、安装牢靠的安全扶手十分必要。卫生间内与坐便器相邻墙面应设水平高 0.7m 的"L"形安全扶手或反"U"形落地式安全扶手。贴墙浴盆的墙面应设水平高度 0.6m"L"形安全扶手，入盆一侧贴墙设安全扶手。

**（二）居室环境外部设计**

老年人作为社会中最需关注的群体之一，其居住问题首当其冲，现阶段我国在老年人居环境的改善上仍有很大的发展空间。当老年人的社会角色发生转变后，社区的室外环境是其娱乐交往的重要场所，他们比任何人更需要有一个安全、方便和舒适的生活环境。

**1. 活动区的设计** 活动区的设置可为老年人开展各种文娱活动提供一个较大的开敞空间，是居住区户外环境中最重要的，也是从适老化角度而言最不可缺的一种场地。活动区的设计要点包括以下几项。

（1）居住区中应至少布置1~2个具有一定规模的完整广场，使老年人能够开展一些主题活动，如跳舞、打太极拳等。

（2）场地的位置不要离楼栋太近，以免影响其他居民的作息。可设置在居住区边缘地带。场地大小取决于参加活动的人数和内容，集体活动场地一般建议考虑10~20人活动为宜。

（3）考虑场地朝向和周边绿化的布置，为活动区提供更多的阴凉，避免阳光直射。

（4）场地铺设注意平整、防滑，并考虑某些特殊活动的需求，不必过分追求完美。

**2. 休息座椅的设计** 在各类老年人活动场地中，休息座椅必不可少，为老年人提供交流和思考的空间。休息座椅的设计要点包括以下几项。

（1）休息座椅可设置在热闹的场所。座椅面向人流、活动场地摆放，老年人可以坐在那里观看别人活动。

（2）休息座椅周围注意遮阳设计，可利用植物及景观构筑物进行遮阳，或设置一些可移动的遮阳伞。

（3）座椅形状应便于使用者交流和搁置物品，因此长条座椅最为合适。

**3. 标识系统的设计** 考虑到老年人记忆力和空间辨识能力的衰退，在居住区内部一些重要的活动场地或路口地带，都需要设置清晰明确的标识系统。标识系统的设计要点包括以下几点。

（1）标识系统应清晰、明确，字体尺寸要大，便于老年人识别。

（2）标识物表面不宜采用反光材料，以免眩光。

（3）标识系统在使用颜色作标识时，建议采用黄、橙、红等亮色，不要用老年人不宜识别的色系，字体与背景要有强烈对比。

（4）为方便老年人夜间观看，部分标识物有考虑夜间照明，例如门牌号等。

## 二、老年人家具的选择

老年人居室内的家具选择应遵循简单、适用和方便的原则。人在步入老年时期以后，在生理方面，身体各部分机能明显下降，腿力、臂力不足，行动缓慢；在心理方面，头脑对事物的反应也变得迟缓，而内心则寻求一种平衡感和稳定感。这一特殊群体对日常使用频繁的家具比常人有更多的依赖性，需要我们给予更多的关怀与重视。选择老年人家具时，需要注意以下几个方面。

**1. 实用性** 老年人的家具应该从提高老年人生活自理能力、延长健康期、推迟护理期等方面入手。家具的设计要符合老年人生理和心理的特点，方便老年人使用。家具的数量宜少不宜多，一般根据老年人的日常生活需要来选择。例如，在选择床时，床的高度应便于老年人上下床及活动，使足底能安全着地，膝关节与床保持90°为宜。一般以从床褥上面到地面50cm为宜，这也是老年人座椅、沙发应选择的高度。

**2. 视觉性** 色彩是家具的一个重要因素，老年人的家具应以偏暖的色调为宜。家具的颜色和老年人平和的性格有密切关系。老年人喜欢低纯度、低明度的色彩，比如暖白、浅绿、浅蓝等色彩。窗帘、床单采用淡雅色彩，与灯光使用同一色系，强弱适中，这样会使老年人心情愉悦。老年人家具的主要材料是木材。木材的种类多，所以其固有色十分丰富，有淡雅、深沉、细腻、粗犷等，但总体上呈现暖色调，给人以温馨舒适、自然高雅的心理感受，深受老年人的喜爱。

**3. 习惯性** 老年人家具的选择应简单小巧，实用性强，并适合老年人生活习惯和行为方式。例如可以选择床、床头柜、衣柜、储物柜、写字台、书柜、沙发、电视柜、椅子等居室家具。家具摆放位置也应结合老年人的生活习惯，留出行走空间，方便其使用。同时，还应按照其用途分类分地点放置，比如炊具应放置在厨房，不要放在过道等地方。这是因为老年人行动不便，容易磕碰、绊倒。

# 第二节 老年人的休息与活动

## 一、休息与睡眠

### （一）休息

休息是指在一段时间内相对地减少活动，使身心得到放松，处于没有紧张和焦虑的松弛状态，以减轻疲劳和恢复精力、体力的过程。休息并不是不活动，有时改变一种活动方式也是休息。例如长时间做家务后，可站起身活动一下或抬头看看远处等。

老年人群作为脆弱人群，相对需要较多的休息，并应注意以下几点。

**1. 注意休息质量** 有效的休息需要满足三个基本条件：睡眠充足、心理放松、生理舒适。另外，环境中的空间、温度、湿度、光线、色彩、空气、声音等对老年人的休息均有不同程度的影响。因此，简单的卧床限制活动并不能保证老年人处于休息状态，护理人员应全面考虑这些因素，积极为老年人创造一个舒适的休息环境。

**2. 预防意外事件的发生** 注意安全，老年人由于衰老和疾病的影响，各器官逐年退化，视力、听力、肌肉张力、适应和反应能力日益衰退。因此，老年人在改变体位时，要注意一定的缓冲时间，预防体位性低血压或跌倒、坠床等意外的发生。例如，早上醒来不应立即起床，应做到"3 个 30 秒"，即先在床上躺 30 秒，起身后在床上坐 30 秒，站立 30 秒再行走。坚持起床"3 个 30 秒"的休息，可有效预防意外的发生。

**3. 避免出现并发症** 卧床时间过久会导致运动系统功能障碍，甚至出现压疮、静脉血栓、坠积性肺炎等并发症，因此应尽可能对老年人的休息方式进行适当调整，而长期卧床者尤其应注意定时改变体位或者被动运动等。

**4. 多种形式休息相结合** 休息的方式有很多，对于不同人来说，获得休息的方式也不同。睡眠是各种休息方式中最常见最重要的一种。睡眠质量的好坏会直接影响休息的质量。老年人应根据自己身心情况适当调整休息方式，才能保证其有效的休息。例如，看书、看电视、散步等对老年人来说是一种休息方式。但是，看书、看电视的时间不宜过长，应适时举目远眺或闭目养神来调节一下视力。卧床等限制活动的休息方式并不能保证老年人得到有效的休息。相反，长期卧床不仅会使老年人感到烦躁，还会导致运动系统的功能障碍，发生压疮等并发症。因此，老年人应严格控制卧床休息的时间。

### （二）睡眠

**1. 睡眠** 生理睡眠是指机体机能活动降低，大脑与环境一定时间内失去关系，无自主肌肉活动，一段时间后可以自然苏醒，或给予刺激后，大脑很快恢复清醒的过程。

长期睡眠不足可引起免疫功能低下，内分泌紊乱最终导致疾病产生。睡眠时，感觉、意识逐渐减退，骨骼肌的反射运动和肌张力减弱，除循环和呼吸等系统维持生命必需的活动外，机体各组织器官均处于相对静息状态，机体的代谢活动率降到低点，全身能量消耗减少。

2. 老年人的睡眠特点 老年人因大脑皮质功能减退，新陈代谢减慢，体力活动减少，所需睡眠时间比青壮年少，一般每天约 6 小时，老年人睡眠时间日益减少，睡眠质量下降，具体表现为以下现象。

（1）夜间睡眠时间缩短 在睡眠和觉醒方式上，老年人总体是早睡早起，这是由于老年人的生理节律改变的缘故，且老年人的睡眠效率（睡眠中睡着时间占总卧床时间的百分比）随着年龄增长而下降。

（2）较难保持睡眠状态 老年人易被唤醒、浅睡眠增加、深睡眠减少、醒来次数增多。有老年人深度睡眠时间较短，占全部睡眠时间不足 10%，而 75 岁左右老年人深度睡眠几乎消失。青壮年一般夜间只醒来 1~2 次，而老年人醒来的次数可超过 5 次。

（3）入睡困难 老年人睡前的觉醒期由青壮年期的 5~15 分钟延长至 10~25 分钟。此外疾病、心理、环境等因素也是老年人入睡困难的常见原因。

（4）睡眠片段化 老年人表现为日间小睡次数增多、打盹，而夜间睡眠时间缩短。

3. 影响老年人睡眠的因素

（1）个体因素 老年人由于机体老化、疾病侵袭导致褪黑素分泌降低，进而影响到老年人的睡眠质量，使老年人深睡眠时间减少。

（2）睡眠习惯 有些老年人习惯睡前思考、睡前过多饮水、睡前饮茶或咖啡，这些不良习惯会影响睡眠；睡前适量运动有助于睡眠，若运动过量会使大脑长时间处于兴奋状态，影响睡眠；晚餐进食过多，导致肠胃负担加重，易导致入睡困难。

（3）环境 居室内光线、噪声、温湿度、空气清新程度均会影响到老年人睡眠。此外，环境安全性对睡眠也很重要，老年人夜尿多，应注意预防坠床、跌倒。

（4）情绪 有研究表明，导致老年人睡眠质量下降的主要情绪因素是焦虑和抑郁。老年人面临的问题较多，如退休、疾病、丧偶等，容易引起焦虑、抑郁，影响睡眠质量。

（5）药物 老年人服用某些药物如抗高血压药、抗心律失常药、抗癫痫药等，会因为药物的副作用而影响睡眠；部分老年人因入睡困难长期服用镇静、催眠药，虽然可以帮助其睡眠，但易产生对安眠药的依赖性，如突然停用或调整剂量易引起老年人睡眠障碍。

💡 素质提升

### 关爱老人，守护睡眠

睡眠是维持人类生命活动所必需的生理现象之一，对人的体力、精力恢复具有重要作用，还与提高免疫力、增强抵抗疾病能力密切相关。而老年人因大脑皮质功能减退，新陈代谢减慢等，所需睡眠时间日益减少，睡眠质量下降。为保证老人良好的睡眠环境，照护员可通过以下方式进行引导："咖啡茶水不要喝，适量活动来配合，负面情绪都抛下，科普音乐多表达，沟通陪伴勤护理，环境舒适没情绪"；同时在老人入睡以后，我们要做到"四轻"：说话轻、走路轻、关门轻、操作轻，做好爱心守护，为老人创设舒适的睡眠环境，保证睡眠质量。

（三）促进老年人休息和睡眠的护理措施

为保证老年人的睡眠质量，我们需注意以下几点。

1. 进行睡眠评估 找出其睡眠质量下降的原因进行对因处理。可采用匹兹堡睡眠质量指数量表（Pittsburgh sleep quality index，PSQI）（表 5-1）进行评估，得分越高表明睡眠质量越差。

表 5 - 1  匹兹堡睡眠质量指数量表（PSQI）

1. 近一个月，晚上上床睡觉通常是_____点钟。
2. 近一个月，从上床到入睡通常需要_____分钟。
3. 近一个月，通常早上_____点起床。
4. 近一个月，每夜通常实际睡眠_____小时（不等于卧床时间）
5. 近一个月，因下列情况影响睡眠而烦恼。

a. 入睡困难（30 分钟内不能入睡）
  （1）无  （2）<1 次/周  （3）1~2 次/周  （4）≥3 次/周

b. 夜间易醒或早醒
  （1）无  （2）<1 次/周  （3）1~2 次/周  （4）>3 次/周

c. 夜间起床上厕所
  （1）无  （2）<1 次/周  （3）1~2 次/周  （4）≥3 次/周

d. 出现呼吸不畅
  （1）无  （2）<1 次/周  （3）1~2 次/周  （4）≥3 次/周

e. 响亮的咳嗽声或鼾声
  （1）无  （2）<1 次/周  （3）1~2 次/周  （4）≥3 次/周

f. 感到太冷
  （1）无  （2）<1 次/周  （3）1~2 次/周  （4）≥3 次/周

g. 感到太热
  （1）无  （2）<1 次/周  （3）1~2 次/周  （4）≥3 次/周

h. 做噩梦
  （1）无  （2）<1 次/周  （3）1~2 次/周  （4）≥3 次/周

i. 感到疼痛
  （1）无  （2）<1 次/周  （3）1~2 次/周  （4）≥3 次/周

j. 其他影响睡眠的事情
  （1）无  （2）<1 次/周  （3）1~2 次/周  （4）≥3 次/周
  如有，请说明

6. 近一个月，总的来说，您认为自己的睡眠质量
  （1）很好  （2）较好  （3）较差  （4）很差

7. 近一个月，您用药物催眠的情况
  （1）无  （2）<1 次/周  （3）1~2 次/周  （4）≥3 次/周

8. 近一个月，您常感到困倦吗？
  （1）无  （2）<1 次/周  （3）1~2 次/周  （4）≥3 次/周

9. 近一个月，您做事情的精力不足吗？
  （1）没有  （2）偶尔有  （3）有时有  （4）经常有

10. 您有同屋吗？
  （1）没有  （2）同室但在其他房间  （3）同房间不在一张床  （4）同一张床

**2. 营造舒适的睡眠环境**  调节卧室的光线、温湿度，保持床褥的干净整洁，注意保持环境安静；卧室内最好有卫生间，公用卫生间的过道上不宜放置障碍物，地面最好有防滑垫，避免滑倒；对于起床困难的老人，可练习床上排尿，依个人喜好选择高低和软硬合适的床，必要时安置床挡，以防坠床。

**3. 帮助老年人养成良好的睡眠习惯**  提倡规律睡眠、早睡早起，培养中午午睡 30 分钟~1 小时的习惯。对于已经养成的特殊睡眠习惯，不强迫立即纠正，需要多解释给予诱导，逐渐调整其睡眠规律；尽量限制白天睡眠时间在 1 小时左右，同时注意缩短卧床时间，以保证夜间睡眠质量。

**4. 晚餐避免吃得过饱**  睡前 1~2 小时不喝大量水或饮用咖啡、酒或浓茶；提醒老人入睡前如厕，以免夜尿增多而干扰睡眠。

**5. 情绪对老年人的睡眠影响**  由于老年人思考问题比较执着，往往会反复考虑而影响睡眠，尤其是内向型的老年人，因此有些问题和事情不宜晚间告诉老人。

**6. 向老年人宣传规律锻炼对促进睡眠的重要性**  指导其坚持参加力所能及的日间户外活动。

**7. 镇静剂或安眠药**  镇静剂或安眠药可帮助睡眠  但也有许多副作用，如抑制机体功能、降低血压、影响胃肠道蠕动和意识活动等，因此应尽量避免选用药物帮助入睡。必要时可在医生指导下根据具体情况选择合适的药物。

## 二、活动

活动是人与生俱来的能力，也是人生存发展的基本需要之一。坚持活动是人类健康长寿的关键。活动可以使生理、心理和社会等方面得到健康发展。活动能力是老年人日常生活的基础，直接影响其生活质量。

### （一）老年人活动的重要性

**1. 呼吸系统** 老年人呼吸功能减弱，肺活量减少，容易患肺部疾病。活动可以改善肺功能，提高组织器官的供氧量以增加活力。

**2. 循环系统** 适量活动可以使心率加快，促进血液循环，增强心功能，提高机体氧合能力，改善心肌缺氧状况。因此，活动可以预防和延缓老年人心血管系统疾病的发生和发展。

**3. 消化系统** 活动可以增加胃肠道蠕动，刺激消化液分泌，促进消化和吸收，预防便秘，控制体重，避免肥胖，减少慢性疾病的发生。

**4. 运动系统** 活动能维持良好的肌张力，增加关节的弹性和灵活性，增强全身的协调性，增加运动系统的强度和耐力，预防和减少老年骨质疏松和老年性关节病的发生。

**5. 神经系统** 通过活动刺激调节大脑的兴奋和抑制过程，可以缓解大脑疲劳，促进身心放松，有助于休息和睡眠，延缓老化进程。

**6. 其他活动** 可以增加机体的抵抗力，减少疾病的发生。另外，活动还可以调动积极的情绪，利于工作和学习。

总之，活动对于机体各个系统的功能都有促进作用，有利于身心健康的维护和促进，预防疾病的发生。

### （二）影响老年人活动的因素

**1. 身体因素** 老年人由于老化的原因，身体各个系统的功能都有下降。

（1）心血管系统 主要体现在最快心率下降和心排血量下降。①最快心率下降：研究发现，因为老年人的心室壁弹性比中青年人差，导致心室的再充盈所需时间延长。所以，当老年人做最大限度的活动时，其最快心率要比中青年人低。②心排血量减少：老年人动脉管壁弹性变差，心脏后负荷增加。静脉壁弹性差，外周静脉血滞留量和血管阻力增加，回心血量减少。同时，老化导致心肌的舒张和收缩能力下降。所以，当老年人增加活动时，心排血量减少。

（2）运动系统 因为老化的原因，肌肉细胞减少，肌张力下降，导致老年人骨骼的支撑力下降，在活动的时候容易发生跌倒。所以，运动系统的老化是老年人活动减少的主要原因之一。

（3）神经系统 随着老化，脑组织的血流量减少，大脑萎缩，神经的传导速度变慢，导致老年人对外界刺激的反应变慢。再加上老年人的前庭功能比较敏感，使其活动耐受能力和平衡能力都下降，增加了老年人活动的不安全因素。

**2. 心理因素** 老年人常常因为孤独、抑郁、自我满意度低等各种心理因素影响而不愿意出去活动。

**3. 社会因素** 由于社会经济的发展和科学技术的进步，人们的生活方式发生了很大的改变。比如室内上网、看电视、汽车代步、乘坐电梯上下楼等，这些改变使老年人活动的机会越来越少。

**4. 疾病因素** 有些疾病直接或间接限制了正常的活动。例如肢体的先天畸形或残疾导致运动系统结构改变。某些疾病造成关节肿胀、增生、变形等，影响机体活动。例如老年退行性骨关节炎，病变关节僵硬、肿胀，局部肌肉萎缩、活动时关节发出摩擦声，严重者可出现关节变形、无力、无法伸直或活动障碍。

**5. 其他** 老年人还可能因为服用药物的作用或不良反应而减少活动。

（三）老年人活动能力的评估

**1. 身体情况的评估** 评估老年人目前现存的活动能力，首先应检查其身体情况。身体情况的评估主要包括机体的患病情况、基础生命体征、骨骼系统、心血管系统、神经系统、基本生活能力等，特别是老年人的身体协调情况和步态。

**2. 心理情况的评估** 评估老年人是否有情绪低落、焦虑、抑郁、厌倦等心理。

**3. 活动情况的评估** 评估老年人目前活动程度及承受能力、过去的活动习惯、对活动的态度、活动相关知识情况等，便于为老年人制定合理的活动计划。

**4. 用药情况的评估** 收集老年人的用药情况，以作为老年人活动发生意外的准备。

**5. 活动前、后情况的评估** 活动前，根据老年人的基本情况制定活动计划。活动前应有适当的热身运动。热身运动至少 10 分钟，以减少运动系统受伤。活动后不可立即停止，应该慢慢减缓再停止。活动后评估老年人对该活动的耐受程度、疲倦感、呼吸和心率加速情况等。

**6. 活动项目的评估** 在制定活动计划时，应根据老年人的个体情况选择合适的活动项目，并结合老年人的适应能力进行合理调整。更换不同的活动项目时，两项活动项目之间应有一定的休息时间。

（四）老年人活动的种类和项目

**1. 活动种类** 根据老年人的个人活动能力和身体状况选择老年人适合的活动种类和活动项目。老年人的活动种类可以分为四类：①日常生活活动。②家务活动。③职业活动。④娱乐活动。对于老年人来说，日常生活活动和家务活动是基本生活活动；职业活动是发挥其自身潜能余热的活动；娱乐活动是有利于其身心健康的活动。

**2. 活动项目** 适合老年人的活动项目应以低、中等强度的有氧运动为主。常见的适合老年人的活动项目有散步、慢跑、跳舞、太极拳、气功、练剑等。

（五）老年人活动的时间和强度

**1. 活动时间** 老年人运动时间应结合其自身的生活习惯和身体状况来制定。运动时间以每天 1~2 次，每次 30 分钟，每天运动总时间不超过 2 小时为宜。可以选择早上起床后运动，早上空气新鲜，精神饱满，利于运动。也可以选择下午或晚上运动，但最好选择 17：00~20：00 为宜，这样更益于健康。餐后不宜立即运动，以免影响消化。

**2. 活动强度** 运动应该有一定的运动强度，这样才有利于身心健康。运动对于患有呼吸系统、心血管系统和其他慢性病的老年患者尤为重要。运动强度的监测一般从以下三方面进行。

（1）运动后最高心率 活动强度最简单的监测是以运动后心率作为衡量指标。运动时的最高心率可反映心脏的最大供氧能力（机体的最大吸氧力），是机体对运动负荷耐受程度的一个指标。因此，可以通过运动后心率来掌握运动量。运动后最适宜心率（次/分）= 170 – 年龄。身体健壮者可采用 180 减年龄来计算。运动时心率的计算采用运动刚刚结束时测心率 10 秒钟乘以 6 的方法，这样更接近运动时的心率，并不是直接测 1 分钟心率。

（2）适宜运动量 是指运动后心率达到适宜的心率。运动结束后 3 分钟内心率恢复到运动前水平，说明运动量较小；运动结束后 3~5 分钟之内心率恢复到运动前水平，说明运动量适宜；运动后 10 分钟以上心率才恢复到运动前水平，说明运动量过大。

（3）自我感觉 活动强度还应结合老年人的自我感觉来综合判断。如果运动后全身微微出汗或有热感，感觉轻松愉快或稍有疲劳，食欲增强，睡眠好，精神好，说明运动量适宜；如果运动后身体无汗或无发热，脉搏次数减少，说明运动量过小，应增加运动量；如果运动后出现疲乏、头晕、气促、胸闷、心悸、食欲减退、睡眠不良，说明运动量过大，应减少运动量。另外，在老年人运动中，如果出现严重的胸闷、气喘、心绞痛或心律失常等情况，也说明运动量过大，应立即停止运动，及时就医。

### （六）老年人活动的注意事项

**1. 正确选择活动方式** 老年人应根据自身的年龄、身体情况、场地条件，选择适当的活动项目，例如散步、骑自行车、游泳、跳舞等。选择时，还应结合老年人的个人喜好，这样才会容易坚持。

**2. 循序渐进** 运动应该从简单的、不费力的项目开始，逐渐增加运动的量、时间、频率。每次在增加、减少或更换活动项目时，应对老年人的活动能力重新评估。

**3. 持之以恒** 运动锻炼可以增强体质，增加机体的抵抗力，预防疾病，但这是一个逐步累积的过程。所以，运动需要老年人持之以恒，才能达到或保持疗效。

**4. 活动场地和气候** 运动场地的选择，尽量要选择空气新鲜、安静清幽的场地，例如公园、树林、操场、庭院、湖畔、疗养院等。同时，注意气候变化，酌情增减衣物，冬季防感冒，夏季防中暑。

**5. 其他** 合理控制运动时间。活动时选择松紧合适的衣裤，裤脚不可太大。鞋子选择防滑的平底鞋为宜。老年体弱、患慢性病的患者，应在医生指导下进行活动，以防意外发生。疾病急性期、出现呼吸困难、心绞痛、精神受到刺激等应暂停运动锻炼。

### （七）患病老年人的活动

老年人常常因为疾病的困扰而导致活动障碍，特别是长期卧床患者。如果长期不活动很容易造成压疮、下肢静脉血栓、失用性肌萎缩等多种并发症。因此，应帮助患病老年人进行活动，维持和增强其日常生活自理能力，延缓衰老。

**1. 瘫痪老年人** 瘫痪的老年人需借助助行器辅助进行活动。一般来说，手杖适用于偏瘫或单侧下肢瘫痪的患者；前臂杖和腋杖适用于截瘫患者。步行器比腋杖稳定，多在室内使用。选择原则是：①双下肢肌力差不能充分支撑体重的患者，选择腋窝支持型步行器；②上肢肌力较差，提起步行器有困难的患者，可选择轮型步行器；③下肢肌力能支撑体重，平衡能力差的截瘫患者，可选择交互型步行器。

**2. 制动状态的老年人** 制动状态的老年人很容易出现压疮、肌力下降、肌肉萎缩、关节僵硬或挛缩、手足下垂等并发症。应了解患者最小的制动范围，以确定可以活动的部位及活动的方式。在不影响治疗的情况下，应尽可能做肢体被动运动或按摩等，争取早日解除制动状态。

**3. 不愿或害怕活动的老年人** 有些老年人因担心疾病恶化不愿活动，要耐心对其说明活动的重要性及其对疾病的影响，并鼓励老年人参与，共同做好锻炼活动计划，提高其活动的兴趣、信心和满意度，达到活动锻炼的目的。

**4. 痴呆老年人** 临床实际工作中为便于照料，常对痴呆老年人采取许多限制的方法，包括活动空间的限制。实际上这些限制只能加重病情，降低生活质量。应为痴呆老人提供适当的活动机会，例如陪同痴呆老年人去公园、市民活动广场等处散步，鼓励他们看书、看报、听广播、看电视等，让其多接受来自外界的各种刺激，防止病情加重。

## 第三节 老年人的饮食与排泄

**》》情境导入**

**情境描述** 张奶奶，65 岁，丧偶，独居，生活中喜欢安静，与以往同事、朋友及子女来往较少，除非采购生活必需品，否则基本不外出。饮食方面以荤菜为主，尤其爱吃红烧肉，嗜辣，而蔬菜尤其是绿色蔬菜吃得较少。近日自觉排便困难，大便干硬且排便次数较以往减少，每周排便 2～3 次，且便后仍腹胀。自服乳果糖缓泻药，但效果不佳，且食欲下降，故来医院就诊。体检：身高 162cm，体重

67kg，血脂高，血压高。

讨论　1. 张奶奶目前出现什么问题？主要原因有哪些？

　　　2. 如何帮助张奶奶解除不适？

## 一、老年人饮食护理

饮食与营养是维持生命和健康的基本需要。营养过剩或营养不足都会影响机体功能，甚至引起疾病发生。同时在相对单调的老年生活中，饮食的制作和摄入过程还可带来精神上的满足和享受。因此，老年人的饮食与营养也是其日常生活护理中的一个重要领域。

### （一）老年人营养需求

**1. 碳水化合物**　碳水化合物供给能量应占总热能的 55%～65%。随着年龄增长、老年人体力活动和代谢活动的逐步减低，对于热能的消耗也相应减少。一般来说，60～70 岁年龄的老人，热能的摄入应较年轻时减少 20%，70 岁以后减少 30%，以免过剩的热能导致超重或肥胖，从而诱发疾病。平时我们食物中的碳水化合物主要来自五谷类，例如谷类、豆类、面包等。

**2. 蛋白质**　老年人的体内代谢过程以分解代谢为主，需要较为丰富的蛋白质来补充组织蛋白的消耗；每日蛋白质的摄入量不要宜过多，以占总热能的 15% 为宜。但由于其体内的胃胰蛋白酶分泌减少，过多的蛋白质可加重老年人的消化负担，因此蛋白质的摄入原则应该是优质少量，应尽量保证优质蛋白占摄取蛋白质总量的 50% 左右，如豆类、鱼类等。

**3. 脂肪**　老年人对脂肪的消化功能下降，且通常老年人体内脂肪组织所占比例随年龄增长而增加，因此膳食中的脂肪不宜过多；但是，若进食脂肪过少，又将影响到脂溶性维生素的吸收，因此由脂肪供给能量应占总热能的 20%～30% 为宜，并应尽量减少饱和脂肪酸和胆固醇的摄入，如尽量避免猪油、肥肉、牛油等动物性脂肪，可多吃一些花生油、豆油、橄榄油、玉米油等植物油，且注意交替食用各种植物油优于单独食用一种。

**4. 无机盐**　老年人内分泌功能减退，容易发生钙代谢的负平衡，特别是绝经后的女性，由于其内分泌功能的衰减可导致骨质疏松的高发。因此应强调适当增加富含钙质的食物摄入，并增加户外日光照射以帮助钙的吸收。由于老年人消化功能减退，因此应选择容易吸收的钙质，如奶类及奶制品、豆类及豆制品，推荐每日饮奶 300g 或相当量的奶制品，平均每日摄入大豆和坚果 25～35g；此外，铁的缺乏可引起贫血，因此应注意选择含铁丰富的食物，如瘦肉、动物肝脏、黑木耳、菠菜等，并注意维生素 C 可促进人体对铁的吸收；老年人往往喜欢偏咸的食物，容易引起钠摄入过量。《中国居民膳食指南（2022）》指出，成人食盐量每日应 <5g。

**5. 维生素**　维生素在维持身体健康、调节机体代谢、延缓衰老过程中起着极其重要的作用。富含维生素 A、D、E、C 的饮食，可增强机体的抵抗力，特别是 B 族维生素能增加老年人的食欲。应鼓励老年人多选择蔬菜和水果等食物以增加维生素的摄入，推荐每日摄入蔬菜 300～500g，其中深色蔬菜占 1/2；水果每日摄入量为 200～350g。

**6. 膳食纤维**　是碳水化合物中不能被人体消化酶所分解的多糖类物质，存在于谷、薯、豆、蔬果类等食物中。虽然不被人体所吸收，但适当摄入可有效改善肠道功能、降低血糖和胆固醇、控制体重和减肥、预防结肠癌等恶性肿瘤。

**7. 水分**　水是构成人体的重要组成成分，身体缺水达到体重的 2%～4% 时会感到口渴，尿少且呈深黄色；失水 10% 就会影响机体功能，失水 20% 即可威胁人的生命。如果水分不足，再加上老年人结、直肠的肌肉萎缩，肠道中黏液分泌减少，很容易发生便秘，严重时还可发生电解质失衡、脱水等。但过多饮水也会增加心、肾功能的负担，因此老年人每日饮水量（除去饮食中的水）以 1500～1700ml 为宜。应少量多次，主动饮水，首选温热的白开水，也可根据个人情况选择饮用淡茶水。

（二）影响老年人营养摄入的因素

**1. 生理因素** 老年人嗅觉及味觉功能下降，很难闻到饭菜的香味，味觉特别对咸和苦味感觉能力显著减弱，甚至丧失，所以老年人嗜好味道浓重的菜肴；多数老年人握力下降，部分老人还可由于关节病变和脑血管障碍等引起关节挛缩、变形，肢体的麻痹、震颤而加重自行进食的困难；牙齿缺失以及咀嚼肌群的肌力低下可影响老年人的咀嚼功能，甚至严重限制其进食；老年人吞咽反射能力下降，食物容易误咽而引起肺炎，甚至发生误吸；对食物的消化、吸收功能下降，导致老年人所摄取的食物不能有效地被机体所利用特别是大量的蛋白质和脂肪，易引起腹泻；所摄取的食物不能被机体吸收利用，也容易发生便秘、腹胀、食欲减退等，影响对食物的营养摄取。

**2. 心理因素** 情绪低落、厌食或孤独者，入住养老院或医院而感到不适应的老年人往往会因负性情绪，导致饮食摄入异常。大小便排泄功能异常而又不能自理的老年人，有时考虑到照顾者的需求，往往自己控制饮食的摄入量。对于痴呆老年人，如果照顾者不加控制将会导致饮食过量、过少或异食行为。

**3. 社会因素** 老年人的社会地位、经济条件、生活环境和价值观等对其饮食影响很大，生活困难导致可选择的膳食种类、数量的减少。而营养学知识的欠缺可引起偏食或反复食用同一种食物，导致营养失衡。独居老人或者高龄者，即使没有经济方面的困难，在食物的采购或烹饪上也可能会出现问题。价值对饮食的影响也同样重要，人们对饮食的观念及要求有着许多不同之处，有"不劳动者不得食"信念的老年人，由于自己丧失了劳动能力，在饮食上极度地限制自己的需求而影响健康。

（三）老年人饮食原则

**1. 平衡膳食** 老年人易患的消化系统疾病、心血管系统疾病及各种运动系统疾病，往往与营养失衡有关。因此，应保持营养的平衡，适当限制热量的摄入，保证摄入足够的优质蛋白、低脂肪、低糖、低盐、高维生素和适量的含钙、铁食物。

**2. 饮食易于消化吸收** 老年人由于消化功能减弱，咀嚼能力也因为牙齿松动脱落和咀嚼肌力的降低而受到一定的影响，因此食物应细、软、松，既给牙齿咀嚼锻炼的机会，又便于消化。

**3. 食物温度适宜** 老年人消化道对食物的温度较为敏感，饮食宜温偏热。两餐之间或入睡前可加用温热饮料，以解除疲劳、温暖身体而利于睡眠。

**4. 良好的饮食习惯** 根据老年人的生理特点，少食多餐的饮食习惯较为适合，即使正餐也应控制在七八分饱。膳食搭配应以素食为主，口味宜清淡。膳食内容的改变也不宜过快，要照顾到个人爱好。由于老年人肝脏中储存肝糖原的能力较差，而对低血糖的耐受能力不强，容易饥饿，所以在两餐之间可适当增加点心。晚餐不宜过饱，因为夜间的热能消耗较少，且如果多吃了富含热能而又较难消化的蛋白质和脂肪会影响睡眠。

（四）老年人饮食护理

**1. 烹饪时的护理**

（1）咀嚼、消化吸收功能低下者的护理 蔬菜要细切，肉类最好制成肉末，采用煮或炖的方法使食物熟烂变松软而易于咀嚼和消化吸收，必要时可捣碎。但应注意易咀嚼的食物对肠道的刺激作用减少而易引起便秘，因此应多选用富含纤维素的蔬菜类，如青菜、根菜类等烹制后食用。

（2）吞咽功能低下者的护理 对于吞咽反射低下者，过碎的食物或液态食物易导致噎呛。固体食物可以做得尽量松软或干脆做成糊状，而液态食物则可酌情选用食物调节剂（如凝胶、淀粉等）将其变成糊状，以易于吞咽。还应注意一些黏稠度极高的食物，如汤圆、年糕、糍粑等，也不容易吞咽，应尽量减少甚至避免选择。

（3）味觉、嗅觉等感觉功能低下者的护理　饮食的色、香、味能够明显刺激食欲，因此味觉、嗅觉等感觉功能低下的老年人喜欢吃味道浓重的饮食，特别是盐和糖，而这些调味品食用太多对健康不利，使用时应格外注意。有时老年人进餐时因感到食物味道太淡而没有胃口，烹调时可用醋、生姜、蒜等调料来刺激老年的食欲。

**2. 进餐时的护理**

（1）一般护理　进餐时，应定时通风换气、去除异味，保持室内空气的新鲜无异味。为避免食欲减退，尽量安排老年人与他人一起进餐以增加食量；鼓励自行进食，对卧床的老年人要根据其病情采取相应的措施，如帮助其坐在床上并使用特制的餐具（如床上餐桌等）进餐；在老年人不能自行进餐，或因自己单独进餐而摄取量少并有疲劳感时，可协助喂饭，但应注意尊重其生活习惯，掌握适当的速度与其相互配合；无论是自行进餐还是喂饭，都要注意保证老年人的头颈部处于自然前倾位，因此时口位置不会高于咽喉，可避免食物不受控制地滑入咽喉，且仰头时喉部会厌软骨无法遮蔽气道而易引起误咽甚至误吸。

（2）上肢障碍者的护理　老年人上肢出现麻痹、挛缩、变形、肌力低下、震颤等障碍时，自己摄入食物较为困难，但是有些老年人还是愿意自行进餐，此时可以选择各种特殊的餐具。如老年人专用的叉、勺，其柄很粗适用于无法握紧手的老人，亦可将普通勺把用纱布或布条缠上；有些老年人张口困难，可选用婴儿用的小勺并加以改造；使用筷子的精细动作对大脑是一种良性刺激，因此应尽量维持老年人的这种能力，可选用老年人专用餐筷或用橡皮绳子将两根筷子连在一起以防脱落。

（3）视力障碍者的护理　对于视力障碍的老年人，做好自行进餐的护理非常重要。照顾者首先要向老年人说明餐桌上食物的种类和位置，并帮助其用手触摸以便确认。对于热汤、茶水等易引起烫伤的食物要提醒注意，鱼刺等要剔除干净。视力障碍的老年人可能因看不清食物而引起食欲减退，因此，食物的味道和香味更加重要，或者让老年人与他人一起进餐，营造良好的进餐气氛以增进食欲。

（4）吞咽能力低下者的护理　由于存在会厌反应能力低下、会厌关闭不全或声门闭锁不全等情况，吞咽能力低下的老年人很容易将食物误咽入气管。尤其是卧床老年人，舌控制食物的能力减弱，更易引起误咽。因此进餐时老年人一般采取坐位或半坐位比较安全，偏瘫的老年人可采取侧卧位，最好是卧于健侧。进食过程中应有照顾者在旁观察，以防发生事故。老年人的唾液分泌也相对减少，口腔黏膜的润滑作用减弱，因此进餐前及过程中应注意喝水湿润口腔，对于脑血管障碍以及神经失调的导致吞咽低下老年人可进行鼻饲。

## 二、老年人排泄护理

排泄是机体将新陈代谢所产生的废物排出体外的过程。它是人的基本生理需要之一，也是维持生命的必要条件之一。老年人随着年龄的增长，机体调节功能减弱，自理能力下降，常常因各种原因导致排便和排尿功能异常，如尿急、尿频、尿潴留、尿失禁、便秘、大便失禁、腹泻等。排泄异常易给老年人生理、心理产生不良影响，因此，应尽量帮助老人妥善处理。

### （一）如厕的护理

正常老年人一般情况下是去卫生间完成排泄。护理人员应该根据老年人的自理程度，尽量让老年人不靠他人的帮助自己去卫生间。老年人如厕的护理措施如下。

**1. 如厕时间要规律**　每日养成定时排便的习惯，这对排泄的健康是非常重要的。最适宜老年人排便的时间是清晨起床后或早饭后。

**2. 排泄环境要合理**　卫生间门要朝外开，紧急呼叫器要安装在老人易触到的地方，地面要有防滑垫，鞋子要防滑，选用坐式马桶并安装扶手。另外，卫生间里应备有移动式坐便器、便盆，方便不能如厕老年人使用。

**3. 给予适当协助** 对有体位性低血压、服用降糖药或反应迟钝的老年人，夜间下床如厕时，一定要有人陪伴。

**4. 排泄方法正确** 患有高血压、冠心病的老年人，排便切勿太用力，以防发生猝死等意外。

## （二）便秘的护理

便秘是指在不用通便剂的情况下，每周排便少于 3 次，至少有 25% 的时间有排便困难或排便不畅，排出过干、过硬的粪便。老年人因机体调节能力减弱、肠蠕动功能减弱、排便辅助肌功能减弱等原因，常常会发生便秘。老年人便秘的护理措施如下。

**1. 规律生活** 老年人养成定时排便习惯。在排便的时候，护理人员不可催促，以免发生便秘或二便失禁等。排便的时间应掌握好，尽量有充分的时间上厕所，防止时间来不及而弄脏衣服。

**2. 饮食护理** 饮食调整是预防便秘的基础。饮食中注意摄入富含粗纤维的食物，以刺激肠壁加强肠蠕动，如粗粮、芹菜、韭菜、水果等。适当增加脂肪类食物，如花生油、芝麻油等。多饮水，每天清晨可饮一杯温水或淡盐水，可软化粪便。一天的饮水量在 2000~2500ml 为宜。

**3. 心理护理** 为老年人提供独立、隐蔽的排便环境和充分的排便时间，采取合适的排便姿势，以消除其紧张的情绪，利于排便。多与老年人沟通，了解便秘的原因，使其精神放松。

**4. 运动护理** 老年人根据自己的具体情况，在体力允许的情况下适当活动，促进肠蠕动，利于排便。每天锻炼时间在 30~60 分钟为宜。卧床老人应帮助其进行肢体活动，定期翻身和身体按摩。

**5. 药物治疗** 便秘严重者，可采用开塞露通便或灌肠通便。每天最多使用 2~3 个开塞露。也可以口服缓泻剂，如液体石蜡、乳果糖等作用缓和的缓泻剂。

**6. 健康教育** 可以做腹部顺时针按摩促进排便，每天起床前或入睡前进行。具体方法为：清晨和晚间排空膀胱后取仰卧位，用双手食指、中指和无名指，从右下腹升结肠开始按摩，沿结肠的方向，到横结肠，再到左下腹降结肠，反复进行。顺时针方向按摩是依照排泄的流向，帮助肠蠕动，有利于排泄，从而可以治疗便秘。刚开始每次 10 分钟，以后可逐渐延长按摩时间，力度以老年人感觉舒适为宜，同时叮嘱老人做肛门收缩运动。

**7. 其他** 如果粪便干燥堵塞于肛门口处，可采用人工取便。具体方法为：戴手套，涂润滑油，食指或中指轻轻插入肛门，由浅到深抠出粪便。抠完粪便后，用温水清洁局部，必要时湿敷，帮助肛门回缩。

## （三）大便失禁的护理

大便失禁是指粪便不受意识控制而不自主地排出，常同时伴随便秘和尿失禁发生。老年人因直肠感觉功能减弱，肛门括约肌松弛，易发生大便失禁，多以液态流出。大便失禁的护理措施如下。

**1. 饮食护理** 应食用易消化吸收、少油少渣的食物，避免食用粗糙和有刺激性的饮食，如辣椒、红薯等。营养不足时，可根据老年人自身情况给以鼻饲或肠外营养。大便失禁时大量水分丢失，易造成水及电解质紊乱，应及时补充水分，适当休息。

**2. 心理护理** 大便失禁的老年人常常会有难以启齿、焦虑、意志消沉、孤僻、害怕等心理。护理人员应多了解老年人的心理需求，有针对性地进行心理疏导，使其重新获得最佳的生理、心理状态。

**3. 皮肤护理** 便后应及时清洗会阴及肛门周围皮肤，保持皮肤清洁干燥。稀便流出不止者，可用灭菌纱球堵住肛门口，保持被褥清洁干燥。

**4. 药物治疗** 根据老年人的患病情况，积极治疗原发病，必要时对症处理。对腹泻者给予阿片类止泻剂，如盐酸洛哌丁胺、复方地芬诺酯等。

**5. 健康教育** 大便失禁可以进行盆底肌功能训练和自我评价。盆底肌功能训练，即收缩肛门，锻炼时应迅速收缩、放松盆底肌肉。每次收缩10秒，放松10秒，连续15~30分钟，每日数次。经过4~6周的训练可以明显改善大便失禁症状。

**6. 其他**  对于粪便嵌顿所导致的大便失禁应采用定期灌肠，不要轻易使用泄剂。大便失禁可以选择一些护理用具来进行护理，例如：一次性尿垫、大便失禁袋、一次性肛管、卫生棉条、肛门控制塞等。平时可以穿弹性紧身裤，以增加排便控制能力。

**（四）尿潴留的护理**

尿潴留是指膀胱内存有大量尿液而不能自主排出，是泌尿系统疾病的常见伴随症状。如果尿液完全潴留在膀胱，称为完全性尿潴留。如果排尿后仍然有残留尿液，称为不完全性尿潴留。老年人常常因为前列腺增生、尿路结石、膀胱结石或肿瘤、膀胱颈肥厚等疾病导致尿道狭窄、梗阻而发生尿潴留。另外，糖尿病以及各种原因引起的中枢神经疾病等导致的自主神经损害也会引发尿潴留。主要采取以下护理措施。

**1. 提供舒适环境**  提供隐蔽的排尿环境。关闭门窗，屏风遮挡或拉上围帘，并请无关人员回避。适当安排治疗和护理时间，使老年人能安心排尿。对长期卧床的老年人，需协助其采取舒适的床上排尿姿势，做深呼吸，身体放松。对因手术或病情需要绝对卧床的老年人，应提前有计划地训练在床上进行排尿，预防尿潴留的发生。

**2. 诱导或刺激排尿**  对于尿潴留的老年人，首先采取诱导、热敷、针灸等方法促进排尿。例如听水流声，用热水袋热敷下腹部，温水冲洗会阴，轻轻按摩膀胱部位，刺激膀胱收缩等。尽量避免留置导尿，避免尿路感染的发生。

**3. 实施导尿或留置导尿**  各种方法无效时，可采用导尿术排尿，缓解尿潴留。具体护理操作技术同基础护理技术中的导尿术和留置导尿术。

**（五）尿失禁的护理**

尿失禁是指膀胱内的尿液不能控制而自行流出。尿失禁的发生率随着年龄的增长而增加，女性多于男性。老年人的尿失禁分为暂时性尿失禁和慢性尿失禁。慢性尿失禁分为压力性尿失禁、急迫性尿失禁和混合型尿失禁。尿失禁不会直接威胁生命，但对老年人的身心造成严重影响。例如皮肤感染、接触性皮炎、身体异味、反复尿路感染等，也会导致老年人焦虑、抑郁、沮丧、孤僻等心理问题，应引起重视。尿失禁的主要护理措施如下。

**1. 饮食护理**  根据老年人的自身情况，注意补充足够的水分。通过多饮水增加对膀胱的刺激，促进排尿功能的恢复，还可以预防泌尿系统的感染。一般每天摄入2000~2500ml的水。但是，晚上7点后应控制饮水，以免夜尿增多影响睡眠。

**2. 心理护理**  护理人员应尊重患者，给予一定的心理支持。多与老年人沟通，鼓励建立恢复健康的信心，消除自卑心理。沟通时要耐心、和蔼、不厌其烦，注意保护老年人的隐私。

**3. 皮肤护理**  经常用温水清洗会阴部皮肤，保持局部皮肤清洁干燥。及时更换尿湿的床单和衣裤，使皮肤免受潮湿的刺激。同时，根据皮肤的情况，对受压部位进行按摩，防止压疮发生。

**4. 药物治疗**  根据老年人的患病情况，给予适当的药物治疗。例如，抗胆碱药物可治疗膀胱过度活动症。5－羟色胺和去甲肾上腺素再摄取双重抑制剂可治疗压力性尿失禁。α受体阻断药如多沙唑嗪、阿夫唑嗪和特拉唑嗪，以及5α还原酶抑制剂如非那雄胺、依立雄胺等可治疗前列腺增生所致的尿失禁。

**5. 健康教育**  尿失禁可以进行膀胱功能训练和盆底肌功能训练的方法指导或协助患者重建排尿功能。①膀胱功能训练：主要适用于急迫性尿失禁，且认知功能良好的老年人。指导老年人定时定量饮水，建立定时使用便器的习惯。刚开始每1~2小时使用便器一次。使用便器时，可用手适度按压膀胱，以协助排尿。两次排尿期间出现尿急，可通过收缩肛门、两腿交叉的方法控制。然后逐渐延长排尿的间隔时间。另外，对于长期尿失禁的患者可行留置导尿术，并根据患者的情况来决定夹闭或引流尿液。留置导尿管者，行膀胱再训练前应先夹闭导尿管，有尿感时开放导尿管10～15分钟，以后逐渐延长时间，锻炼膀胱肌张力，重建膀胱储存尿液的功能。②盆底肌功能训练：主要适用于女性轻度压力性尿失禁，且认知功能良好的老年人。指导患者做排尿动作，先慢慢收紧盆底肌肉，再缓缓放松，每次10秒左右，连续10次，每日数次，以患者不感觉疲乏为宜。

**6. 其他**　尿失禁还可以选择一些护理用具来进行护理，例如一次性纸尿裤、避孕套式尿袋、保鲜袋式尿袋、一次性护理尿袋等。

 素质提升

### 老年生活照护"立德树人"

　　老年生活照护是以老年人为中心，结合老年人生理和心理特点全方位进行涵盖衣、食、住、行的一门课程，探索课程和"老年生活照护"融合，培养学生浓厚的爱国忧民情怀，强化个人职业发展与国家和社会发展的有机结合，教育学生充分发挥自身的优势，以良好的美德为基础，弘扬社会主义核心价值观，努力成长为国家和社会发展所需要的全面型人才。

# 第四节　老年人的清洁与舒适

## 》 情境导入

　　**情境描述**　张奶奶，78岁，退休教师，张奶奶是个特别爱干净的老人，不论冬夏，每天坚持1～2次洗澡。主诉：全身皮肤干燥、瘙痒、夜间明显。查体：全身皮肤干燥、银屑、有抓痕，无明显皮疹。最近瘙痒加重，导致睡眠受到影响，精神状态有所下降，感觉很痛苦。

　　**讨论**　1. 请问张奶奶现在出现的健康问题是什么？

　　　　　　2. 针对张奶奶的健康问题，应提供哪些护理措施？

　　清洁卫生是每一个老年人的基本生活需要，通过清洁可以清除微生物及其他污垢，是维持和促进老年人身体健康的基本保障。做好清洁卫生可以使老人身体感觉舒适、心情愉快，满足人的自尊需要。

　　老年人的清洁护理主要包括协助老人穿脱衣裤、口腔清洁、头发护理、全身皮肤护理等。护理时应根据老年人的自理能力提供适当的协助，对于能自理的老年人，尽量鼓励其自行完成；对能部分自理的老年人，给予一定的帮助；对完全不能自理的老年人，则完全需要护理人员为其进行。

## 一、清洁卫生

### （一）老年人的口腔清洁 微课

　　做到口腔的清洁需要定时刷牙、漱口或者用棉球擦拭口腔，可减少细菌在口腔的生长繁殖，避免引起口腔内局部炎症、溃疡、口臭及其他并发症。口腔清洁需要准备的用品有软毛牙刷、含氟牙膏、牙线、水杯、漱口水、毛巾、吸管、塑料巾、水盆等。佩戴假牙者，应指导其在饭前、饭后漱口。假牙和真牙一样需要每天清洁，每半年或一年到专业医院复查一次，同时告诉老人不宜吃太硬或黏性较大的食物。如果假牙暂时不佩戴，应浸泡在贴有标签的加盖冷开水中，每天换水一次。不可用热水或乙醇浸泡，以免假牙变形、变色和老化。

### （二）老年人的头发护理

老年人的头发多干枯、易脱落，做好头发的清洁和保养可以减少头发脱落。应定期清洁头发，每天梳理头发，帮助疏通经络，促进血液循环，从而获得保健效果。从发根逐渐梳到发梢，梳理头发至整齐。老年人梳头动作要轻，避免强行梳拉，造成老年人疼痛。长期卧床的老年人，可以采取床上洗发的方法进行头发的清洁，例如马蹄形垫洗发法、扣杯洗发法和洗头车洗发法。如果没有马蹄形垫，可以自己制作。用数张纸或废弃的报纸卷成筒状，外包浴巾再卷起来，围成马蹄状水槽，上面覆盖大塑料布或橡胶单即可使用。

### （三）老年人的皮肤护理

老年人皮肤松弛，特别是皱褶部位如腋下、肛门、外阴等。全身皮肤干燥，反应性及防御能力减弱。因此，老年人在日常生活中应注意保持皮肤的清洁护理。指导老年人定期沐浴，夏季一般每天 1 次，其余季节每周 1~2 次，也可以根据实际情况适当调整。沐浴时室温调节在 24~26℃，水温40℃左右，沐浴时间 10~15 分钟为宜。避免使用碱性肥皂，以硼酸皂和沐浴露为宜。沐浴用毛巾应柔软，防止损伤皮肤。饱腹或空腹时不可沐浴，应选择餐后 2 小时沐浴，以免影响消化，或引起低血压、低血糖等不适。

### （四）被服的清洁

老年人应勤换被服，随时保持床铺的清洁、干燥、平整、柔软，特别是卧床老人。每日清扫床单，每周定期更换床单、被罩，将被褥经常置于太阳下暴晒。

 素质提升

照顾老人，弘扬中华传统美德

老年人随着年龄的增长，逐渐出现衰老现象，如身体各系统功能逐渐退化，对外界事物反应迟钝等。而清洁卫生是每一个人的基本需求，尤其老年人更应该保持好清洁卫生，以更好地促进健康，维护老人自尊。当面对需要照护的老年人时，我们需要更多的细心和耐心，表达对老人的尊敬和关怀，发扬中华民族尊老、敬老、爱老的传统美德。

## 二、老年人衣着卫生

老年人服装的选择必须遵循方便、实用、整洁、舒适、美观的原则。

### （一）衣服材质选择

在选料时要慎重考虑，特别是内衣，应以纯棉织品为好。也可根据季节不同选择透气性好，吸湿性强，穿后感觉舒适、面料柔软的衣服。有些衣料如毛织品、化纤织品，看起来轻松、柔软，但它们对皮肤有一定的刺激性，有可能引起瘙痒、红肿或疼痛等症状。由于老年人体温调节中枢功能降低，尤其对寒冷的抵抗力和适应性降低，因此在寒冷季节时特别要注意衣着的保暖功效。

### （二）衣服款式选择

衣服款式要美观、简洁、朴实大方、便于穿脱。容易穿脱对于老年人来说是非常重要的，即使是残障者，也要尽量鼓励和指导其参与衣服的穿脱过程，以最大可能保持和发挥其残存功能。因此上衣设计应多以开襟为主；减少纽扣的使用，可用魔术贴代替纽扣；如实在坚持纽扣，也要注意不宜过小，以方便老年人自行系扣。

此外，老年人衣服款式的选择还要考虑安全性。老年人平衡感降低，避免穿过长的裙子或裤子以免绊倒。做饭时穿的衣服避免袖口过宽，以防袖口接触火源着火。衣服要合身，不能过紧，更不要压迫胸部；同时也要注意关心老年人衣着的社会性，在尊重其原有生活习惯的基础上，注意衣服的款式和色彩要适合其个性、年龄以及社会活动需要。条件允许的时鼓励老年人的服饰打扮可适当考虑流行时尚，如选择有朝气的色调、大方别致的款式以及饰物等。

### （三）鞋子选择

鞋子选择方面应注意：首先，应选择大小合适的鞋。鞋子太大，行走时会不跟脚而引起跌倒；不宜过小，又因过小压迫和摩擦造成皮肤损伤，特别是糖尿病患者。其次，鞋底不能太薄、太硬、太平。鞋底太硬、太薄，会在行走时硌得脚疼；如鞋底太平，则无法为足弓提供足够的支撑，易使脚步产生疲劳感。因此应选择鞋底要有一定厚度，后跟高在2cm左右，以增加脚部的舒适度，减轻足弓的压力。最后，无论是在室内还是室外，老年人均应选择有防滑功能的鞋，同时活动时尽量不穿拖鞋，避免发生跌倒。

## 三、皮肤瘙痒症状处理

### （一）概述

瘙痒是指皮肤或黏膜上一种引起搔抓欲望的不愉快的感觉，如脂溢性皮炎、神经性皮炎、湿疹、接触性皮炎、荨麻疹等。和皮肤瘙痒不同，皮瘙痒症是一种仅有皮肤瘙痒而无原发性皮损的皮肤病。老年人因皮脂分泌功能减退、皮肤萎缩、干燥而容易出现全身瘙痒，称为老年瘙痒症，往往病程较长，奇痒难忍，严重影响老年人的健康和生活。

皮肤瘙痒是老年人常见的主诉，其可以干扰正常的睡眠并造成焦虑以及其他严重的心理问题。瘙痒是位于表皮、真皮之间结合部或毛囊周围游离神经末梢受到刺激所致，引起老年人搔抓后导致的局部皮肤损伤，如此恶性循环，最终成为顽疾。

### （二）老年人皮肤瘙痒的常见病因

**1. 皮肤老龄化** 进入老年期，皮肤毛细血管萎缩，胶原纤维和弹力纤维变性，汗腺和皮脂腺功能减退，分泌减少，使老年人皮肤变得干燥、松弛。皮肤干燥是最常见的原因，在老年人瘙痒中占40%~80%，通常由于温度变化，毛衣刺激或用肥皂洗澡后引起。除此之外还可见于多数皮疹、重力性皮炎、急性剥脱性皮炎、牛皮癣、脂溢性皮炎以及皮肤感染等病症。

**2. 全身性疾病** 慢性系统性疾病是引起部分老年人皮肤瘙痒的原因，常见的疾病有：①内分泌和代谢性疾病，如糖尿病、甲状腺功能亢进、甲状腺功能减退等；②肝胆疾病引起胆汁淤积时可在黄疸出现前或伴黄疸同时出现瘙痒；③肾脏疾病，肾衰竭或减退的患者有80%~90%伴有瘙痒；④血液系统疾病及恶性疾病，如霍奇金淋巴瘤、真性红细胞增多症、淋巴瘤、多发性骨髓瘤、巨球蛋白血症和缺铁性贫血等在瘙痒的同时伴有血液系统的异常表现；⑤某些恶性肿瘤；⑥感染性疾病，如艾滋病、血吸虫病、鞭毛虫病、盘尾丝虫病等；⑦自身免疫性疾病，如干燥综合征、风湿性关节炎、类风湿关节炎等。

**3. 神经精神因素** 神经衰弱、情绪紧张、恐惧、焦虑、激动抑郁等可引起或加重瘙痒。

**4. 环境气候** 可由寒冷诱发，如当秋天气温急剧变化时，夜晚脱衣睡觉时出现，即冬季瘙痒症。此外，夏季高温、潮湿时也可诱发皮肤瘙痒，出汗常使瘙痒加剧，即夏季瘙痒症；当室温较高且空气过于干燥时亦可诱发皮肤瘙痒。

**5. 生活习惯** 使用碱性过强的清洗剂或肥皂清洁皮肤或衣服、穿着紧身或粗糙的衣物、化纤类衣物、洗澡过于频繁、沐浴水温过高、常吃辛辣或海鲜类食物、吸烟、饮酒、平时不用保湿护肤品等。

6. 其他　慢性病灶、药物或食物过敏、中毒、结核病等。

（三）护理措施

**1. 一般护理**

（1）居室环境　保持居室内温湿度适宜，气候干燥时可用加湿器加湿。

（2）个人卫生　老年人沐浴次数不宜过多，最多每隔一天沐浴一次，沐浴时水温不要过热，同时避免使用碱性强的肥皂或沐浴液；沐浴后及时涂擦保湿护肤品，以滋润和保护皮肤；保持床单、被褥清洁；贴身衣裤应选择宽松柔软的棉制品，注意勤洗勤换。

（3）饮食护理　饮食宜清淡，多吃蔬菜、水果，保持大便通畅。戒烟酒，不喝浓茶或咖啡，不吃辛辣刺激性食物，海鲜类食物少吃或不知。养成定时喝水的习惯，没有禁忌的情况下保证每天 2000 ~ 2500ml 的摄入量。

**2. 用药护理**　遵医嘱指导老年人使用药物，尽量避免药物副作用。全身用药常用抗组胺类药物、钙剂、维生素 C、配合应用谷维素、维生素 $B_1$、维生素 $B_{12}$ 及复合维生素等。睡眠差者可于睡前加用镇静安眠药，瘙痒严重者可用普鲁卡因静脉封闭疗法；局部治疗可用低 pH 的清洁剂和润滑剂、止痒剂及表面麻醉剂或短期外用糖皮质激素以缓解症状。

**3. 物理治疗**　光疗对部分瘙痒症有效，皮肤干燥者可配合熏蒸，此外药浴（如淀粉浴、矿泉浴）也有一定疗效。

**4. 心理护理**　找出可能的心理原因加以疏导，或针对瘙痒而引起的心理异常进行开解。

**5. 健康宣教**

（1）疾病知识教育　向老年人及其家属介绍老年瘙痒症病因和诱发因素，避免用力搔抓皮肤、打破"越痒越挠—越挠越痒"的恶性循环，同时帮助老年人修剪指甲以免挠伤皮肤。

（2）积极预防疾病　建议老年人根据自身情况适当运动锻炼，以促进血液循环，增强体质；指导老年人选择有效的压力应对策略，保持心情舒畅。

（3）检查身体　注意观察瘙痒的部位、程度和时间，局部有无破溃、出血，如破溃严重则应及时消毒处理；检测药物的疗效及不良反应，如效果不佳或出血不良反应及时通知医护人员。

## 四、老年人压疮护理

（一）概述

压疮（pressure sore）又称压力性溃疡（pressure ulcer），是指局部组织长期受压，血液循环障碍，持续缺血、缺氧、营养不良而致的软组织的溃烂和坏死。当皮肤组织受到的压力超过毛细管血管充盈压（32mmHg），且持续时间超过 2 小时以上即造成局部组织缺血和坏死。

随着年龄的增长，老年人压疮易感性显著增加，尤其是居家长期卧床的老人，由于自理能力下降，并发多种慢性疾病，其发病率高达20% ~ 50%。我国压疮的预防和护理是护理工作的重要内容，很多医院将其列入护理治疗考评的关键一项，提出院内压疮发生的标准为零，除不许翻身的特殊患者外，一律不得发生压疮，带压疮入院的老年人不准扩大。老年人是压疮的高发人群，压疮不仅带给老年人身体和精神上的痛苦，同时也使得住院日数延长，医疗费用和家庭负担均增加。因此，采取积极而有效的预防和治疗措施非常重要。

（二）老年人压疮的特点

压疮是老年人的一个灾难性并发症，常发生于昏迷、瘫痪、肥胖、水肿、营养不良、大小便失禁的老年人，以复杂、难以愈合的慢性伤口为临床特征，具体表现以下特征。

（1）无痛。

（2）边缘硬而干燥，轮廓常呈圆形或火山口状。

（3）从表皮扩延到皮下及深部组织，有潜行或者窦道，不易充分引流。

（4）分布于溃疡床的肉芽组织常呈灰白色，伴继发感染时会有恶臭分泌物或脓性分泌物流出，穿入深部组织，使肌腱和骨膜出现炎性改变、增厚、硬化并可破坏其骨质及关节。

### （三）老年人压疮护理评估

当发生压疮时，应当对老年人进行全面的评估，找出潜在的危险因素，采取有效的干预措施后，压疮才能愈合。常用的危险因素评估表包括 Norton 量表和 Braden 量表。应用危险因素评估表时需根据老年人的具体情况进行动态评估，并及时修正措施，实施重点预防。

Norton 压疮风险评估量表是首个评估老人压疮危险因素的工具，也是目前公认用于预测压疮发生的有效评分方法（表 5 - 2）。该表从 5 个方面来评估压疮危险因素：身体健康状况、意识状况、活动能力、体位移动及尿失禁情况。总分值范围为 5 ~ 20 分，分值越少，表面发生压疮的危险越高。得分≤14 分，提示易发生压疮。由于此评估表缺乏营养状态的评估，故做临床使用时需补充相关内容。

表 5 - 2　Norton 量表

| 身体健康状况 | 得分 | 意识状况 | 得分 | 活动能力 | 得分 | 体位移动 | 得分 | 尿失禁 | 得分 |
|---|---|---|---|---|---|---|---|---|---|
| 好 | 4 | 清醒 | 4 | 活动自如 | 4 | 完全自如 | 4 | 没有 | 4 |
| 较好 | 3 | 淡漠 | 3 | 在协助下行走 | 3 | 轻度受限 | 3 | 偶尔 | 3 |
| 不好 | 2 | 模糊 | 2 | 轮椅 | 2 | 非常受限 | 2 | 通常 | 2 |
| 非常差 | 1 | 昏迷 | 1 | 卧床 | 1 | 不能移动 | 1 | 严重 | 1 |

注：得分≤14 分，提示易发生压疮。

Braden 量表是目前国内外用来预测压疮发生的较为常用的方法之一（表 5 - 3），对压疮高危人群具有较好的预测效果，且评估简便、易行。该量表从 6 个方面进行评估，分别是感觉、潮湿、活动、体位移动、营养及摩擦力和剪切力。总分值范围为 6 ~ 23 分，分值越少，提示发生压疮的风险性越高。得分≤18 分，提示有发生压疮的危险，建议采取预防措施。

表 5 - 3　Braden 量表

| 患者姓名： | 评估者姓名： | 得分： |
|---|---|---|
| 评估内容 | 程度 | 得分 |
| 感觉（对与压力相关的不适反应的能力） | 完全受损 | 1 |
|  | 非常受损 | 2 |
|  | 轻度受损 | 3 |
|  | 未受损害 | 4 |
| 潮湿（皮肤暴露于潮湿的程度） | 持续潮湿 | 1 |
|  | 非常潮湿 | 2 |
|  | 偶尔潮湿 | 3 |
|  | 很少潮湿 | 4 |
| 活动（身体活动程度） | 卧床 | 1 |
|  | 只能坐在椅子上 | 2 |
|  | 偶尔行走 | 3 |
|  | 经常行走 | 4 |

续表

| 评估内容 | 程度 | 得分 |
|---|---|---|
| 体位移动（改变和控制体位的能力） | 完全受限 | 1 |
| | 非常受限 | 2 |
| | 轻度受限 | 3 |
| | 不受限制 | 4 |
| 营养（日常食物的摄取方式） | 很差 | 1 |
| | 可能不足 | 2 |
| | 足够 | 3 |
| | 很好 | 4 |
| 摩擦力和剪切力 | 有 | 1 |
| | 潜在 | 2 |
| | 无 | 3 |

注：评分≤18分被视为有发生压疮的危险。

①危险——15~18分。老年人应进行翻身护理，保护脚后跟，控制潮湿，保持营养，减少剪切力和摩擦力，如果老年人长期卧床或在轮椅上则应用减压垫。

②中度危险——13~14分。翻身，抬高床头不超过30°，用高密度海绵靠垫，保护脚后跟，控制潮湿，保持营养，减少剪切力和摩擦力，如果老年人长期卧床或在轮椅上则应用减压垫。

③高度危险——10~12分。增加翻身频率，抬高床头不超过30°，保护脚后跟，控制潮湿，保持营养，减少剪切力和摩擦力，如果老年人长期卧床或在轮椅上则应用减压垫。

④极度危险——≤9分。增加翻身频率，可用气垫床（或交替式压力调节充气床垫）等特殊床垫。

### （四）护理措施

**1. 一般护理**

（1）环境

1）保持室内空气清新，每天定时开窗通风2~3次，每次30~40分钟。

2）保持床铺清洁、平整、干燥、无渣屑，每天可在进餐后30分钟协助老年人整理床单，发现床单潮湿或被排泄物污染，应及时更换。

（2）皮肤护理  对于存在压疮危险因素的老年人，皮肤护理的目标是保持和改善组织对压力的耐受，预防损伤。

1）检查皮肤  压疮易发生于身体受压和缺乏脂肪组织保护、无肌肉包裹或肌肉层较薄的骨隆突处，并且体位不同，易患部位也不一样，因此应每天进行一次全面的皮肤检查，重点观察压疮易患部位的皮肤情况。值得注意的是，在一些非常规压疮易发部位也有可能发生压疮，如带有胃管的老人，应注意观察脸颊、鼻翼处是否有压疮发生。

2）保持局部皮肤清洁干燥  当大量出汗、有伤口引流物或大小便失禁时，应采用温水和温和的清洁剂清洁皮肤，以尽量减少皮肤干燥和对皮肤的刺激。清洁后可使用保湿护肤品涂擦，并及时更换干净的衣物和床单。

3）避免按摩骨隆突处  以往认为按摩骨隆突处可以促进局部血液循环，但最新研究显示，按摩会导致骨隆突处局部皮肤血流受阻、局部皮温下降，甚至发生组织变性。

（3）饮食护理  根据老年人的进食能力来保证适当的饮食以预防营养不良，可适当增加优质蛋白质和热量的摄入，纠正负氮平衡，可多食用富含维生素和微量元素的食物。对于水肿者，应注意限制水、钠摄入；不能进食者应给予鼻饲或采用胃肠外营养支持措施。

（4）休息与活动

1）定时更换体位  这是预防压疮的关键措施。可建立翻身记录卡（表5-4），对有压疮危险因素的老年人应至少每2小时改变一次体位（必要时每1小时更换一次）；翻身时避免拖、拉、拽、推老年人；更换体位后可将老年人侧倾30°并用软枕支撑，以避免骨隆突处的垂直受压。此外，在清洁或更换床单时，可采用能抬起老年人的器械，如移位机等来移动老年人可减少摩擦力和剪切力带来的风险。

2）对于不能卧床的老年人，鼓励他们可先从床上挪到椅子上，然后站起来走动；对于卧床的老年人，可做主动或者被动的伸展运动。

表5-4 翻身记录卡

床号：　　　　　　　　　　　　　　　姓名：

| 日期/时间 | 卧位 | 皮肤情况及备注 | 执行者 |
|---|---|---|---|
|  |  |  |  |
|  |  |  |  |
|  |  |  |  |
|  |  |  |  |

**2. 抗感染治疗护理**

（1）清创术　当伤口内有坏死组织和无活性组织（异物）时，需要进行清创术（表5-5）。

表5-5 清创方法

| 类型 | 描述 | 优缺点 |
|---|---|---|
| 机械性 | 使用物理方法清除失活组织，包括湿至干敷料更换、水疗冲洗、超声等方法 | 可能同时清除失活组织和有活力的组织，可能导致疼痛 |
| 锐性的手术治疗 | 使用手术刀、剪刀和镊子来清除失活组织。激光清创术也属于此类方法 | 如果术者很熟练，此方法快速、有效；当怀疑感染时应该使用，需要止痛治疗 |
| 酶性 | 应用局部清创药物来溶解失活组织（化学力） | 适合于没有体征和症状局部感染时，有可能导致皮肤周围的损伤 |
| 自熔性 | 使用合成的敷料，使失活组织因为溃疡里渗液中的酶而自行消化 | 当老年人不能耐受其他形式的清除术以及无感染的情况下推荐使用，可能需要很长时间起效 |
| 生物手术 | 使用幼虫消化失活组织 | 当老年人不能忍受手术清创疼痛时的快速、有效的选择 |

（2）敷料　根据老年人的个体情况和压疮的特点正确选用各种敷料，常见的料有包括以下几类。

1）抗生素类　如银离子泡沫敷料，用于感染性伤口。

2）促进循环类　溃疡贴。

3）胶原水解酶类　清创胶，清除坏死组织。

4）渗液吸收类　渗液吸收贴、藻酸盐敷料，可吸收大量渗出液。

5）等渗类　生理盐水，保护细胞不受损伤。目前提倡湿性伤口愈合，即采用敷料与外环境完全封闭（隔绝液体和气体）或半封闭（隔绝液体、氧气和水蒸气），湿性伤口较暴露在空气中的干燥伤口愈合速度快1倍，并可降低伤口的感染率。

**3. 心理护理**　可经常与老年人交谈，使其表达自己真实的想法，了解老年人悲观、焦虑或不愿配合治疗的原因，有针对性地进行心理疏导，解开老年人的心结，尽量满足其合理的要求，增强其战胜疾病的信心，使其配合各项治疗和护理。

**4. 健康宣教**

（1）疾病知识教育　对易发生压疮的老年人及家属讲解压疮发生的原因及危害，使老年人及家属掌握预防压疮的正确方法。

（2）积极预防疾病　帮助老年人选择适当的措施，预防压疮，促进愈合；指导有功能障碍的老年人尽早开始功能锻炼；指导老年人加强营养，增加皮肤抵抗力和疮面愈合能力。

（3）监测病情　评估老年人全身营养状况，去除引起营养缺乏的因素。

# 第五节　老年人的性生活卫生

性生活是人的基本需要，也是生活的一部分。适度、和谐的性生活对于老年人的生理、心理和社会健康都很重要，是其他生活方式所不能取代的。对老年人来说，适度的性生活可以促进老年夫妻感情，丰富生活内容，有助于身心健康，延年益寿。因此，了解老年人的性需求及性生活卫生指导，可以延缓性衰退，帮助老人提高生活质量。

## 一、老年人性需求

在马斯洛的需要层次理论中，性是人的基本需要。通过性生活的满足，还可以满足爱与被爱、尊重与被尊重等较高层次的需要。性需要不会因为疾病或年龄的不同而消失。健康的性生活包括很多不同的方式来表达爱意和关怀，不仅仅只是性交。性生活的类型有两种，一种是性交型，另一种是性接触型。对于老年人来说，往往通过彼此之间的抚摸、接吻、拥抱等一些浅层的性接触就可以满足其性需要。也就是说，年轻时激烈的性行为，老年期可被相对温和的情感表达方式所取代。

老年人的性需要得到满足后，不仅可以增加夫妻间的感情，使其产生相依为命的感觉，还能使其晚年生活变得更加丰富，有效地减少孤独、寂寞、空虚等影响寿命的不良心理，有利于身心健康。

## 二、老年人的性生活卫生指导

### （一）一般指导

**1. 开展健康教育**　教育老年人及其配偶、照顾者进行针对性的性健康教育。让他们明白身体衰老并不意味着性欲和获得性高潮能力必然减退和消失，帮助其树立正确的性观念。克服传统文化和社会舆论的偏见，把性生活看作正常生理活动的一部分。

**2. 加强伴侣间的沟通**　鼓励老年人与其配偶沟通，能畅谈有关性问题的感受，消除顾虑、有助于治愈疾病和性生活的和谐。

**3. 营造合适的环境**　老年人应有自己的私密空间及自我控制的条件，如门窗的隐私性、床的高度和适用性等。提供老年人夫妻性生活的基本条件，如性生活过程不被干扰，时间充足，避免给老年人造成心理压力。

**4. 健康的生活习惯**　保持心情愉悦、规律运动、保持体能。禁止吸烟、减少喝酒，多吃新鲜食物等。性生活时间以休息时间足够为宜。

 **素质提升**

**关爱老人，关注老人情感生活**

老年性生活是一个比较宽泛的概念，绝不仅仅只是性交。健康的性生活有很多不同的方式来表达爱意和关怀，如老年夫妇相互的拥抱、亲吻，甚至是聊天，都可使老年人的爱欲得到满足，其实老年人更需要这种心理上的性满足。它可有效地减少孤独、寂寞、空虚等，有利于身心健康，延年益寿。

因此我们应有意识地为老年人创造更为宽松的心理氛围、家庭氛围和社会氛围。抛弃传统观念的枷锁，减少偏见，让社会给予更多的理解和支持，引导老年人在适时适度的性生活中享受晚年的幸福。

（二）性卫生指导

**1. 性生活的频度** 性生活的频度是指多长时间一次性生活。老年人的性生活的频度以第二天不感到身体疲劳，双方精神愉快为宜。

**2. 性生活的清洁** 男女性生活前、后都要清洗外阴，避免感染。平时也应保持外生殖器清洁，避免生殖系统感染。

**3. 性生活的安全** 提醒老年人采取必要的安全措施是很重要的，如性伴侣的正确选择，安全套的正确使用等。

（三）对患病老年人性生活的指导

**1. 患前列腺炎、老年性阴道炎的老年人** 可使用抗生素、前列腺按摩及温水坐浴等治疗方法来减轻症状。女性阴道干涩者，性生活前可使用水溶性润滑剂润滑阴道。

**2. 患心脏病的老年人** 使用心肺监测来决定患者是否能承受性生活的活动量（相当于爬楼梯心跳达到 174 次/分的程度）。避免劳累、饱食及饮酒后进行性生活，以免加重心脏负担。性生活最好在双方都充分休息后进行。也可遵医嘱用药进行协调，在性生活前 15～30 分钟服用硝酸甘油，避免发生意外。

**3. 患呼吸系统疾病老年人** 应在充分休息后的早晨进行性生活，同时选择呼吸不受限的体位。也可在性生活中应用呼吸技巧来提高氧的摄入和利用。

**4. 其他老年人** 如患关节炎患者可由改变姿势和服药来减轻不适程度，或者在性生活前 30 分钟泡热水澡，让关节肌肉达到放松。糖尿病老年人，可通过药物和润滑剂的使用来改善疼痛症状。

目标检测

答案解析

一、选择题

**【A1/A2 型题】**

1. 老年人居室适宜的温度是（　　）

 A. 18～20℃     B. 20～22℃     C. 22～24℃

 D. 24～26℃     E. 26～28℃

2. 老年人居室适宜的湿度是（　　）

 A. 20%～30%     B. 30%～40%     C. 40%～50%

 D. 50%～60%     E. 60%～70%

3. 老年人的饮食需求中，蛋白质供给热量应占总热量的（　　）为宜。

 A. 10%       B. 15%       C. 20%

 D. 25%       E. 30%

4. 老年人膳食纤维每天摄入量应为（　　）

 A. 20g       B. 30g       C. 40g

 D. 50g       E. 60g

5. 对大小便失禁的老年人进行护理时，下列措施不正确的是（　　）

 A. 提供易消化、吸收、少渣少油的食物

 B. 对大便失禁的老年人，应注意保护肛门周围皮肤的清洁、干燥

 C. 用温水清洗会阴部皮肤，并保持清洁、干燥

D. 掌握排尿规律，每2～3小时给便器一次

E. 全天都应多喝水，促进排尿反射，预防泌尿系统感染

6. 老年人的营养需求中，优质蛋白应占摄取蛋白质总量的（　　）

  A. 10% 左右    B. 20% 左右    C. 30% 左右

  D. 40% 左右    E. 50% 左右

7. 张奶奶，65岁，尿失禁患者，在为其进行膀胱功能训练的时候，下列措施错误的是（　　）

  A. 盆底肌锻炼    B. 训练自主排尿    C. 排尿控制疗法训练

  D. 多饮水      E. 少饮水或不饮水

8. 李爷爷，今天早上运动后，心率在3分钟内恢复到运动前水平。提示运动量（　　）

  A. 过小      B. 适宜      C. 过大

  D. 一般      E. 适中

9. 不属于老年人皮肤瘙痒的常见原因是（　　）

  A. 皮肤感染    B. 皮肤干燥    C. 慢性肾功能衰竭

  D. 气候变化    E. 饮食不规律

10. 患者，女，61岁，最近一周有点便秘，护士小李给她做健康教育。下列关于便秘的健康教育，
  错误的是（　　）

  A. 定时排便    B. 多吃蔬菜    C. 卧床时少活动

  D. 每天饮水 1500ml  E. 适当食用油脂类食物

二、思考题

患者，女，67岁，独居，自诉最近感到排便困难，从过去的每天1次到最近半个月都是2～3天才一次。

问题：

1. 作为一名护理人员，应该怎样对该老年人进行健康指导呢？

2. 老年人营养摄入的影响因素有哪些？

3. 针对这位老年人便秘的问题，我们应如何进行护理？

---

书网融合……

本章小结

微课

题库

# 第六章　老年人常见意外事件的预防和护理

PPT

◉ 学习目标

1. 通过本章学习，重点把握老年人噎呛的临床表现、现场急救和预防；跌倒和烧、烫伤现场处理和预防；熟悉噎呛、跌倒和烧、烫伤的危险因素。

2. 学会利用所学知识对老年人常见意外事件进行现场处理；建立"时间就是生命"急救理念。

老年人由于各系统各器官生理功能下降，反应能力减弱，老年人容易发生噎呛、跌倒和烧、烫伤等意外伤害，这些意外事件的发生，致伤致残率高，极大危害老年人的健康甚至生命。因此，我们应了解这些意外事件的危险因素，认真细致做好预防工作，做到防患于未然，一旦发生意外事件，应准确快速评估，并做出有效的现场处理，对于维护老年人生命安全和身心健康有着十分重要的意义。

≫ 情境导入

情境描述　王爷爷，80 岁，昨天在家和亲友聚餐时，边进食边聊天，正逢高兴时，王爷爷突然停止了进食，神情紧张，说不出话，呼吸困难，双眼发直，一手捂着颈前喉部。

讨论　1. 王爷爷发生了什么情况？

　　　2. 作为一名护士，你到达现场时应当如何处理？

　　　3. 如何指导王爷爷预防此情况发生？

## 第一节　老年人噎呛的预防和护理

### 一、概述

随着年龄增长，老年人噎呛的发病率在不断升高，尤其是 65 岁以上的老年人，由于机体逐渐老化，身体感觉系统和神经系统等生理功能明显减退，对事物的反应敏感性明显降低，进食时容易发生噎呛。

（一）噎呛定义

噎呛俗称噎食，是食物阻塞咽喉部或卡在食道的某一处狭窄处，甚至误入气管，引起呛咳、呼吸困难、窒息。是老年人猝死的常见原因之一。其临床表现与冠心病很相似，并且发生在进餐时，因此容易被误诊而延误抢救的最佳时机。

（二）噎呛的危险因素

**1. 衰老因素**　老年人大多数有牙病或者牙齿残缺，咀嚼能力下降，同时，咽和食管在生理上和形态上都出现了退行性改变。一是由于唾液腺萎缩，分泌的唾液腺减少，食物得不到充分的搅拌，导致乳糜团形成欠缺；二是老年人咽喉部肌肉变硬萎缩，感觉减退，吞咽反射减低；三是食管平滑肌萎缩，输送食物蠕动慢，食管黏膜液体分泌少。

**2. 疾病因素** 脑血管意外或头部外伤的老年人因吞咽反射障碍、迟钝、吞咽动作不协调等导致噎呛；食管癌、反流性食管炎、迷走神经和舌咽神经麻痹也会出现吞咽困难而致噎呛；精神障碍老年人因受幻觉妄想支配而出现行为紊乱，出现暴饮暴食、吃饭快，食物咀嚼不充分即强行快速吞咽，从而导致噎呛。

**3. 药物因素** 有精神障碍的患者服用抗精神病药物治疗后，药物的副作用主要表现在两个方面，一方面是引起咽喉肌功能失调，抑制了吞咽反射，出现吞咽困难；另一方面，药物作用可使老年人产生饥饿感以及不知饥饱而抢食的精神症状，尤其在机体进食时，易造成噎呛。

**4. 食物因素** 某些食物黏性较强，如年糕、汤圆等食物，由于老年人咀嚼能力下降，对这些黏性强的食物咀嚼不彻底；干燥食物，如馒头、鸡蛋，水分较少，吞咽时易于噎呛。

**5. 其他因素** 体位因素（平卧位易噎呛）；管理因素，护理人员管理不到位，健康教育效果欠佳，对患者分级护理执行不到位，对患者发生意外评估不全面，集中就餐制度不严格等；老年人情绪不稳定时易引起食管痉挛；老年人进食过快或注意力不集中；家属照护老年人知识缺乏；老年人意识状态也影响进食。

## 二、临床表现

**1. 早期表现** 进餐时突然不能说话，大量食物积存在口腔、咽喉内导致气道阻塞，患者表现为面部涨红，并有呛咳反射。大部分老年人常不由自主的一手呈"V"字状紧贴颈前喉部的特殊表现，表情痛苦，呼吸困难。

**2. 中期表现** 胸闷、窒息感，食物卡在咽喉部，两手乱抓，两眼发直。

**3. 晚期表现** 出现面色苍白、口唇发绀、满头大汗，甚至昏倒在地，此时食物已进入气管，若不及时解除梗阻，出现大小便失禁、抽搐、呼吸停止、全身发绀、心跳停止等。

## 三、现场急救

### （一）老年人意识清醒状态下噎呛的急救

**1. 一旦发现噎食，立即停止进食** 分秒必争就地抢救，同时呼叫其他人共同组织抢救，立即清除口咽部食物，将口腔撬开，取出食物，保持呼吸道通畅。

**2. 自我急救法** 当老年人身边没人时，可以自己站着，下巴抬起，一手握拳头，另一只手抓住该手，快速冲击腹部；或者使腹部上端靠在一张椅子的背部顶端或桌子的边缘或阳台栏杆转角，快速挤压腹部，使异物排出。

**3. 海姆立克法** 首先观察老年人是否能说话，是否能呼吸，如果口咽部看不到食物，立即执行海姆立克法，并让旁边人拨打120。

（1）立位腹部冲击法 施救者帮助老人站立并站在其背后，右脚呈弓步状，并置于老年人两腿之间。用左手将老年人的背部轻轻推向前，使老年人处于前倾位，头部略低，嘴张开，有利于呼吸道异物被排出，施救者用双手臂由腋下环绕老人腰部；一手握拳，将拳头的大拇指侧和食指侧对准老人腹部正中脐上方两横指处；另一只手紧握此拳，肘部张开，向内、向上方连续快速挤压冲击老人的腹部。反复、有节奏、适当用力地进行，可使胸腔压力骤然增加，有利于气道异物排出。

（2）仰卧位腹部冲击法 适用于老年人意识清醒且不能站立者或昏迷者，将置平卧位，肩胛下垫一枕头，颈部伸直，首先开放气道，然后救护者骑跨在老年人两大腿外侧，一手以掌根按压腹部正中脐上两横指的部位，另一手掌覆盖其手掌之上，向下、向前方快速适当用力推压冲击，反复进行 6~10

次，注意适当用力，不要伤及肋骨和内脏至呼吸道异物排出。

（3）胸部冲击法　适用于肥胖老年人，老年人站位或坐位，护士站于老年人背后；护士双手从老年人腋下穿过至胸前，左手握拳拇指侧顶住老年人胸骨中部，右手握住左拳。向后上方用力冲击、挤压，反复冲击6～10次才有效。

### （二）老年人无意识状态下噎呛的急救

将置平卧位，肩胛下垫一枕头，颈部伸直，首先开放气道，然后救护者骑跨在老人大腿外侧，一手以掌根按压腹部正中脐上两横指的部位，另一手掌覆盖其手掌之上，进行冲击性地、快速地、向上方压迫，反复至呼吸道异物排出。若经过上述操作异物未排出，迅速摸清环状软骨下缘和环状软骨上缘的中间部位，稳、准刺入一个针头于气管内，暂时缓解缺氧状态，争取抢救时间，必要时配合气管切开术。

💡 素质提升

---

#### "生命第一，时效为先"的救护理念

面对老年人突发意外事件，需要沉着、冷静、果敢、担当，需要生命第一、分秒必争的急救意识，需要"人道、博爱、奉献"的红十字精神，需要精益求精、团队协作的工作态度。即使没有家属陪伴的老年人，需要慎独自律、尊重老年人的职业操守，需要敬佑生命、永不言弃的职业情怀。

---

## 四、预防

**1. 进食前环境**　鼓励老年人在餐厅进食，在医院进餐时尽量停止不必要的治疗；选择大小合适的餐具，避免使用一次性餐具；进餐时保证座椅平稳舒适，保证安全；进餐环境安静整洁，光线适中，避免分散老年人进餐时注意力。

**2. 餐前对老人进行吞咽反射评估**　一是让老年人做吞咽试验，让老年人取端坐位，检查者将手指放在患者的喉结及舌骨处，让老年人快速反复吞咽，感受舌骨随吞咽的运动，30秒内吞咽少于3次确认为吞咽功能异常；二是做洼田饮水试验：让老年人端坐，喝下30ml温开水，观察所需时间及呛咳情况。（1级：5秒内能1次顺利将水咽下；2级：5秒内能分2次以上顺利将水咽下；3级：5秒内能1次咽下，但有呛咳；4级：5～10秒内分2次以上咽下并有呛咳；5级：10秒内不能将水全部咽下并频繁呛咳。）

**3. 进餐时体位**　尽量保持直立位或前倾15°。坐椅子上，尽量保证身体端坐位；不能下床者，抬高床头至少60°，进餐后30分钟后放低床头。

**4. 进餐的食物**　避免干、硬、有刺、黏的食物；避免过冷、过热、辛辣刺激性食物。饮酒不易过多，避免失去自控能力；做到合理膳食，保证食物细、碎、软。有吞咽障碍的老年人，尽可能减少流食和半流质食物，减少老人呛咳。

**5. 进餐时观察**　自主进餐的老年人，观察一次进食量和速度，告诉老年人应少食多餐、细嚼慢咽；为保证进餐注意力集中，不要与老年人交谈或催促进餐，如发生呛咳，暂停进食，严重者停止进食。协助老年人进餐时，要把食物尽可能地送到老年人的舌后部，有利于吞咽。

**6. 吞咽功能训练**　为预防老年人噎呛，平日应多做口腔操进行训练。①检查环境。②体位调整。老年人取端坐位，确保头部、颈部以及躯干在一条直线上，将膝部与髋部屈成90°。③面部肌肉训练。指导老年人依次进行皱眉、鼓腮、露齿、吹哨、呲牙、张口、咂唇等动作。④舌肌运动训练。指导老年人伸舌，使舌尖在口腔内左右用力顶两颊部，并沿口腔前庭沟做环转运动，重复5次；指导老年人张口

后用压舌板压舌，用冰棉签于软腭上做快速摩擦，以刺激软腭；嘱老年人发"啊，喔"声音，使软腭上抬，利于吞咽。

# 第二节　老年人跌倒的预防和护理

## 一、概述

**1. 跌倒的概念**　跌倒是指患者在内在或外来的不平衡因素影响时，突发、不自主、非故意的体位改变不能维持直立姿势，倒在地上或更低的平面上。国际疾病分类（ICD-11）将跌倒分为从一个平面至另一个平面的跌落和同一平面的跌倒两类。

**2. 老年人跌倒流行状况**　老年人跌倒发生率高、后果严重，是老年人伤残和死亡的首位。美国每年有 30% 的 65 岁以上老年人出现跌倒，一年中，180 万 65 岁以上老人因跌倒导致活动受限或医院就诊。老年人跌倒造成了沉重的疾病的负担。2020 年，美国因跌倒造成的医疗总费用超过 320 亿。我国已进入老龄化社会，65 岁以上老年人已达 1.5 亿。按照 30% 的发生率估算每年将有 4000 多万老年人至少发生 1 次跌倒。严重威胁着老年人的身心健康、日常活动及独立生活能力，也增加了家庭和社会的负担。

**3. 跌倒高危人群**　老年人跌倒与多方面因素有关，高危人群主要是以下群体：年龄大于 65 岁的患者；曾有跌倒病史；贫血或血压不稳定；意识障碍、失去定向感者；肢体功能障碍；营养不良、虚弱头晕者、步态不稳者；视力或听力较差，缺少照顾的患者；服用利尿药、泻药、镇定安眠药、降压药的患者。

## 二、危险因素

老年人跌倒既有内在危险因素，也有外在危险因素，老年人跌倒是多因素交互作用的结果。

### （一）内在危险因素

**1. 生理因素**　步态的稳定性和平衡功能受损是引发老年人跌倒的主要原因。老年人为弥补其活动能力下降，可能会更加谨慎采取缓慢踱步行走，导致步幅变短、行走不连续、脚不能抬到一个合适的高度，致跌倒的危险性增加；老年人中枢控制能力下降，反应能力、平衡能力、协同运动能力均下降，从而跌倒危险性增加；老年人感觉系统减退，导致视力下降、听力减退、触觉下降、前庭功能和本体感觉退行性减退，以上均增加跌倒危险性；老年人骨质疏松、关节、韧带及肌肉的结构、功能损害和退化是引发跌倒的常见原因。

**2. 病理因素**　神经系统疾病（脑卒中、帕金森病等）、心血管疾病（体位性低血压）、影响视力的眼部疾病（青光眼、白内障、偏盲等）、心理及认知因素等影响老年人智力（痴呆、抑郁症）、肌力、视力、感觉、反应能力及反应时间、平衡力等，使跌倒危险性增加。

**3. 药物因素**　精神类催眠镇静药物、降压药、降糖药都是增加老年人跌倒的危险因素。

**4. 心理因素**　老年人独居者较多，易郁闷、沮丧、害怕跌倒，因而削弱了老年人对自己及周围环境的注意力，不易发现危险情况，增加跌倒机会。有报道多数跌倒者共同的原因是情绪不稳导致注意力不集中或当时太匆忙引起。

### （二）外在危险因素

**1. 环境因素**

（1）室内环境　昏暗灯光、湿滑不平坦路面、步行中障碍物、楼梯台阶，不合适家具摆放和高度，卫生间没有把手等都可能增加跌倒风险。

（2）室外环境　拥挤人群、雨雪路滑、道路和台阶缺乏修缮等可能引起老年人跌倒。

（3）个人环境　衣服穿着、鞋子是否合适、是否有辅助工具、照顾小孩、养宠物等都会增加跌倒风险。

**2. 社会因素**　老年人收入水平、社会保健水平、享受社会服务水平、室外环境的安全设计、老年人是否独居、与社会交往和联系程度等会影响跌倒的发生。

## 三、跌倒后处理

### （一）跌倒后自行正确起身方法

1. 如果是背部先着地，应弯曲双腿，挪动臀部到放有毯子或垫子的椅子或床铺旁，然后使自己较舒适地平躺，盖好毯子，保持体温，如可能要向他人寻求帮助（图6-1）。

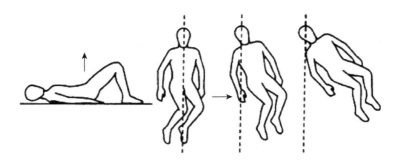

图 6-1　跌倒后起身方法步骤 1

2. 休息片刻，等体力准备充分后，尽力使自己向椅子的方向翻转身体，使自己变成俯卧位（图6-2）。

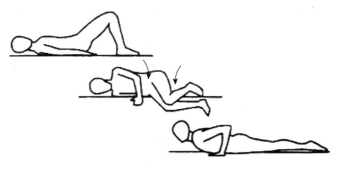

图 6-2　跌倒后起身方法步骤 2

3. 双手支撑地面，抬起臀部，弯曲膝关节，然后尽力使自己面向椅子跪立，双手扶住椅面（图6-3）。

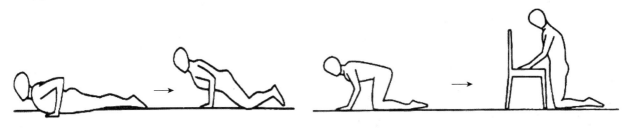

图 6-4　跌倒后起身方法步骤 3

91

4. 以椅子为支撑，尽力站起来（图6-4）。

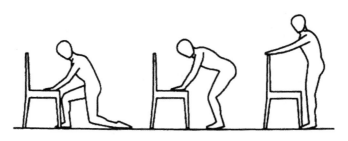

图6-4 跌倒后起身方法步骤4

5. 休息片刻，部分恢复体力后，打电话寻求帮助——最重要的就是报告自己跌倒了。

**（二）跌倒后现场处理**

发现老年人跌倒，不要急于扶起，要分两种情况处理。

**1. 意识不清者，立即拨打急救电话**

（1）有外伤、出血，立即止血、包扎。

（2）有呕吐，将头偏向一侧，并清理口、鼻呕吐物，保证呼吸道通畅。

（3）有抽搐，移至平整软地面或身体下垫软物，防止碰、擦伤，必要时牙间垫较硬物，防止舌咬伤，不要硬掰抽搐身体，防止肌肉、骨骼损伤。

（4）如呼吸、心跳停止，应立即进行胸外心脏按压、口对口人工呼吸等急救措施。

（5）如需搬动，保证平稳，尽量平卧。

**2. 意识清楚者**

（1）询问老人跌倒情况及对跌倒过程是否有记忆，如不能记起跌倒过程，可能为晕厥或者脑血管意外，应立即护送老年人到医院诊治或拨打急救电话。

（2）询问是否有剧烈头痛或口角歪斜、言语不利、手脚无力等，提示脑卒中的情况，如有脑卒中，避免立即扶起老年人，可能加重病情，应立即拨打急救电话。

（3）有外伤、出血，立即止血、包扎并护送老年人到医院进一步处理。

（4）查看有无肢体疼痛、畸形、关节异常、肢体位置异常等骨折情况，如没有相关专业知识，不要随便搬动，以免加重病情，应立即拨打急救电话。

（5）查询有无腰、背疼痛，双腿活动或者感觉异常及大小便失禁等提示腰椎损害情况，如没有相关专业知识，不要随便搬动，以免加重病情，应立即拨打急救电话。

（6）如老年人试图自行站起，可协助老人缓慢起立，坐、卧休息并观察，确认无碍后方可离开。

（7）如需搬动，保证平稳，尽量平卧休息。

（8）发生跌倒均应在家属陪同下到医院诊治，查找跌倒危险因素，评估跌倒风险，制定防止措施及方案。

**3. 跌倒后造成损伤的处理**

（1）外伤处理 ①清创及消毒，表皮外伤，用双氧水清创，碘伏消毒止血；②止血及消炎，根据破裂血管部位，采取不同止血方法。毛细血管破裂只需贴上创可贴，便能消炎止血；静脉破裂后，必须用消毒纱布包扎后，服用消炎药；动脉一旦破裂，必须在伤口近心端用绷带压迫止血，急送医院治疗。

（2）扭伤及肌肉拉伤 受伤处制动，可冷敷，在承托受伤部位的同时可用绑带结扎紧。

（3）骨折 骨折或疑为骨折时，尽量减少移动伤者或伤肢，对伤肢加以固定与承托（出血者要先止血后固定），在运送过程中避免二次损伤。

（4）颈椎损伤 多伴有脊髓损伤、四肢瘫痪，必须在第一时间通知急救中心速来抢救。现场急救时，应让伤者就地平躺或将伤者放置硬质木板上，颈部两侧放置沙袋，使颈椎处于稳定状态，保持颈椎与胸椎轴线一致，切勿过伸、过屈或旋转。

（5）颅脑创伤 轻者为脑震荡，有轻度头痛、头晕；重者颅骨骨折致脑出血、昏迷不醒，要分秒必争，通知急救中心及时前来救治。同时保持安静卧床，保持呼吸道通畅。

### 四、预防 微课

**1. 主动调整日常行为习惯** 老年人需要提高自身警觉性，在日常生活提高对预防跌倒的重视程度，日常生活中要放慢速度，转身、站起时不要着急，不登高取物，不进行剧烈的运动。

**2. 保持适当体育锻炼** 老年人应科学选择适合自身的运动形式和强度，遵循量力而行、遵循渐进原则，养成规律运动的习惯，如太极拳、八段锦、五禽戏等。

**3. 穿着适当** 应穿合身衣裤，不宜过长、过紧或过宽松。选择合适、安全的鞋，鞋底要防滑，硬度适中，鞋跟不易太高，鞋面应柔软，有较好的保暖性和透气性。

**4. 选择适当的辅助器具** 老年人应在专业人员指导下，选择和使用适合自己的辅助工具，如手杖、助行器、轮椅、扶手、助听器等。

**5. 注意安全出行** 老年人避免单独出行，尽量不去或少去拥挤的区域，避免乘坐拥挤交通工具。出行时，尽量选择无障碍、不湿滑、光线好的路线。

**6. 改善家庭装修环境** 合理摆放家具，将物品摆放在易取位置；增加室内照明工具，在容易滑倒的厨房、洗手间等地方铺设防滑垫；调整床、座椅、马桶、浴缸等位置和高度，在楼梯上加装扶手。

**7. 遵医嘱用药** 老年人一定遵医嘱用药，避免药物过量或摄入不当引起眩晕，导致跌倒。服用可能增加跌倒危险因素的药物时，在药效期间尽量避免独自外出或行走，如果必须起身活动，应注意放慢脚步以防跌倒。

**8. 防治骨质疏松** 骨质疏松是老年人常见的一种全身性骨骼疾病，会增加跌倒后骨折的风险。老年人均衡饮食，选择适量蛋白质、富含钙、低盐的食物，如奶制品、豆制品、坚果、蛋类、瘦肉等，避免吸烟、酗酒，慎用影响骨代谢的药物，天气允许情况下，每天至少20分钟日照。一旦确诊骨质疏松，要在医务人员指导下规范、积极治疗，并重视预防跌倒。

# 第三节 老年人烧、烫伤的预防和护理

## 一、概述

随着社会人口老龄化的迅速发展，老年人的健康及生活质量、社会保障等相关问题日趋收到关注，特别是老年人的护理安全问题。烧、烫伤也是老年人生活中常见的意外伤害，在老年人群中发生率高，老年人因行动迟缓、感觉减退、对热力损伤反应慢等，容易被烧、烫伤。其后果不仅对老年人的生活质量有很大影响，甚至导致老年人死亡。

**1. 定义** 烧、烫伤是由热力（包括火焰、热水、热液、热气等）、电流、化学物质、放射物质等作用机体而引起的损伤。

**2. 烧、烫伤依据受伤的深度分度** 采用三度四分法：Ⅰ度、浅Ⅱ度、深Ⅱ度、Ⅲ度。典型表现可归纳为：Ⅰ度红、Ⅱ度疱、Ⅲ度皮肤全坏掉。

（1）Ⅰ度烧、烫伤特点　最轻的一种，仅伤及表皮浅层，生发层健在，外观只呈现红斑，无水疱。3~5天愈合，表皮脱落后基底显露红嫩、光滑的上皮。

（2）浅Ⅱ度烧、烫伤特点　伤及真皮乳头层，部分生发层健在。有水疱形成，基底红润，渗出多，1~2周愈合，不遗留瘢痕，只有程度不同的色素沉着，数周后可自行恢复。

（3）深Ⅱ度烧、烫伤特点　伤及真皮深层。有水疱，基底微红或红白相间，渗出较少，有时可见粟粒状红色小点。3~5周可愈合，遗留程度不等的瘢痕。

（4）Ⅲ度烧、烫伤特点　伤及全层皮肤，甚至深达皮下脂肪、肌肉或骨骼。局部颜色可有苍白、焦黄或碳化。表面干燥，发凉，无水疱，硬如皮革，知觉丧失。焦痂干燥后可见粗大血管网。焦痂上的毛发易拔除，且拔除时无痛觉。由于皮肤及其附件全部被毁，无上皮生长能力，创面修复需靠周围健康上皮向中心长入，创面大需植皮。

**3. 烧、烫伤依据严重程度分度**　分轻度、中度、重度和特重度，成人一般面积小于10%的Ⅱ度烧、烫伤为轻度；烧、烫伤10%~50%面积的深Ⅱ度为中度；烧、烫伤51%~80%面积为重度；烧、烫伤超过80%面积为特重度。

**4. 烧、烫伤面积计算**　一般分为手掌法和九分法，手掌法适合小面积烫伤；九分法适合大面积烧伤。手掌法是老年人手掌五指并拢的面积占体表面积1%；九分法是头面颈各占3%（一个九）；躯干前侧13%，躯干后侧13%，会阴1%（三个九）；双手5%，双前臂6%，双上臂7%（两个九）；双大腿21%，双小腿13%，双足7%。

## 二、危险因素

**1. 生理因素**　老年人皮肤厚度逐渐变薄，裸露部位的皮肤尤为明显。老年人皮肤毛细血管减少，皮肤的体温调节功能下降，皮肤神经末梢的敏感性下降，对疼痛刺激的回避反射减弱，感觉相对迟钝。

**2. 病理因素**　患有糖尿病、周围神经病变、脉管炎、脑血管等疾病的老年人，痛温觉减退，沐浴或者泡脚时，水温过高容易导致烫伤。

**3. 环境因素**　老年人黑色素细胞不断减少，对有害射线的抵抗力降低，在烈日当空下暴晒，皮肤容易晒伤。

**4. 热应用因素**　老年人应用热水袋、电热毯、电护手宝等增加，在使用中，因温度过高、外表无包裹直接接触皮肤等造成烫伤。在临床护理中烤灯的温度、距离调解不当易导致烫伤。

## 三、现场处理

1. 保持镇定，迅速脱离热源，立即用冷水冲洗。

2. 剪开取下伤处的衣裤。

3. 面积较小的Ⅰ度烧烫伤可外涂烧、烫伤药膏，3~7天愈合。

4. Ⅱ度烧烫伤，如有小水疱，不要弄破，否则容易引起感染。

5. 烧伤程度较重时，可用消毒或清洁而不带绒毛的敷料遮盖。

6. 烧、烫伤面积较大严重口渴者，可口服少量淡盐水，条件允许可服用烧伤饮料。

7. 烧、烫伤面积较大或程度较重时，应尽快将老人送医院治疗。

## 四、预防

**1. 宣传预防烧、烫伤知识**　告知老年人及家属发生烧、烫伤的危险因素和后果，宣传烧、烫伤的预防知识。

**2. 指导老年人及家属正确使用热水袋与取暖设备** 老年人最好不要长时间接触温度超过体温的物品，患有糖尿病、脉管炎或中风后遗症、长期卧床的老年人需特别注意。

（1）电热毯使用 电热毯控制开关具有关闭、预热、保温三档，先将开关拨到预热档，约30分钟后，温度可达25℃左右。入睡前，要将开关拨到保温档，如不需要继续取暖，关闭即可。

（2）热水袋使用 水温不易过高，一般不高于50℃，赶尽袋内的空气，拧紧盖子，不能直接接触皮肤，外面最好包一层毛巾隔热。同时要时刻观察局部皮肤情况。

（3）其他取暖设备 一定严格按照说明书操作，使用金属和电子设备取暖时有封套的要使用封套，且不能贴近皮肤，不能长时间贴近暖气片等设备。

**3. 指导老年人和家属正确使用生活设施**

（1）调节水温时，先开冷水开关，再开热水开关；使用完毕，先关热水开关，再关冷水开关。

（2）热水壶放置在固定且老年人不易触摸到的地方。

（3）食用热汤时温度适宜。

（4）老年人避免使用电器，如必须使用要反复告知注意事项，并定期检查电器是否完好。

**4. 正确使用医疗设备** 使用温疗仪、烤灯等时，应掌握正确的方法，并密切监测温度变化，观察治疗部位的局部情况，告知老年人及家属不要随意调节仪器。

## 目标检测

答案解析

一、选择题

**【A1/A2 型题】**

1. 黎爷爷，男性，78 岁，不慎摔倒时右侧手掌着地，右侧腕部剧痛难忍，观察右侧腕部呈餐叉样畸形。请问黎爷爷的右手可能出现什么问题（　）

    A. 扭伤 　　　　　　　　B. 擦伤 　　　　　　　　C. 骨折

    D. 软组织损伤 　　　　　E. 功能障碍

2. 丁爷爷，动脉出血，下列做法可取的是（　）

    A. 等待血液在伤口处自然凝固 　　　　B. 在伤口的近心端用绷带压迫止血

    C. 将丁爷爷送医院等待医生处理 　　　D. 在伤口的远心端用绷带压迫止血

    E. 贴创可贴止血

3. 在 65 岁以上的老年人中，伤害死亡居首位的原因是（　）

    A. 溺水 　　　　　　　　B. 跌倒 　　　　　　　　C. 车祸

    D. 交通事故 　　　　　　E. 脑卒中

4. 跌倒的主要干预措施不包括（　）

    A. 窗户安全机制，如在高层建筑安装护栏 　　B. 减少老年人外出活动

    C. 操场地面使用抗冲击材料 　　　　　　　　D. 安全教育与技能培养

    E. 老年人肌肉强化训练和平衡训练

5. 老年人跌倒后意识清楚时，以下现场处理不正确的是（　）

    A. 询问老年人跌倒情况及对跌倒过程是否有记忆

    B. 询问是否有剧烈头痛或口角歪斜、言语不利、手脚无力等提示脑卒中的情况

    C. 怀疑老年人有骨折时，尽快搬运转送医院

D. 有外伤、出血，立即止血、包扎并护送老年人到医院进一步处理

E. 如老年人试图自行站起，可协助老人缓慢起

6. 气道异物梗阻的特殊表现为（　　）

A. 呼吸困难　　　　　　B. 面色紫绀　　　　　　C. 剧烈呛咳

D. "V" 形手势　　　　　E. 昏迷倒地

7. 清醒老年人在进行海姆立克急救法时（　　）

A. 老人站在照护人员身前，倾身向前，头部略低、张嘴

B. 老人站在照护人员身前，身体后仰靠在照护人员身上

C. 老人仰卧于地上

D. 老人站在照护人员身前，倾身后仰，头部抬起、张嘴

E. 老人站在照护人员身前，倾身向前，头部略低、闭嘴

8. 下列导致老年人烫伤的原因，不包括（　　）

A. 老年人神经系统及皮肤组织老化　　　B. 老年人行动不便或者视力减退

C. 老年人脾气暴躁，易发怒　　　　　　D. 老年人周围神经病变，痛觉减退

E. 老年人在接受中医治疗时，理疗器温度过高或者操作技术不当

9. 发现老年人烫伤后，照护人员首要应做的是（　　）

A. 查找引起烫伤的原因　　　　　　　　B. 判断烫伤的部位和程度

C. 安抚伤者，稳定其情绪　　　　　　　D. 洗手并用干净毛巾擦干，戴口罩

E. 带老人离开危险现场，取舒适体位

**【A3/A4 型题】**

陈爷爷，72 岁。不慎打翻开水瓶，双下肢被开水烫伤后皮肤出现大水疱、皮薄，疼痛明显，水疱破裂后创面为红色。

10. 陈爷爷被烫伤的面积为（　　）

A. 10%　　　　　　　　B. 39%　　　　　　　　C. 41%

D. 46%　　　　　　　　E. 70%

二、思考题

张奶奶，72 岁，和老伴居住。一日上午 10 时老人到高处衣柜里取物时不慎跌倒，经社区诊所初步检查、拍片等，发现臀部以及大腿各有一处软组织挫伤，但未发现骨折迹象。老人既往有高血压、冠心病病史，5 年前，因脑梗死后左侧肢体运动障碍；近 1 个多月来出现睡眠障碍，1 周前去医院看医生后，开始每晚睡前服用阿普唑仑 0.8mg，睡眠有所改善。

问题：

1. 从哪些方面对该老人进行跌倒的危险因素评估？

2. 类似老年人该如何预防跌倒的发生，请提出具体的护理措施。

书网融合……

本章小结　　　　　　　　　微课　　　　　　　　　题库

# 第七章 老年人常见心理问题与护理

PPT

◎ 学习目标

1. 通过本章学习，重点把握老年人常见心理问题及其护理；老年人的心理特点及影响因素；老年人心理健康的标准。

2. 学会对老年人进行心理护理；具有运用所学知识对老年人进行心理健康的维护和促进的能力。

步入老年期，人体的各种生理功能日渐衰退，极易患各种急慢性疾病，并面临社会角色、家庭角色的改变等负性事件，老年人在面对和适应过程中，常会产生焦虑、抑郁、恐惧、无助、悲观等复杂的心理变化，从而直接影响其老化过程、健康状况及疾病的防治和预后。因此，掌握老年人的心理活动特点及其影响因素，正确评估老年人的心理健康状况，实现与老年人之间的良好沟通，采取有效措施维护和促进老年人的心理健康，提高老年人的生活质量和实现健康老龄化有重要的意义。

》 情境导入

情境描述 盖爷爷，男，65岁，生活美满，儿女长大成人，事业有成。然而这一切幸福并没使他感到愉快。半年来，他总是郁郁寡欢，情绪特别容易激动，爱发脾气，常为一些小事与家人争吵不休，以往感兴趣的事变得索然无味。近期越来越悲观，觉得自己没用，生不如死。曾想触电身亡，由于开关跳闸，自杀未遂。家人为他万分担心，时刻派人守护。

讨论 1. 盖爷爷目前存在何种健康问题？

2. 针对盖爷爷的健康问题应采取哪些护理措施？

## 第一节 老年人心理变化特点与影响因素

老年期是人生中的一个特殊时期，是走向人生的完成阶段，也是实现人生价值的最后时期，这一时期人体组织器官发生老化，生理功能随之减退，机体整体调节功能减弱，适应能力、社交能力和生活能力等受到严重影响，从而使老年人产生一系列心理变化。此外，离退休、丧偶、再婚、经济窘迫、家庭不和等社会生活状况的改变，也影响着老年人的身心健康，容易产生各种心理问题。因此，了解老年人的心理变化特点及其影响因素，加强对老年人常见心理问题的护理很有必要。

### 一、老年人心理变化特点

基于老年人内外条件的差异，各年龄段的心理变化有不同的规律和特点。老年人心理变化主要是心理过程和心理特性的改变，包括感知、智力、记忆、思维、意志等内容。老年人心理变化特点主要表现在以下几个方面。

**1. 感知觉的变化** 感觉器官是产生感觉和知觉的重要器官。感官系统的老化会影响老年人的行为和认知，并对其安全及日常生活造成不同程度的影响。

（1）感觉　老年人感觉器官随增龄发生明显的变化，皮肤中感受外界环境的细胞数大大减少，对冷、热、痛觉、触觉等反应迟钝。老年人皮肤温度比成年人低0.5～1.0℃；皮肤触觉敏感性降低，阈值提高；对痛觉的敏感性也降低。一个人到五六十岁以后，不仅听觉、视觉，连味觉、嗅觉和躯体皮肤感觉也都随着年龄增长而逐渐发生退行性变化。由于角膜、玻璃体、晶状体、睫状肌功能的减退，出现老花眼、白内障、视力减退乃至消失等，这些都会使老年人产生担心、恐惧等不良心理反应。老年性听力减退属于生理现象，但机体逐渐衰老影响到内耳及听神经，老年人就会出现明显的听力衰减，即误听、漏听，出现反应慢、敏感、猜忌、孤独等偏执观念。皮肤是人体最大的感觉器官，是天然的屏障，皮肤老化表现为皱纹增多、松弛、干燥、老年斑、米糠样脱屑，并可伴有瘙痒和炎症，这些都会使老年人常伴有不自信、悲观、疑病等心理。

（2）知觉　知觉是人脑对当前直接作用于感觉器官的客观事物的各种属性及其外部相互关系的综合反应，或是感觉器官与大脑对外界刺激所作出的解释、分析和整合。增龄导致知觉反应相对减慢，并具有很大的个体差异性。老年人知觉的正确性欠佳，常发生定向力障碍，影响其对时间、地点、人物的辨别。

**2. 记忆的变化**　记忆是指人脑对过去经历过的事物的反映，包括识记、保持、再认和重现（回忆）。记忆随年龄增长而发生衰退，是一种自然现象，称为记忆正常年老化，但不同类型的记忆力下降程度并不相同。老年人的初级记忆（刚刚看过、听过的事物的记忆）较好，次级记忆（已经看过或听过一段时间的记忆）较差。老年人的意义记忆（理解事物的基础上，根据内在联系，运用相关知识经验进行的记忆）较好，机械记忆（对死记硬背无关联内容的记忆）较差。老年人对曾经见过、听过或学过的事物，很难回忆，但当再次呈现在眼前，能够立即辨认。老年人的记忆虽大都有减退趋势，但仍存在较大的个体差异，加强记忆训练，有些老年人仍能保持较好的记忆能力。

**3. 智力的变化**　智力是认识、理解客观事物并运用知识经验等解决问题的能力。美国心理学家卡特尔将智力分为液态智力和晶态智力两种。液态智力主要与个体的神经生理功能发展状况有关，如近事记忆、运算速度、注意等，在20岁以后随增龄而衰退，老年人由于脑神经功能的退行性变化，故液态智力受到较大影响，如昨天吃的饭菜，几天前有谁来看望过都会想不起来，经常寻找钥匙、眼镜、钢笔等小物件，见到熟人突然想不起名字。晶态智力与个体知识多寡、受教育程度、学习机会以及抽象性思维有密切关系，健康成年人晶态智力并不随增龄而逐渐减退，且通过后天的学习、经验的积累，甚至还有所提高，直到70岁或80岁以后才出现减退，且减退速度较缓慢。老年人一生经验丰富，阅历深广，因而晶态智力保持较好。

**4. 思维的变化**　思维是最复杂的心理活动，是以自身已有的知识经验为中介，对客观现实的概括和反映。思维衰退出现较晚，特别是对自己熟悉专业的思维能力在年老时仍能保持。但是，老年人由于在感知、记忆等方面的衰退，使得思维的流畅性、敏捷性、灵活性和创造性都受到一定影响，严重者出现思维迟钝、思维奔逸、强制性思维等情况。

老年人思维能力的弱化存在个体差异，因此，要重视对老年人进行身心保健，鼓励其以积极的态度对待生活，培养思维品质，从而维持和恢复良好的思维能力。

**5. 人格的变化**　人格又称个性，是个体特有的特质模式及行为倾向的统一体。老年人的人格特征既有稳定的一面，也有变化的一面，但总体来说稳定多于变化。老年人人格的变化大体趋势有：无安全感、孤独感、失落感、适应性差、拘泥刻板、依赖性强、趋于保守、自我为中心以及好回忆往事。正常老年人的人格改变有一定范围，但若改变过分突出，尤其与一般同龄老年人相比明显不同，则要考虑是否出现老年期精神疾病。

**6. 情感的变化**　老年人的情感活动相对是比较稳定的。老年人的情感因身体状况、职业状况、家庭结构、婚姻形态、经济境遇等方面的不同而存在较大的差异。老年人较常见的情感问题有孤独、焦虑、抑郁等。例如，有的老年人变得多疑善感，易激动，因为小事就大发脾气，对周围的人、事物总是看不惯、不称心；有的老年人固执己见，倚老卖老，自以为是；有的老年人郁郁寡欢，情绪低落，苦闷压抑，淡漠无情，凡事无动于衷。

## 二、老年人心理变化的影响因素

**1. 各种生理功能减退**　年龄的增加，感官的老化，疾病的增多，死亡的威胁，对老年人的心理产生的影响是最为直接的。虽然衰老具有个体差异性，但衰老始终是不可避免地发生着的，而死亡则是衰老的最终结果。进入老年期后，"耳背眼花"成为显著特征，嗅觉、触觉、味觉也在发生退行性变化，身体日渐衰败和疾病不断缠身使老年人感受到死亡的逼近，这些都对老年人的心理产生了消极负面的影响，表现在老年人对生活的兴趣和欲望降低，主观幸福感下降；反应迟钝，运动能力减弱，感觉不敏锐，孤陋寡闻，社交活动减少，老人常感到孤独和寂寞。

**2. 社会地位改变**　离退休后，老年人的工作、生活环境、社会角色、经济状况都会发生一系列的变化，从一个在职者变成了旁观者，从以工作为重心转向为以闲暇为中心，从过去精神上支撑家庭、经济上维持生活、要求小辈言听计从的"家长"角色逐渐降低为被照顾的对象，从社会财富的创造者，逐渐变为社会财富的消耗者。随着子女长大成人，老人在家庭中的"主导"地位和"影响力"逐渐缩小，因而对生活的态度变得消极，精神上的依赖性增强，在生活、习惯、情绪、人际关系等诸多方面产生不适应现象，影响着老年人的心理状态及生活满意度。

**3. 家庭关系改变**　离退休后，老年人的活动范围退居到家庭之中，家庭成为老年人的主要生活环境和精神支柱，因此，家庭关系的好坏对老年人的心理将产生重要的影响。家庭逐步分化、老人与子女分居，如果多年的夫妻生活形成的互相关爱、互相支持的平衡状态突然被打破，常会使老年人感到生活乏味、无望，感到孤独和落寞。同时，老年人的经济状况、与子女晚辈间的关系、是否存在代沟等都对老年人的心理产生一定的影响。

**4. 婚姻状况**　婚姻对于个体心理的影响是非常大的，婚姻不仅是繁衍后代，更重要的是满足心理需求。婚姻美满、家庭幸福的人具有更强的安全感和归属感。对于老年人来说，离婚、丧偶和再婚是主要的婚姻问题。其中丧偶对老年人心理的影响是最为严重的，丧偶后老年人的心理变化复杂，悲伤感和孤独感最为典型。

**5. 社会环境**　社会环境对老年人的心理状态也会产生一定程度的影响。营造一个具有尊老爱老社会风气的大环境，以家庭养老为基础，积极发展社会养老模式。创造让老年人健康、愉快地生活的社会环境，是社会不可推卸的责任，也是衡量该社会文明和发达程度的重要标志。社会福利的健全无疑为老年人安度晚年创造了有利条件，同时对老年人的心理也将产生积极影响。

💡 素质提升

### 用心呵护老年人的心理健康

老年人由于生理上的衰老变化和外界环境等改变，在思想上、情绪上、生活习惯上和人际关系方面等，往往不能迅速适应，而不同程度地产生种种心理冲突，通过本节的学习可以了解老年人心理变化的特点和影响老年人心理变化的因素，为更好地对老年人实施心理护理打下基础，培养学生以人的健康为中心的整体护理观，树立关爱老年人心理健康的意识，培养用心呵护老年人心理健康的职业责任感。

# 第二节 老年人常见心理问题与护理

情境描述 孙某，男，65岁，退休在家，平时只要有点不顺心的事情，或哪里不舒服就烦躁、易怒，见什么都烦，吃饭担心碗筷不干净，不愿意和别人接触，与家里人关系不融洽。

讨论 1. 该老人出现了什么健康问题？

2. 针对该老人的健康问题应采取哪些护理措施？

老年人由于身体机能的衰退，在60岁之后常常出现体力下降、记忆力减退、睡眠时间减少，并且常患有各种慢性疾病。很多老年人在忍受疾病折磨的同时还产生对死亡的恐惧，这些因素叠加在一起，就容易使老年人产生不良情绪，出现一些心理问题。针对老年人常见的心理问题，需采取针对性的护理措施维护和促进老年人的心理健康。

## 一、老年焦虑症

焦虑是最常见的一种情绪状态，是最主要和最常出现的心理失调问题之一。适度的焦虑可以帮助个体克服压力源，是一种适应反应或生物学的防御现象。但持久过度的焦虑则会影响个体身心健康，严重者会演变成病理性焦虑症。老年焦虑症是指发生在老年期的紧张、不安、忧虑的一种心理紊乱的情绪状态，这种状态在机体面对威胁或危险时产生，并伴随相关的生理症状。

### （一）病因

病因不明确，发生焦虑的原因既可能与先天素质因素有关，也可能与外界环境刺激有关。造成老年人焦虑的可能原因如下。

**1. 性格因素** 自卑，自信心不足，胆小怕事，谨小慎微，对轻微挫折或者身体不适易紧张或者情绪波动。这种类型的人格是焦虑症的性格基础。

**2. 躯体因素** 体弱多病、行动迟缓、器官老化、认知障碍、多种疾病缠身以及某些药物的副作用，如抗胆碱能药物、咖啡因、皮质类固醇、麻黄素等均可引起焦虑反应。

**3. 应激事件** 丧偶、丧子、离退休、家庭关系不和睦、经济拮据、对疾病过分担心、搬迁等。

### （二）临床表现

焦虑是以内心的不安或不安全体验、自主神经的紊乱、精神性运动不安为主要表现。主要分为急性焦虑和慢性焦虑两类。

**1. 急性焦虑** 又称惊恐发作，是一种突然发作的、不可预测的强烈的焦虑、恐惧、濒死感或失控感。老年人发病后约10分钟症状达到高峰，持续时间较短，一般每次发作持续时间不会超过1个小时。躯体症状明显而精神症状不突出，因此，绝大多数患者首次都就诊于急诊室。在急性焦虑发作中精神症状可表现为极度的不安全感、惊恐感，难以自控。躯体症状可表现为心跳剧烈，心动过速明显，以使老年人感到明显的胸闷和严重的心前区不适；呼吸频率显著增快，发生呼吸急促，以至于老年人出现呼吸困难以及濒死感；肌震颤明显，严重者出现四肢发抖的状况；运动系统由于受到严重惊恐和躯体不适感的影响，可出现呼叫、奔跑等情况。在临床救治中，急性焦虑需要与冠心病、心绞痛、嗜铬细胞瘤、甲状腺功能亢进等疾病进行鉴别诊断。

**2. 慢性焦虑** 又称为广泛性焦虑，是指在较长的时间内存在焦虑的情况。在这种情况下，老年人主要表现为毫无理由的担心、紧张、害怕、记忆力衰退、睡眠障碍以及注意力不集中，可用惶惶不可终日来形容。此外，个别老年人还出现易激惹的情况。老年人虽意识到这种担心没有依据，但没有办法克服这种不良情绪。

持久过度的焦虑是一种长期性的负面情绪，使得生理功能减退、免疫功能下降，以致发生多种躯体疾病及不良情绪，如高血压、冠心病、胃肠疾病、癌症甚至自杀等，对老年人的身心健康和生活质量构成了重大的威胁。因此，焦虑对老年人的危害应引起足够的重视。

（三）护理评估

**1. 健康史**　询问老年人有无不明原因的惊慌、紧张、失眠、心烦意乱或口渴、心悸、脉速、胸闷、气促、血压升高等全身不适的躯体症状，以及症状持续时间的长短。了解老年人的性格特征，有无应激性生活事件的发生，评估其自理能力。

**2. 实验室检查**　可用汉密尔顿焦虑量表对老年人的焦虑程度进行测量，还可用生活满意度量表、家庭功能评估量表、社会支持评估量表测量老年人的心理水平以及社会支持水平。血液分析、X 线片、心电图等检查有助于提前发现引发焦虑的躯体性疾病。

（四）护理诊断

**1. 焦虑**　与老年人老化、发生应激事件等有关。

**2. 舒适的改变**　与焦虑引起的自主神经功能紊乱有关。

**3. 睡眠型态改变**　与焦虑引起的生理、心理症状有关。

（五）护理目标

1. 焦虑、紧张等负性情绪减轻或消失。

2. 促进睡眠与舒适。

（六）护理措施

**1. 一般护理**　①患有焦虑症的老年人由于负性情绪的干扰可能会出现食欲减退、胃肠功能紊乱等情况，护士应帮助老年人选择营养丰富、易消化的食物，鼓励进食。②对于有睡眠障碍的老年人，应提供安静、温湿度适宜、无刺激的环境，室内光线要柔和，床单位安全、整洁，必要时遵医嘱服用帮助睡眠的药物。③一些焦虑严重的老年人还可出现自理能力的下降，护理人员应耐心引导，制定日常生活计划，协助其完成口腔、头发、皮肤、沐浴、更衣等基础护理。④急性焦虑发作时要有专人看护。

**2. 心理护理**　①根据老年人的语言、躯体状况以及诱发原因评估焦虑程度。②与老年人建立良好的护患关系，以友好的态度接近老年人，鼓励老年人表达不愉快的情绪和感受，充分认同和理解老人，使其感受到关心和爱护。③帮助老年人自我疏导，出现焦虑时，要让老年人正视它，不要用其他理由掩饰它的存在；树立清除焦虑的信心，运用深呼吸、听音乐、静坐、练气功等各种方法分散注意力，驱逐焦虑心理。④了解老年人的压力源和焦虑问题，帮助其分析解决。⑤发挥社会支持的作用，帮助老年人适应新生活、新角色、新环境，家庭关系融洽和谐，子女尊重理解老人，鼓励老人参加社区活动、广交朋友。

**3. 用药护理**　①如果焦虑过于严重，可以遵医嘱服用抗焦虑药物，如阿普唑仑、氯硝西泮等，但最主要的还是以心理疏导为主。服用抗焦虑药后，个别老年人会出现困倦、口干、视物模糊、便秘、心跳加快、排尿困难和体位性低血压等副作用，但一般不影响治疗，并可在治疗过程中逐渐适应；但其最大缺点就是易产生依赖性和耐受性，突然停药会出现戒断综合征。②也可以通过向心理专家或有关医生进行心理咨询，了解病因及病理机制，通过心理干预及他人开导，消除引起焦虑的相关因素，解除精神负担。

**4. 健康教育**　教育老年人正确看待生活事件，鼓励其与人交往，交流感情，相互鼓励。学会及时自我疏导，自我放松。定期进行健康查体，积极预防和治疗能够引起焦虑的原发疾病，进而保证身心健康。

### （七）护理评价

1. 患者是否感到焦虑明显减轻。
2. 患者是否能指出与焦虑有关的应激事件。
3. 患者是否用积极的应对方式处理焦虑。
4. 患者是否有自理能力。

## 二、老年抑郁症

抑郁症又称抑郁障碍，是以显著持久的心境低落为主要特征的神经症，是心境障碍的主要类型。表现为心境低落与其处境不相称，自卑抑郁，悲观厌世，可出现自杀企图或行为；部分患者有明显的焦虑和运动性激越；严重者可出现幻觉、妄想等精神病性症状。该疾病有反复发作的倾向，每次发作大多可缓解，但部分有残留症状可能转为慢性。老年抑郁症是指存在老年期这一特定人群的抑郁症，是最常见的功能性精神障碍之一。老年人一旦出现自杀通常与抑郁有关。世界卫生组织提出，21 世纪预防老年抑郁是重要的心理卫生任务之一。

### （一）病因

老年抑郁症的病因并不清楚，但可以肯定的是生物、心理与社会环境诸多方面的因素均参与了该症的发病过程。

**1. 生物因素**　主要涉及遗传、神经生化、神经内分泌、神经再生等方面，老化造成中枢神经递质的减少，脑内 5 - 羟色胺、去甲肾上腺素、多巴胺等化学物质失去平衡。

**2. 心理因素**　老年人常患有多种急慢性疾病，疾病的压力是本病常见诱因。老年人空虚、寂寞、孤独以及消极的认知方式也对抑郁症的发病有一定的影响。

**3. 社会因素**　老年人处于一个特殊时期，遇到的应激事件较多，如退休、丧偶、子女分居、家庭关系不和、经济拮据等。

以上这些因素并不是单独起作用的，而是生物因素、心理因素与社会因素之间的交互作用，这在抑郁症的发病过程中具有重要影响。

### （二）临床表现

抑郁症发作典型表现为情绪低落、思维迟缓以及活动减少等。老年抑郁症发作的临床表现常不典型。

**1. 情感低落**　是老年抑郁症的最常见症状。主要表现为持久的情绪低落，老年人常闷闷不乐、无愉快感；对以往的爱好兴趣减退；感觉生活枯燥乏味，度日如年；在情绪低落的基础上，老年人还会出现自我评价降低，产生无用感、无望感、无助感和无价值感。半数以上的老年抑郁症患者伴有焦虑、激越、紧张、担心、坐立不安等不良情绪，有时躯体性疾病会完全掩盖抑郁症状。

**2. 思维迟缓**　抑郁症患者思维联想缓慢，反应较为迟钝。自觉"脑子明显没以前好使了"。大部分老年抑郁症患者存在一定程度的认知功能（记忆力、计算力、理解力、判断力等）下降的表现，记忆力明显减退，需要与老年期痴呆相互鉴别。老年期痴呆多为不可逆的，而老年期抑郁则可随着情感状态的改善而有所减退，预后较好。

**3. 意志活动减退**　患者可表现行为阻滞，肢体活动减少，不想说话（言语少、语调低、语速慢），大部分情况下处于缄默状态，不愿与周围人交往。经常自觉精力不够，全身乏力，甚至日常生活不能自理。不但对生活的热情、乐趣减退丧失，而且越来越不愿意参加社交活动，严重者情感淡漠、疏远亲友、闭门自居，对外界动向无动于衷。

**4. 自杀倾向严重**　抑郁发作的患者常伴有消极自杀观念和行为。老年抑郁症患者的自杀危险性比其他年龄组患者大得多，尤其抑郁与躯体疾病共存的情况下，自杀的成功率较高。因此患者家属需加强关注，严密防备。

**5. 躯体症状**　此类症状很常见，主要表现为：疼痛综合征，如头痛、颈肩痛、腰背酸痛、腹痛和全身慢性疼痛；消化系统症状，如腹胀、腹痛、恶心、嗳气、腹泻或便秘等；心血管系统症状，如胸闷、心悸等；自主神经系统功能紊乱，如面红、潮热、出汗、手抖等。此外，大多数老年抑郁症患者还会出现：睡眠障碍、入睡困难、睡眠浅、易醒、早醒等。此外，还有体重产生明显变化，个别老年抑郁症患者还会出现性欲减退等。

**6. 疑病症状**　老年抑郁症患者往往过度关注自身健康，以躯体不适为主诉（以消化系统症状，如便秘、胃肠不适最为常见），主动要求治疗，但患者往往否认或忽视情绪症状，认为只是躯体不适引起的心情低落。对躯体疾病的关注或感受远远超过了实际病情的严重程度，表现出了明显的紧张不安以及过分的担心。患者常辗转于各大医院，寻遍名医，当各项检查结果为阴性或者问题不严重时，常会质疑检查结果的准确性，质疑医生医术的精湛性，要求再到其他大医院、科室进行检查，如要求得不到满足，则抑郁的症状更加突出。

**（三）护理评估**

**1. 健康史**　了解患者是否存在长期躯体不适的症状，如头痛、头晕、腹胀、腹痛、便秘、失眠等。询问患者是否患有慢性疾病或躯体功能障碍。另外，评估患者是否存在有与老年期抑郁症发病的相关因素。

**2. 实验室检查**　采用标准化的量表对老年期抑郁症患者的抑郁程度进行评估，如老年抑郁量表（表7－1）、汉密尔顿抑郁量表、Zung抑郁自评量表等，其中老年抑郁量表最为常用。也可采用超声影像方法，如CT、MRI显示脑室和大脑皮质情况。

表7－1　老年抑郁量表 GDS

| | 选择过去一周内最适合你的答案 | | |
|---|---|---|---|
| 1 | 你对你的生活基本满意吗？ | 是□ | 否□ |
| 2 | 你是否丧失了很多你的兴趣和爱好？ | 是□ | 否□ |
| 3 | 你感到生活空虚吗？ | 是□ | 否□ |
| 4 | 你经常感到无聊吗？ | 是□ | 否□ |
| 5 | 你对未来充满希望吗？ | 是□ | 否□ |
| 6 | 你是否感到烦恼，无法摆脱头脑中的想法？ | 是□ | 否□ |
| 7 | 大部分的时间你都精神抖擞吗？ | 是□ | 否□ |
| 8 | 你是否觉得有什么不好的事情要发生因而感到很害怕吗？ | 是□ | 否□ |
| 9 | 大部分时间你都觉得快乐吗？ | 是□ | 否□ |
| 10 | 你经常感到无助吗？ | 是□ | 否□ |
| 11 | 你是否经常感到不安宁或坐立不安？ | 是□ | 否□ |
| 12 | 你是否宁愿待在家里而不愿意干新鲜事？ | 是□ | 否□ |
| 13 | 你是否经常担心未来？ | 是□ | 否□ |
| 14 | 你是否觉得你的记忆力有问题？ | 是□ | 否□ |

续表

| 选择过去一周内最适合你的答案 | | |
|---|---|---|
| 15 | 你觉得现在活得很精彩吗? | 是□ 否□ |
| 16 | 你是否经常感到垂头丧气、无精打采? | 是□ 否□ |
| 17 | 你是否感到现在很没用? | 是□ 否□ |
| 18 | 你是否为过去的事担心很多? | 是□ 否□ |
| 19 | 你觉得生活很兴奋吗? | 是□ 否□ |
| 20 | 你是否觉得学习新鲜事物很困难吗? | 是□ 否□ |
| 21 | 你觉得精力充沛吗? | 是□ 否□ |
| 22 | 你觉得你的现状是毫无希望的吗? | 是□ 否□ |
| 23 | 你是否觉得大部分人都比你活得好? | 是□ 否□ |
| 24 | 你是否经常把小事情弄得很糟糕? | 是□ 否□ |
| 25 | 你是否经常有想哭的感觉? | 是□ 否□ |
| 26 | 你集中注意力有困难吗? | 是□ 否□ |
| 27 | 你喜欢每天早晨起床的感觉吗? | 是□ 否□ |
| 28 | 你是否宁愿不参加社交活动? | 是□ 否□ |
| 29 | 你做决定很容易吗? | 是□ 否□ |
| 30 | 你的头脑还和以前一样清楚吗? | 是□ 否□ |

备注：每个提示抑郁的回答得1分。(问题1、5、7、9、15、21、27、29和30回答"否"，其他问题回答"是"提示抑郁可能。)大于或等于15分，提示老年人有抑郁可能。

### (四) 护理诊断

**1. 应对无效** 与不能满足角色期望、无力解决问题、对未来失去信心、不恰当使用防御机制有关。

**2. 睡眠形态的改变** 与精神压力有关。

**3. 有自杀的危险** 与严重悲观情绪、消极观念、自杀企图有关。

### (五) 护理目标

1. 抑郁负性情绪减退或消失。

2. 促进睡眠与舒适。

### (六) 护理措施

**1. 一般护理** ①消化系统的不适是老年抑郁症患者常出现的问题，在饮食上应注意营养均衡，以老人喜好为主，多选择含粗纤维丰富的食物，少量多餐，多饮水，忌烟酒，避免辛辣刺激性食物。密切观察食物和水分的摄取量，观察记录老人的排便情况。若老人拒绝进食，可采取喂食等措施，必要时送至医院进行输液等治疗。若出现便秘问题，根据老人身体状况恰当给予缓泻剂或开塞露，减轻患者排便痛苦。②睡眠障碍的老人，应鼓励和陪伴老人在白天多参加社交活动，入睡前喝热饮，泡温水浴等促进睡眠。③生活照顾是老年抑郁症护理的基础工作。老人由于情绪低落、自主性活动减少，常不注重衣着和个人卫生，亲属应给予衣服和协助完成。④严重抑郁的老人要24小时有专人看护。坚持长期服药是护理老年抑郁症患者较为重要的部分。⑤严格遵医嘱服药，不可随意增减药物，出现异常情况向医生反映，对于有自杀倾向的老人，应注意预防老人过多用药。

**2. 心理护理** ①老年抑郁症护理不单是对老人生活上的照顾，还应包括对老人心理上的支持、理解和鼓励。家属平时应多与患者沟通，从老人微小的情绪变化上发现其心理的矛盾、冲突等，并进行鼓励和开解，帮助老人树立治愈的信心。②阻断患者负向心理：老年抑郁症患者常会不自觉对所有的人和事物产生负面的看法，对生活丧失热情，产生悲观厌世的心理。首先，作为护理人员应协助患者确认这些负向的心理并加以取代和减少；其次，可帮助患者回顾他的优点、长处和既往成就以增加正向心理；同时，帮助患者建立正确的积极的人生观、价值观和世界观，修正不切合实际的目标，鼓励患者去完成某些建设性的工作及参与社交外出活动，激发心理满足感，提高自我价值感。③鼓励患者抒发感觉：严重抑郁的患者思维过程一般较为缓慢、语言反应很少。在与他们接触时，护士应保持耐心、缓慢、和蔼、热情的态度，运用语言性或非语言性的沟通技巧，给予鼓励、劝说，引导患者说出担心什么，需要什么等；耐心倾听患者讲话，明确发病原因，给予认同、关心与支持，通过交谈的内容逐渐引导患者注意外面的世界。

**3. 用药护理** 密切观察药物疗效及可能出现的不良反应，目前临床上的抗抑郁药主要有：①三环或四环类抗抑郁药，以阿米替林、氯丙嗪、丙咪嗪、马普替林等最为常见，其优点是疗效确实，价格低廉，但副作用较明显，可出现口干、便秘、心动过速、直立性低血压等。对老年人患者不作为首选用药。②选择性5－羟色胺再摄取抑制剂，如氟西汀、帕罗西汀、舍曲林等。其优点是疗效显著，安全性高，不良反应少，用药方便（大多每天服用一次），用药早期可出现轻度的恶心、呕吐等消化道症状。③单胺氧化酶抑制剂和其他新药，可做选择，不作为一线药物。

**4. 严防自杀** 老年抑郁症患者更容易出现自杀轻生的念头，并且往往事先计划周密、行动隐蔽，不惜采取各种手段达到自杀目的。因此进行老年抑郁症护理时，护士及家属应密切观察老年人平时的言谈行为、情绪状态，识别自杀动向，避免意外。凡能造成患者自伤自杀的工具或药物都应妥善保管。患者平时居住环境应光线明亮、整洁舒适、空气流通。对于有强烈自杀倾向的患者要24小时专人看护，夜间应特别注意防范。

**5. 健康教育** 鼓励老年人外出社交，承担力所能及的劳作，多动脑，多学习，多活动。子女多关心老年人，不但给予生活照顾，还要在精神上多关心，减少老年人孤独感。提高社会对老年人心理问题的重视，多创造条件让老年人参加集体活动，如社区讲座等，应彼此相互交流。

### （七）护理评价

1. 患者是否感到抑郁明显减轻。
2. 患者是否认知偏差得以纠正。
3. 患者是否自杀念头或行为消失。

## 三、老年孤独症

孤独是一种主观感觉，而非客观状态，是自我封闭、隔绝他人、脱离社会的一种消极状态。孤独感在老年人中常见。老年孤独症是自身与外界隔绝或受到外界排斥产生孤伶苦闷的封闭心理。一般情况下，短暂的孤独不会造成心理状态紊乱，但长期严重的孤独可引发情绪障碍，影响心理健康。因此，解除老年人的孤独感是不容忽视的社会问题。

### （一）病因

导致老年人孤独的原因有很多。老年孤独症患者处于一个特殊的年龄阶段，对于大多数老年人来说，步入老年期就是步入了丧失的时期。老年人确实面临身体功能、学习能力、适应能力的下降，社会日新月异的变化让老年人难以适应；无子女或因子女独立成家后变为空巢家庭；体弱多病，行动不便；与亲朋来往频率减少；性格孤僻；丧偶；离退休后离开社会生活等。这些原因都会导致老年人现有生活水平的下降，与以往生活相比有落差，不能适应当前的生活状态，加之缺乏对相关心理知识的了解，无法对目前的情绪状态做出合理解释，出现了情绪状态的紊乱，躯体症状有时也会随之而来。

（二）临床表现

老年孤独症患者在外表上缺少显而易见的一般心理疾病的表现，常常没有明显的焦虑、忧郁、情绪躁动等表现，临床表现并不典型，但经过仔细观察，也是有特定表现的。

**1. 语言交流障碍**　老年孤独症患者不会主动诉说自己内心真实的感受，较少倾诉自己的苦闷，孤独寂寞等不良情绪更容易使老年人伤感，常偷偷哭泣，精神萎靡，若老年人体弱多病、行动不便，上述消极情感会更加严重，久而久之，身体免疫功能降低。

**2. 社会行为异常**　老年孤独症患者社会活动减少，兴趣范围狭窄，孤独有时也会使老年人选择更多的不良生活方式，如吸烟、酗酒、不爱活动等。不良的生活方式与心脑血管疾病、糖尿病等慢性疾病的发生和发展密切相关，继而为疾病敞开大门。老年孤独症患者常常较为固执，不认为自身有心理疾病，拒绝就医，有时会因孤独情绪严重而转化成为抑郁症，并具有自杀倾向。

（三）护理评估

**1. 健康史**　了解老年人有无糖尿病、高血压、心脑血管疾病等慢性疾病；评估躯体功能状况；观察是否有诱发老年人孤独症的心理、社会因素。

**2. 实验室检查**　可用标准化评定量表、心理测验、与心理咨询师谈话等方式对老年人的孤独程度进行评估。

（四）护理诊断

**1. 语言沟通障碍**　与情绪低落有关。

**2. 社交障碍**　与情绪低落有关。

（五）护理目标

1. 提高语言交往能力，表达自己的意愿。
2. 加大与周围人及外界的交往。

（六）护理措施

**1. 适当活动**　鼓励老年孤独症患者每天坚持适量的体育锻炼，结伴散步，多参加桥牌、麻将、扑克、脑筋急转弯等脑力游戏，调整积极的情绪，提高心理健康，促进心理适应，减轻孤独感。适当外出旅行，接触外面世界，走出狭窄单调的生活，激发老年人旺盛的精力，同时，在旅行过程中，又可见识到新鲜的人和事物，使老年人心情更加舒畅，对消除老年人的孤独性格颇有好处。

**2. 亲人陪伴**　老年人摆脱孤独，子女需要肩负责任。作为子女必须发自内心地关心爱护父母，充分认识到空巢老人可能遭遇的心理问题，与父母居住尽量不要太远；处于异地的，在托人照顾父母的同时，还要注重对父母的精神陪伴，闲暇时间尽量回家看望，通过电话、网络视频与父母进行感情思想交流。丧偶或离异的老年人独自生活，不免感到寂寞，子女照顾也非长久，重组家庭是排解孤独的较好办法，子女应支持老年人合理的求偶需求，使老年人愉快地度过晚年，享受人生最后的阶段。

**3. 培养兴趣爱好**　读书、书法、写作、绘画、摄影、弹琴、唱歌、舞蹈、拳术、棋艺、养花、种菜、垂钓、手工制作、饲养宠物……每一样都有学不完的知识技能，都能为老年人打开一扇窗，让其看到不一样的世界。老年人虽退休但也能再继续参与社会活动，鼓励老年人积极适量地参加社会活动，扩大交往，做到老有所为、老有所乐。也可让老年人参加老年大学、老年社团，培养兴趣爱好，增强幸福感和生存的价值。

**4. 学会自我欣赏**　老年人退休之后不免有一种被社会淘汰了的感觉，其实这是错误的想法。老年人要学会自我欣赏。老年人在年轻时已为家庭及社会做出了应有的贡献，到了享受晚年生活的时候，不必自卑，更不必沮丧，要看到自身的优势，笑对人生，充满自信，愉悦生活。更不必过于节俭，要学会享受与放松，优雅从容生活。

（七）护理评价

经过预防、治疗和护理后，老年人的孤独感逐步减少，愿意主动交谈，并参加社交活动，使生活质量有所提高。

## 四、老年期适应障碍

适应障碍是指具有一定人格基础的个体，在明显生活事件的诱发下，特别是生活环境和社会地位的改变，如移民、离退休等，出现情绪障碍并伴有适应不良或生理功能障碍，以至于影响社会功能的不良反应。老年人处于一个特别阶段，必然面临许多特殊的生活事件，如离退休、空巢现象、代沟、罹患疾病等，这些应激源作用于健康状况差、适应能力差的老年人，犹如雪上加霜，使其产生更加复杂的心理反应。

（一）病因

**1. 应激源** 导致老年人出现老年期适应障碍的应激源可以是单一的，也可以是多个。日常生活中老年人常见的应激源有：丧偶、离退休、亲人朋友突然患病离世、空巢现象、受歧视、虐待、代沟、患病等。

**2. 个人因素** 性格脆弱的老人，轻微的外界刺激就能引发严重的适应障碍。年龄、个人经历、机体状态，如慢性疾病、疲劳过度、酗酒、药物依赖等，这些因素同样可以削弱适应能力。

（二）临床表现

老年期适应障碍的临床表现主要以情绪障碍为主，如焦虑、紧张、抑郁、沮丧、烦恼、不安、焦虑、胆小害怕、无能为力、不知所措。性格明显变化，容易急躁、发脾气。同时有适应不良的行为，如不愿与人交往、退缩等。躯体功能出现障碍，如头痛、心慌、乏力、气短、失眠、消化不良、厌食等。这些症状常以某方面为主，有时也夹杂出现，明显影响老年人的社会功能。

（三）护理评估

**1. 健康史** 评估患者的身体状况，有无急慢性疾病；躯体功能状况；有无吸烟酗酒等不良生活或习惯；个性特征、心理健康水平以及应激能力。

**2. 应激源** 是否有明显的生活事件作为诱发因素，特别是生活环境或社会角色的改变（如退休、空巢、丧偶等），且适应障碍始于发生该应激源后三个月之内。

（四）护理诊断

**1. 角色紊乱** 与离退休有关。
**2. 应对无效** 与无力解决问题、使用心理防卫机制不恰当有关。

（五）护理目标

1. 准确定位，适应目前生活。
2. 积极心态应对生活中出现的明显事件。

（六）护理措施

**1. 心理护理** 找到应激源之后，给予老年人支持性的心理治疗，指导老年人正确看待应激事件，做好应对应激事件的心理准备，避免因应激事件产生消极不良的情绪，充分利用过往自身的生活经验，以积极心态与行为，面对生活中出现的困难和挫折。也可到专门机构进行心理治疗，定期进行心理咨询，鼓励老年人发泄消极情绪。

**2. 药物护理**　针对老年人的情绪问题可以选用精神药物进行治疗，抑郁情绪严重的老年人可选择抗抑郁药物如阿米替林、丙咪嗪、氟西汀、帕罗西汀等；焦虑情绪严重的老年人可选择抗焦虑的药物如阿普唑仑、氯硝西泮、氯硝安定、三唑仑等。需要注意的是，用药剂量要低，并在用药过程中注意老年人的躯体耐受性及与其他药物是否有相互拮抗作用。

（七）护理评价

1. 老年人是否能利用积极心态应对生活中出现的明显事件。

2. 老年人是否准确定位，适应当下生活。

## 五、老年认知功能障碍 📱微课

认知障碍症（cognitive disorder）即认知症，是指由神经退行性变、脑血管病变、感染、外伤、肿瘤、营养代谢障碍等多种原因引起的，以认知功能缺损为主要临床表现的一组综合征，通常见于老年人群，俗称"失智症"，又称"老年痴呆症"。主要包括阿尔茨海默病（Alzheimer disease，AD）、血管性痴呆（vascular dementia，VD）、混合性痴呆（mixed dementia，MD）即 AD 合并 VD，和其他类型痴呆（如额颞叶变性、路易体病、帕金森、酒精依赖、外伤、颅内血肿等引起的痴呆）。其中以阿尔茨海默病和血管性痴呆为多见，占全部痴呆的 70% ~80%。

目前，全球每 3 秒钟就有一例认知症患者产生。世界卫生组织预测，2050 年全世界老年人口将达到20.2 亿人，其中中国老年人口将达到 4.8 亿，几乎占全球老年人口的 1/4，现阶段的中国阿尔茨海默病患者人数已居世界第一，根据《2018 年世界阿尔茨海默病报告》，全世界约有 5000 万痴呆患者，预计到 2050 年这一数字将增长到 1.52 亿。在中国，60 岁及以上人群有 1507 万痴呆患者，其中阿尔茨海默病 983 万，轻度认知障碍患病率 15.54%，患者人数达 3877 万。65 岁以上人群发病率为 5%。80 岁以上发病率超过 30%。预计到 2050 年中国认知症患者将超过 2000 万，75 岁以上的老年人 10% 患有智能障碍，85 岁以上的老人中 1/3 为认知症老人。发病后认知症患者一般存活年限平均仅为 5.5 年，且绝大部分患者生活质量低下。有的患者甚至受到各种人身限制，不能享有正常的基本权利和自由。

认知症的防治和护理已引起我国医学界全社会的广泛关注，加强认知症问题的研究，寻找解决认知症的照护问题，提升护理服务水平，对提高认知症患者的生活质量、促进家庭与社会和谐都具有非常重要的意义。

### 阿尔茨海默病

阿尔茨海默病（Alzheimer disease，AD）是一种原因未明的伴有认知、行为和功能失常的进行性的神经变性疾病，是认知症的一种最常见的类型。多起病于老年期，潜隐起病，病程缓慢且不可逆，主要临床症状以认知功能损害为主。目前该病病因尚不明确，与其发病相关的因素可能有遗传、高龄、慢性病毒感染、神经递质乙酰胆碱减少、免疫功能障碍、铝中毒等。

（一）护理评估

**1. 健康史**

（1）既往史　了解老年人家族中有无发病的可能因素，如遗传、慢性病毒感染、免疫功能障碍、铝中毒等。

（2）认知能力　对老年人的记忆、理解、注意思维及应答力、书写和阅读能力、分析综合能力及心智的敏捷度进行评估。

（3）情绪与性格特征　评估老年人情绪的紧张度。有无情绪低落或波动，伤感流泪，抑郁、焦虑、神志淡漠或烦躁不安，心神不宁，气愤发怒等现象。了解老人有无爱静、孤僻离群、懒散等现象。

**2. 身体状况**　本病起病隐匿，老人及其家属均不能追溯到准确的起病日期；病程进展缓慢，呈进行性加重而无缓解或终止进展，整个病程经历5年以上，甚至达7~11年之久。根据认知能力和身体机能的恶化程度，一般分为三期。

(1) 第一期　早期，遗忘期。①首发症状为记忆力减退，尤其是近事记忆下降，不能学习和保留新信息，例如刚说过的话或做过的事转眼即忘、刚放下电话就忘记谁打来的等。②语言能力下降，找不出合适的词汇表达思维内容，语言没有逻辑性，甚至出现孤立性失语。③时间定向力障碍最早出现，在早期会表现时间观念差，分不清目前的年份、月份和日期，随着病情加重，逐渐分不清季节、白天黑夜等，且易于迷路。④抽象思维和判断能力受损。⑤情绪不稳，情感可较幼稚或呈童样欣快，情绪易激惹，出现偏执、急躁、缺乏耐心、易怒等。⑥人格改变，如主动性减少、活动减少、孤僻、自私、对周围环境兴趣减少、对人缺乏热情，敏感多疑。病程可持续1~3年。

(2) 第二期　中期，混乱期。①随着病情的进展，认知能力进一步减退，患者完全不能学习和回忆新信息，远事记忆力受损，但未完全丧失。②注意力不集中。③定向力进一步丧失，常去向不明或迷路，一般先出现时间定向力障碍再出现空间定向力障碍，在简单绘图试验时不能准确临摹简单的图形；到陌生地方有迷失感、外出迷路甚至走失；在熟悉的环境中也会迷路；找不到自己的家门，甚至在自己家中走错房间或找不到卫生间，并出现对物品的命名能力丧失，出现感觉性失语（老人听觉正常，自己能流利地说话，但不能听懂自己和别人说话的含义），出现失用、失认、失写、失计算。④人格进一步改变，如兴趣更加狭窄，对人冷漠，甚至对亲人漠不关心，言语粗俗，无故打骂家人，缺乏羞耻感和伦理感，行为不顾社会规范。不修边幅，不知整洁，将他人之物据为己有，争吃抢喝类似孩童，随地大小便，甚至出现本能活动亢进、当众裸体，严重者可发生违法行为。⑤行为紊乱，如精神恍惚，无目的性翻箱倒柜、爱藏废物、视作珍宝，怕被盗窃，无目的徘徊、出现攻击行为等，也有动作日渐少、端坐一隅、呆若木鸡者。⑥日常生活能力下降，如洗漱、梳头、进食、穿衣及大小便等需别人协助。此期是本病护理照管中最困难的时期，多在起病后的2~10年。

(3) 第三期　晚期，极度痴呆期。①老人生活完全不能自理，两便失禁。②智能趋于丧失。逐渐不认识朋友、家人，到晚期认不出镜子中的自己。不能理解别人的话，也不能用语言表达自己的意愿和需求。③无自主运动，缄默不语，成为植物人状态。常因吸入性肺炎、压疮、泌尿系感染等并发症而死亡。此期多在发病后的8~12年。

**3. 心理－社会状况**　评估患病老人有无孤独、寂寞、羞愧、抑郁、消极厌世，甚至自杀行为。评估老人家庭支持系统情况。本病病程长，老人常有人格障碍，并伴自理缺陷，给家庭和社会带来沉重负担，使家庭付出的时间和精力增加，当付出与效果不成正比时，部分家属会失去信心，甚至发生冷落、嫌弃老人的现象。

**4. 辅助检查**

(1) 影像学检查　脑电图检查多为正常或轻微的波幅降低。计算机断层摄像（CT）或磁共振成像（MRI）检查可见脑萎缩，脑室扩大、脑沟变深。

(2) 心理学检查　筛选痴呆可用简易智力状态检查（MMSE）、长谷川痴呆量表；记忆障碍测量用韦氏记忆测查和临床记忆量表；智力测查用成人韦氏及简易智能量表。国际痴呆研究小组最新研制的10/66诊断程序是一个不受教育程度影响、敏感度较高的诊断工具。

(二) 护理诊断

**1. 记忆受损**　与阿尔茨海默病记忆细胞丧失和变性有关。

**2. 自理缺陷**　与认知障碍或丧失有关。

**3. 思维过程紊乱**　与认知障碍或丧失有关。

**4. 认识环境障碍综合征** 与地点定向障碍、记忆力和（或）判断力丧失有关。

**5. 语言沟通障碍** 与思维缺陷或受损有关。

**6. 照顾者角色紧张** 与老人病情严重或疾病过程不可预测有关；与照顾者的照料知识欠缺、身心疲惫有关。

**7. 社交障碍** 与失语、活动限制有关。

（三）护理措施

**1. 一般护理**

（1）日常生活的指导与帮助 应充分考虑患者的自理能力。对于轻中度痴呆患者，鼓励患者参加日常生活活动，应尽可能给予自我照顾的机会，并指导其进行生活技能训练，如鼓励患者洗漱、穿脱衣服、用餐及如厕等，应理解老年人的动手困难，鼓励并赞扬其尽量自理的行为，以提高老年人的自理能力和自尊；患者完全不能自理时应专人照护，注意翻身和营养的补充，防止感染等并发症的发生。

1）穿着：①穿着的衣服件数不宜太多，按穿着的先后顺序叠放。②衣服应简单、宽松、合适，避免纽扣太多，以拉链代替纽扣，以弹性裤腰代替皮带，减少饰品的佩戴。③选择不用系带的鞋子，穿合脚、防滑的鞋子。④选用宽松的内裤，女性胸罩选用前扣式。⑤说服患者接受适合的衣着，不要与之争执或责备，而应给予鼓励，如告诉衣服很适合他，然后再告知穿着的步骤等。

2）如厕：①如厕途中及门上要有明显标识，并经常强化患者记忆，认识标识。②固定时间，按时引导患者去厕所，并留意观察患者便前是否有局促不安、拽衣服等表现。③发生大、小便失禁不要责备，应记录发生时间，避免再次发生。④穿衣应简便易脱，如外出应随身携带备用衣物替换。

3）卫生：①为老人洗脸时应避免面对面进行，因这样会使患者感到被强迫而拒绝，最好从后面或侧面进行帮助。②保持口腔清洁，不肯或不会刷牙的，可用棉签蘸盐水擦洗，每天清洗义齿。③定时修剪指甲，防止伤人伤己。

4）饮食：①保持患者平时的饮食习惯，最好与其他人一起定时进餐。进餐时不要太介意礼仪，允许患者用手拿取食物，衣服弄脏时不应责备。②食物要简单、软滑、温度适中，无刺、无骨，易于消化，最好切成小块。③进餐时，将固体和液体食物分开，以免患者不加咀嚼就把食物吞下而可能导致窒息。④每天保证水分的供给，多吃新鲜水果、蔬菜。注意补锌，多食富含卵磷脂的食物。⑤对吞咽有困难的患者应缓慢进食，不可催促，以防噎食及呛咳。⑥如果患者不停地想吃东西，忘记自己已进食者，可与患者共同在日历上写明"xx饭已吃过"的字样，以示提醒。对异食者，要将危险物品放在患者取不到的地方。

5）睡眠：①白天安排适当的活动，避免患者睡得过多，以改善睡眠规律。②睡觉前让患者先上洗手间，避免半夜醒来。③如果患者以为是日间，切勿与之争执，可陪伴患者一段时间，再劝说患者入睡。

（2）自我照顾能力的训练 轻、中度痴呆症者，尽可能给予其自我照顾的机会，并进行生活技能训练，如反复练习洗漱、穿脱衣服、用餐及如厕等，以提高老人的自尊。护理人员应对老人的动手困难给予理解，鼓励并赞扬其自理的行为。

（3）加强重症老人的护理

1）晚期痴呆病症者，要专人照顾，注意饮食及大小便的护理，保证营养摄入，预防走失、跌倒及意外伤害等并发症的发生。

2）长期卧床者，要定时翻身、清洁，以预防压疮及并发感染；鼓励指导老人有效排痰，以预防肺部感染；鼓励老人多喝水，增加尿量，预防泌尿系统感染。

**2. 用药护理**

（1）正确给药 老年人因疾病的原因常会出现忘记吃药、吃错药，或忘记已经服过药又重复用药。

为确保患者用药的正确性，不论是对早期还是晚期患者，服药时必须有人在旁陪伴，看着或帮助患者服药到口并咽下，方可离开，以免遗忘或错服；对吞咽困难的患者不宜吞服药片，要碾碎后溶于水中服用；昏迷的患者由胃管注入药物。

（2）观察用药效果及不良反应　老人因其记忆障碍、认知障碍等原因，服药后常不能诉说不适，要细心观察患者有何不良反应，及时与医师沟通，调整给药方案。

（3）拒绝服药患者的护理

1）不与患者争执，需要耐心说服、解释。

2）可以将药研碎放在饭中或溶于水中使其吃下。

3）对拒绝服药的患者，一定要看见患者把药吃下，让患者张开嘴，观察是否咽下，防止患者在无人看管时把药吐掉，还要防止患者存药。

4）若仍无法让患者服药，可与医师沟通，改用其他给药途径如针剂等。

（4）药品管理　对伴有抑郁症、幻觉和自杀倾向的老人，一定要把药品管理好，放到老人拿不到或找不到的地方。

**3. 康复训练**　合理的药物治疗联合认知功能康复训练、物理治疗、作业治疗、音乐治疗、太极拳等训练项目，可以改善 AD 患者的认知水平和生活质量。目前，怀旧治疗被广泛用于 AD 治疗，音乐治疗、虚拟现实技术及神经调控技术等近几年得到较快的发展，并已逐渐用于痴呆患者。

（1）记忆力训练　应反复训练患者记忆居住的环境、物品的放置、周围的人和事物。鼓励老人回忆过去的生活经历，帮助其认识目前生活中的人和事，以恢复记忆并减少错误判断；鼓励老人参加一些力所能及的社交活动，活动安排由简单到复杂，组织患者看电视、玩扑克、下跳棋、玩智力拼图或给患者一些数字卡，训练患者从小到大排列等，通过动作、语言、声音、图像等信息刺激，以锻炼患者的记忆和思维能力。对于记忆障碍严重者，通过编写日常生活活动安排表、制订作息计划、挂放日历等，帮助记忆。对容易忘记的事或经常出错的程序，设立提醒标志，以帮助记忆。

（2）思维障碍康复训练　充分利用残存脑力，如数字排序训练、物品分类训练、计算能力训练等，训练患者的综合分析、判断、推理和计算能力。

（3）定向力障碍康复训练　包括对时间、地点及人物认知训练，诱导患者产生正向的行为改变，尽可能随时纠正或提醒患者产生正确的人、时间、地点的概念，使患者减少因定向力错误而引起的恐慌和不安。

（4）理解和表达能力训练　在讲述一件简单事情后，提问让老人回答，或让其解释一些词语的含义。

（5）社会适应能力训练　结合日常生活常识，训练老人自行解决日常生活中的问题。

**4. 安全护理**

（1）防迷路走失　提供较为固定的生活环境，尽可能避免搬家，当患者要到一个新地方时，最好能有他人陪同，直至患者熟悉了新的环境和路途。患者外出时最好有人陪同或佩戴写有联系人姓名和电话的卡片或手镯或定位手表，以助于迷路时被人送回。

（2）防止意外发生　老年期痴呆患者常可发生跌倒、烫伤、烧伤、误服、自伤或伤人等意外。应将老人的日常生活用品放在其看得见找得着的地方，减少室内物品位置的变动，地面防滑，以防跌伤骨折。患者洗澡、喝水时注意水温不能太高，热水瓶应放在不易碰撞之处，以防烫伤。不要让患者单独承担家务，以免发生煤气中毒，或因缺乏应急能力而导致烧伤、火灾等意外。有毒、有害物品应放入加锁的柜中，以免误服中毒。尽量减少患者的单独行动，锐器、利器应放在隐蔽处，以防痴呆老人因不愿给家人增加负担或在抑郁、幻觉或妄想的支配下发生自我伤害或伤人。

（3）正确处理患者的激越情绪　当患者不愿配合治疗护理时，不要强迫患者，可稍待片刻，等患者情绪稳定后再进行。当患者出现暴力行为时，不要以暴还暴，保持镇定，尝试引开患者的注意，找出导致暴力表现的原因，针对原因采取措施，防止类似事情再发生。如果暴力表现变频，与医师商量，给予药物控制。

**5. 心理护理**

（1）关心、理解老人　在帮助、护理痴呆老人时，照顾者的真诚最重要。对待老人要特别亲切、耐心，并注意老人的情绪变化，以保护老人的自尊心。

（2）沟通技巧　与痴呆老人谈话时，语调要低、温和；语速要慢，清晰地说出每个字；语句要简短，使用名词，不用代名词；在每次交谈之前，称呼老人的名字且说出自己的身份。最好重复关键词并用手势。

**6. 照顾者的支持与护理**　照顾者及家属要学会放松自己，合理休息，以保持良好的身心健康。根据病情对老人要进行合理安排，若老人尚能自我照顾，则可让其住在家里，利用家庭、社区照顾机构进行家庭护理或家事服务；若为晚期痴呆症者，则需要住进医院或专门机构，由专业人员照顾。护理人员要帮助寻找社会支持，并组织有痴呆症老人的家庭进行相互交流，相互联系与支持。

**7. 健康指导**

（1）及早发现　大力开展科普宣传，普及有关老年期痴呆的预防知识和痴呆早期症状，重视对痴呆前期的及时发现，鼓励凡有记忆减退主诉的老人及早就医，以利于及时发现介于正常老化和早期痴呆之间的轻度认知障碍（mild cognition impairment，MCI），做到早期发现、早期诊断和早期干预。

（2）早期预防

1）老年期痴呆的预防应从中年开始做起。

2）积极合理用脑、劳逸结合，保证充足睡眠，注意脑力活动多样化。

3）培养广泛的兴趣爱好和开朗的性格，保持乐观的情绪。

4）养成良好的饮食习惯，多吃富含锌、锰、硒、锗类的健脑食物，如海产品、乳类、豆类、坚果类等，适当补充维生素 E，以延缓认知功能减退。

5）戒烟限酒。

6）尽量不用铝制炊具，过酸过咸的食物在铝制炊具中存放过久，会使铝进入食物而被吸收。

7）积极防治高血压、脑血管疾病、糖尿病等慢性病。

## 血管性痴呆

血管性痴呆（vascular dementia，VD）是指由缺血性脑卒中、出血性脑卒中和其他脑血管疾病等导致的临床或亚临床脑血管损伤，继而引起的以大脑认知、记忆功能受损为主要症状的临床综合征，是仅次于阿尔兹海默病的痴呆的第二大病因。男性略多于女性，其发病率占痴呆病例的 8%～20%，但近年来发病有逐渐增多的趋势。病程常呈现明显的波动性、阶梯式发展，可伴有局灶性神经系统的体征。

导致血管性痴呆的危险因素通常认为与卒中的危险因素类似，如高血压、冠心病、糖尿病、高血脂、吸烟、高龄、既往卒中史等。病理变化为脑血管可见广泛的动脉硬化、弥散性脑萎缩、脑的体积减小、脑沟变宽、脑室扩大。

（一）护理评估

**1. 健康史**　发病前有高血压史、高脂血症史、脑血管意外发作史等。

**2. 身体状况**　包括构成痴呆的记忆障碍和精神症状以及脑损害的局灶性症状体征。

（1）脑衰弱综合征　常发生于疾病的初期，多为躯体不适感，临床表现与神经衰弱相似，如头痛、眩晕、肢体麻木、睡眠障碍和耳鸣，易疲乏，注意力难以集中，易激动或神经过敏等。

（2）记忆和智能障碍 早期表现为近事记忆减退及工作能力、日常生活能力减退，对人名、地名、日期及数字等遗忘较为突出，远期记忆相对完好。智能损害常涉及某些特定的局限性的认知功能，如计算、命名等方面的障碍，而一般的推理判断能力、自知力都可在相当一段时间内保持完好。老人常能认识自身问题而主动求医，寻求解决。人格也保持相对完好。疾病的症状与体征常呈阶梯式发展，发病可以突然，也可隐匿。每一次发作后，症状叠加，直到智能全面衰退，成为痴呆。

（3）情感障碍 情感脆弱是疾病早期最典型的症状。老人控制情感的能力差，情绪极不稳定，极易伤感及激惹，哭笑无常，也可出现焦虑抑郁。

（4）神经系统体征 根据脑部不同的受损部位而出现相应的神经系统体征。常见有对光反射减弱，瞳孔变小或不对称，手、舌震颤，肌张力增高、构音障碍、吞咽困难、不同程度的偏瘫、失认、失用、癫痫大发作及尿失禁等。

血管性痴呆与阿尔茨海默病在临床上均有构成痴呆的记忆障碍和精神症状的表现，但两者又在多方面存在差异，见表 7 - 2。

表 7 - 2 阿尔茨海默病与血管性痴呆的鉴别

| 项目 | 阿尔茨海默病 | 血管性痴呆 |
|---|---|---|
| 起病 | 隐匿 | 较急，发作的，高血压史 |
| 病程 | 进行性缓慢发展 | 波动或阶梯式恶化 |
| 早期症状 | 近记忆障碍 | 脑衰弱综合征 |
| 认知功能 | 可出现全面障碍 | 有一定的自知力 |
| 人格 | 常有改变 | 保持良好 |
| 精神症状 | 情感淡漠或欣快 | 情感脆弱 |
| 神经系统 | 早期多无局限性体征 | 存在局限性症状和体征 |
| 脑影像学 | 弥漫性脑皮质萎缩 | 多发性梗死、腔隙或软化灶 |

**3. 心理 - 社会状况** 同阿尔茨海默病。

**4. 辅助检查** 首先明确是否为痴呆。如痴呆的诊断成立，第二步则是了解痴呆的基础病因是否为脑血管病变。VD 的诊断必须符合以下三个条件：①痴呆；②脑血管病；③以上两者有密切相关。痴呆和卒中在时间上密切联系，通常卒中后 3 个月内发生痴呆。临床根据病史、神经系统检查及神经影像学检查表明有 2 次以上卒中；或有一次时间上与痴呆明确相关的卒中；CT 或 MR 表明小脑外至少有一个缺血灶；有血管危险因素（如高血压、糖尿病等）；Hachinski 缺血量表分值增高，则考虑为 VD 的诊断。Hachinski 缺血量表可用于鉴别诊断 AD 和 VD，见表 7 - 3。

表 7 - 3 Hachinski 缺血量表

| 临床表现 | 分数 | 临床表现 | 分数 |
|---|---|---|---|
| 1. 突然起病 | 2 | 8. 情感脆弱 | 1 |
| 2. 病情逐步恶化 | 1 | 9. 高血压病史 | 1 |
| 3. 病情有波动 | 2 | 10. 卒中发作史 | 2 |
| 4. 夜间意识模糊明显 | 1 | 11. 合并动脉硬化 | 1 |
| 5. 人格相对保存完整 | 1 | 12. 神经系统局灶症状 | 2 |
| 6. 情绪低落 | 1 | 13. 神经系统局灶性体征 | 2 |
| 7. 躯体性不适的主诉 | 1 | | |

注：满分为 18 分，总分≤4 分符合 AD；总分≥7 分更符合 VD；得分介于两者之间为混合性痴呆。

（二）护理诊断

同阿尔茨海默病。

（三）护理措施

同阿尔茨海默病。

 素质提升

关爱老人，关注认知障碍

9月21日是世界阿尔茨海默病日，自1994年起，国际阿尔茨海默病协会（ADI）将每年的9月21日定为"世界阿尔茨海默病（AD）日"，在这一天，全世界60多个国家和地区都将组织一系列活动。随着AD患病人数的增加及其对社会生活影响的日益扩大，为唤起人们更多的关注，2011年ADI将每年的9月份定为"全球AD月"。学生通过学习认知症护理知识，能够熟悉认知症的相关症状，对认知症老人实施健康照护；培养学生关心关爱老年人的人文关怀精神，能够应用科学的护理工作方法帮助老人延缓疾病进展，达到健康老龄化。

# 第三节　老年人心理健康的维护与促进

我国是世界上人口最多的国家，也是老年人人数最多的国家。随着人口老龄化的不断加剧，老年人的问题已成为社会大众普遍关注的热点。要使老年人愉快地度过晚年，在保证身体健康的同时，心理健康也不容忽视。

## 一、老年人的心理健康

### （一）心理健康的定义

联合国世界卫生组织将心理健康定义为：心理健康不仅指没有心理疾病或变态，而且在身体、心境、情感以及社会行为上均保持最佳的状态。具体来说，心理健康包含两层含义：一是没有任何心理疾病，二是拥有积极发展的心理状态，顺应环境，完善自我，效率生活。

### （二）老年人心理健康的标准

国内外对于心理健康这一问题还没有一个统一的标准。

国外心理专家根据老年人的心理特点制定出了十条参考标准：①能力较强；②充分了解自己，能对自身能力做出恰当的评价；③始终接触外界现实环境；④制定合理的生活目标；⑤人格完整和谐；⑥有学习的能力；⑦人际关系友好；⑧能够较好地控制和抒发情绪；⑨在不触及集体利益的前提下，有限度地发挥自己的才能与特长；⑩在不违反社会规范的前提下，对个人的基本要求适当满足。

我国著名老年心理学专家徐淑莲教授将老年人的心理健康总结为以下五条：①热爱生活、热爱工作；②良好的人际关系；③性格坚强乐观，为人豁达；④自控、适应能力强；⑤心境愉悦、心情舒畅。

综合国内外心理学专家对于老年人心理健康标准的研究，根据我国老年人的实际状况，可以从以下几方面界定老年人心理健康的标准。

**1. 保持良好认知功能**　认知功能的健全与否决定了老年人的生活质量和社会功能，是心理健康非常重要的标准之一。老年人认知功能正常的主要表现为：感知觉、定向力（对地点、时间、人、事物以及自身状态的认识能力）正常；思路清晰，逻辑条理，决策果断；记忆清晰，除良性遗忘（对某些事件的细节进行准确回忆存在困难）外，不存在明显的记忆损害；具备日常的生活能力及常识。

**2. 保持平和的心态** 进入老年期，机体各项生理功能均严重下降，急慢性疾病逐渐出现，所以保持平和的心态就尤为重要。但部分老年人不服老，与自己年轻时的状态相比较，做超出现阶段能力范围的事情，预期目标失败后，出现强烈的挫败感、自我评价低下、心态失衡等不良情感。所以，老年人要保持积极、乐观、开朗、不攀比、不自卑、顺其自然的良好心态。

**3. 拥有愉快的心情** 老年人处于一个特殊阶段，可能会受到较多应激源的刺激，从而引起心情的起伏，严重时会导致心理疾病的出现。所以，老年人要保持心情愉悦，多外出活动，多与他人聊天、散心；适度表达不愉快的情绪；培养更加广泛的兴趣爱好，使生活充实丰富。

**4. 人际关系融洽** 乐于与人交往，与家人在情感上保持融洽，得到家人充足的理解、关心与尊重，有知心的朋友；在交往过程中宽以待人，取人之长补己之短；既热衷于帮助他人，也乐于接受他人的帮助。

**5. 良好的适应能力** 许多老年人在离退休之后出现适应障碍，感觉生活空虚无聊。其实，老年人虽退休，但也可以不脱离社会，可利用充裕时间构建新生活，适应新的生活方式，比如老年大学、老年活动中心、老年文化活动站、社区组织老年活动等。此外，电视、广播、网络等媒体也可以为老年人自主学习、适应社会发展提供途径。

**6. 保持健全的人格** 以乐观积极的生活态度面对人生；对自身有准确评价，不固执，不盲目，不冲动，虚心听取他人意见；意志坚强，从容面对外界事物的变化与刺激，找到发泄情绪的正确方法；遇到困难时，不自怨自艾、怨天尤人，运用意志经验加以克服；保持能力、兴趣、气质与性格等心理特征的和谐统一。

## 二、增进老年人心理健康的措施

### （一）增进老年人心理健康的原则

**1. 适应原则** 老年人对外界环境的适应，不仅仅是简单的妥协、顺应，更主要的是充分利用自身主观能动性对外界环境进行改造从而满足个体需要，或是对自身进行调整来适应外界环境。因而，老年人需要积极主动调节自身与外界环境，发挥自身潜能，协调人际关系，减少外界环境中的不良刺激，维护促进心理健康。

**2. 系统原则** 人是一个开放的系统，与自然环境、社会环境、人际关系等都处于相互影响、相互作用之中，如生活在家庭或集体中的个体会影响家庭或集体，家庭或集体也会影响个体，个体的心理健康需要自身积极努力调节，也依赖于家庭或集体的心理健康水平。所以，只有从自然、社会、人际关系等多方面、多角度、多层次思考问题，才能维护老年人的心理健康水平。

**3. 发展原则** 世界是在不断变化和发展的，人和环境也处于变化发展之中。人在不同年龄阶段、不同身心状况、不同环境中，其心理健康状况水平也是不同的。所以，要以发展的观点、动态的视觉，根据老年人的实际情况，维护和促进心理健康。

### （二）增进老年人心理健康的措施

**1. 树立正确的健康观** 老年人应勇于面对生老病死的自然规律，创建积极老龄化和健康老龄化；正确看待机体老化、认知功能衰退的自然趋势，年老并不等于无用，保持与外界的联系，主动参加老年教育，老有所学，老有所为，利用丰富的阅历为家庭、社会发挥余热，并从中体会到归属感与成就感；正确认识衰老和对待疾病，不要过分担心疾病；死亡是生命的自然结果，克服对死亡的恐惧；这样有助于避免沉重、悲观、焦虑情绪的产生，保持乐观、豁达的心态，努力生活。此外，采取适当的应对措施如求医来补偿或维护老年人现有的功能状况，与疾病抗争，达到健康老龄化的目的。

2. **坚持学习勤用脑** 鼓励老年人进行适量的脑力劳动，如读书、看报、下棋、麻将、打牌等，不断刺激脑细胞，延缓大脑衰老，延迟脑功能的退化。同时，在学习的过程中，老年人了解新的讯息，获得新的知识，对心理也是一种满足。

3. **培养兴趣爱好** 兴趣爱好对于老年人来说，不仅可以扩大视野、丰富生活、陶冶情操、开阔心胸，而且还可以帮助他们的晚年生活过得愉快充实，摆脱孤独、焦虑、抑郁、失落等不良情绪，维护心理健康水平。因此，老年人应根据自己的喜好和实际情况，有意识地选择一两项兴趣爱好，如书法、绘画、下棋、散步、游泳、钓鱼、太极拳等。

4. **生活规律有序** 培养良好的生活习惯，如规律的生活起居，适量的体育运动，戒烟限酒。鼓励参加社会活动，增加人际交往，增强体质，克服消极心态，预防过早老化。鼓励老年人增加自我照顾的能力，运用周边的健康资源，以健康教育为干预手段，采用不同的措施，尽量巩固强化自我护理能力，避免过分依赖他人护理，增强生活信心，保持自尊。

5. **妥善处理家庭关系** 家庭是老年人晚年生活的主要场所，处理好家人之间的关系就显得十分重要。家庭关系和睦，家庭成员互敬互爱，有利于老年人的健康长寿；相反，家庭不和，家庭关系恶劣，则对老年人的身心健康都有危害。面对代沟，要求同存异，相互包容；老年人要多多关心教育下一代，作为子女在完成应尽的养老义务的同时，还要注重对老年人的精神赡养，经常看望与联系，鼓励老人多参加社会活动；对于丧偶的老年人，遇到合适对象，作为子女要理解支持。

6. **加大社会关怀** 营造良好的社会支持系统对于老年人的心理健康也非常重要。社会应给予更多关注，树立发扬尊老敬老的社会风气，加强宣传教育，倡导养老敬老，促进健康老龄化。宣传心理健康保健知识，使老年人、家属以及社会大众共同关注老年人的心理健康问题，提高对老年人心理健康问题的重视，一旦出现及时采取心理咨询或心理治疗的方法疏导心理问题，维持老年人的良好心态。建设专属老年人的福利机构，如养老院、老年活动中心、老年大学等。社区依照老年人不同的兴趣爱好，组织开展科学、健康、形式多样的老年活动，如老年书法绘画比赛、老年健身操锻炼、老年歌唱比赛等；组织老年舞蹈队、健身操队、合唱队等形式多样的老年人娱乐活动队伍；举办丰富多彩的老年文化艺术活动；定期引导老年人多外出活动、勤锻炼身体。在解决老年人基本生活问题的基础上，丰富生活内容，让老年人度过一个愉快而充实的晚年。

## 目标检测

答案解析

一、选择题

**【A1/A2 型题】**

1. 老年人心理变化的特点，以下叙述错误的是 （    ）

    A. 对冷、热、痛觉、触觉等反应迟钝

    B. 对痛觉的敏感性也增强

    C. 老年人思维衰退出现较晚，特别是对自己熟悉专业的思维能力在年老时仍能保持

    D. 老年人较常见的情感问题有孤独、焦虑、抑郁等

    E. 老年人人格的变化大体趋势有：不安全感、孤独感、失落感

2. 以下关于老年孤独症的常见原因，不正确的是 （    ）

    A. 身体各器官衰老        B. 离退休社会角色变化        C. 与子女同住

    D. 人际关系淡化           E. 身体疾病

3. 老年孤独症的防护措施不包括（　　）

    A. 适当活动             B. 精神支持            C. 情感关怀

    D. 培养兴趣爱好         E. 积极用药控制

4. 关于老年焦虑症的防护措施，以下说法不正确的是（　　）

    A. 急性焦虑发作时无需专人看护

    B. 教育老年人正确看待生活事件，鼓励其与人交往

    C. 发挥社会支持的作用，帮助老年人适应新生活、新角色、新环境

    D. 帮助老年人自我疏导

    E. 了解老年人的压力源和焦虑问题，帮助其分析解决

5. 关于老年抑郁症，下列说法正确的是（　　）

    A. 一般男性高于女性

    B. 一般很少出现自杀企图或行为

    C. 普萘洛尔、类固醇和抗肿瘤药物等均可诱发抑郁症状

    D. 临床症状多样化且比较典型

    E. 老年抑郁症的最常见症状是思维迟缓

6. 老年抑郁症的最常见症状是（　　）

    A. 疑病症状            B. 躯体症状           C. 意志活动减退

    D. 情绪低落            E. 思维迟缓

7. 关于老年抑郁症的护理措施，下列叙述错误的是（　　）

    A. 严重抑郁的老人要24小时有专人看护

    B. 阻断患者负向心理

    C. 三环或四环类抗抑郁药可以作为老年抑郁症的首选药物，副作用少

    D. 生活照顾是老年抑郁症护理的基础工作

    E. 用药期间密切观察药物疗效及可能出现的不良反应

8. 关于阿尔茨海默病，以下说法错误的是（　　）

    A. 病程进展缓慢，整个病程经历5年以上，甚至达7~11年之久

    B. 通过干预可以缓解或中止发展

    C. 认知症的一种最常见的类型

    D. 多起病于老年期，潜隐起病

    E. 目前该病病因尚不明确

9. 关于阿尔茨海默病早期遗忘期的表现，以下说法错误的是（　　）

    A. 首发症状为记忆力减退，尤其是远事记忆下降

    B. 语言能力下降，找不出合适的词汇表达思维内容

    C. 情绪易激惹，出现偏执、急躁、缺乏耐心、易怒

    D. 主动性减少、活动减少、孤僻

    E. 空间定向不良，易于迷路

10. 评估阿尔茨海默病认知功能障碍常用的评估工具是（　　）

    A. 神经精神症状问卷（NPI）

    B. 简易智力状态检查量表（MMSE）

C. 行为和精神症状（BPSD）

D. 日常生活能力评估量表（ADL）

E. Cohen‑Mansfield 激越问卷（CMAI）

二、思考题

患者，男，82 岁，喜欢出门散步、打太极拳，喜欢参加社交活动。2 年前出现记忆力减退现象，刚刚说过的话就不记得了，对上一餐吃过的食物只能部分回忆等，外出买菜忘记将菜带回家，在小区散步，竟找不到回家的路。近半年来，症状日渐加重，不愿意出去活动，每天大部分时间在家里躺着或者坐在沙发上看电视，生活自理能力呈逐渐下降趋势，穿衣服经常穿错或穿反、扣扣子动作变慢，家人经常帮助其完成，每天数次反复重复一句话，并且因为被劝说吃饭、穿衣而责骂女儿。体格检查未发现神经系统定位征，CT 检测提示轻度脑萎缩，诊断为阿尔茨海默病。

问题：

1. 患者目前存在哪些护理问题？

2. 应如何对患者实施健康照护？

书网融合……

本章小结

微课

题库

# 第八章　老年人安全用药与护理

PPT

◎ 学习目标

　　1. 通过本章学习，重点把握老年人的用药原则；老年人用药特点；老年人常见药物不良反应；老年人安全用药的护理措施。

　　2. 学会对老年人正确的给药和用药指导；具有对老年人尊重、关爱的意识和对老年人进行正确的给药能力。

　　用药对维持老年人健康起着重要的作用，合理用药是防病、治病、促进老年人健康的重要手段。但所有药物都有一定程度的危害性，尤其是对老年人，这些危害甚至可能危及生命。老年人随着年龄的增长，各脏器的组织结构和生理功能逐渐出现退行性改变，在药物的吸收、分布、代谢和排泄等方面能力下降，影响了药物的疗效，同时也容易出现不良反应。另外，老年人往往多种疾病同时并存，治疗中应用药物品种较多，使药物不良反应的发生率相应增高。因此，了解老年人的药物代谢特点，观察老年人对药物的反应，正确指导老年人安全用药是老年护理工作的主要职责之一。

≫ 情境导入

　　**情境描述**　张大爷，78岁，高血压病史20年，近10天来常常自觉头痛，有视力障碍，家人将其送至医院就诊，体检：血压180/105mmHg，连续监测后血压持续偏高，血脂、血糖也偏高。医嘱长期口服降压药，密切观察不良反应，随时监测病情变化。

　　讨论　1. 张大爷服降压药后可能出现的不良反应有哪些？
　　　　　2. 护士应如何指导张大爷正确服药并进行健康指导？

## 第一节　概　述

### 一、老年人用药的特点

#### （一）老年人药物代谢动力学特点

　　老年药物代谢动力学简称老年药动学，是研究老年人机体对药物处置的科学，即研究药物在老年人体内的吸收、分布、代谢（生物转化）和排泄过程及药物浓度随时间变化规律的科学。由于老年人各脏器生理功能的改变，其药代动力学的特点也随之发生改变。

　　**1. 药物的吸收减慢**　药物的吸收是指药物从给药部位进入血液循环的过程。临床上大多数药物都通过口服给药，经胃肠道吸收后进入血液循环，到达靶器官而发挥药效，因此，胃肠道的组织结构及功能的改变会对药物的吸收产生影响。影响老年人胃肠道药物吸收的因素有以下几点。

　　（1）胃酸分泌减少导致胃液 pH 升高　老年人胃黏膜萎缩，胃壁细胞功能下降，胃酸分泌减少，使胃液 pH 升高，可影响到药物离子化程度。如弱酸性药物阿司匹林、磺胺类药物等在胃酸正常情况下不易解离，吸收良好；当胃酸缺乏时，其离子化程度增大，使药物在胃中吸收减少，影响药效。地高辛、苯巴比妥的吸收率也因胃液 pH 升高使药效缓慢，影响了药物的疗效。

（2）胃排空速度减慢　老年人胃壁平滑肌萎缩，从而导致胃张力减弱，胃肠蠕动减慢，使胃排空速度减慢，延迟药物到达小肠的时间。这些改变会影响药物的吸收，特别对在小肠远端吸收的药物或肠溶片有较大的影响。

（3）老年人活动减少，肠蠕动减慢　药物与肠道表面接触时间延长，使药物吸收增加；胃排空延迟、胆汁和消化酶分泌减少等因素都可影响药物的吸收。

（4）胃肠道和肝血流减少　胃肠道和肝血流量随年龄增长会相应减少。胃肠道血流量减少，可影响药物吸收速率，老年人对氢氯噻嗪、奎尼丁的吸收会减少；肝血流量减少，使药物首过效应减弱，对某些首过效应明显的药物如普萘洛尔，其消除减慢，使其血药浓度升高。

**2. 药物的分布异常**　药物的分布是指药物吸收进入体循环后向各组织器官体液转运的过程。药物的分布不仅与药物的贮存、蓄积及清除有关，而且也会影响药物的效应。影响老年人药物在体内分布的主要因素有以下几点。

（1）机体组织成分改变　老年人细胞内液减少，使机体总水量减少，导致水溶性药物如乙醇、吗啡、地高辛、苯妥英钠等在组织细胞内分布容积减少，血药浓度增加，出现不良反应与毒副作用增强。老年人脂肪组织增加，非脂肪组织逐渐减少，导致脂溶性药物如地西泮、利多卡因等在老年人组织中分布容积增大，药物作用持续较久，致使血药浓度较高，即使是常用剂量，也可能产生药物蓄积中毒。

（2）血浆白蛋白含量减少　使与血浆白蛋白结合率高的药物，如磺胺嘧啶、苯妥英钠、地高辛等游离型药物的浓度增加，分布容积增大，药效增强，易引起毒性反应。特别是几种结合型药物联合使用时，由于药物之间竞争血浆蛋白结合点而产生的竞争性抑制作用，可使某一药物的血浆游离药物浓度增加，如保泰松和水杨酸可取代甲苯磺酰丁脲与蛋白的结合，使甲苯磺酰丁脲在常用剂量下即可因游离型药物浓度增高而导致低血糖。因此增加了产生药物毒性的危险性。

（3）器官血流量减少　老年人心排血量降低，导致器官血流灌注不足，会直接影响药物到达某一组织器官的浓度，从而降低某些药物的效应。

（4）老年人血－脑屏障的通透性增高　随着增龄，老年人血－脑屏障的通透性相应增加，可使更多药物进入脑脊液，致使毒性作用增强。

**3. 药物的代谢降低**　药物的代谢是指药物在体内发生的化学变化，又称生物转化。肝脏是药物代谢的主要器官，大多数药物经肝药酶的催化，促使药物生物转化。老年人随着年龄的增长，肝实质细胞数和肝血流量比正常成年人降低40%～50%；肝药酶合成减少，活性减弱。因此药物代谢减慢，半衰期延长，药物作用增强。血浆半衰期可作为预测药物作用和用药剂量的指征。因此，老年人应用主要经肝脏代谢的药物时，应注意减量或延长药物应用的间隔时间，特别是已有肝功能减退的老年人，用药时更应注意用药剂量和给药间隔时间。

**4. 药物的排泄减慢**　药物排泄是指药物在体内经吸收、分布、代谢后，最后以药物原形或其代谢产物的形式通过排泄器官或分泌器官排出体外的过程。肾脏是大多数药物排泄的重要器官。老年人随着年龄的增长，肾功能减退，包括肾小球滤过率降低、肾血流量减少、肾小管的主动分泌功能和重吸收功能降低。这些因素均可导致主要由肾以原形排出体外的药物蓄积，表现为药物排泄时间延长，清除率降低，血药浓度增高或半衰期延长而出现蓄积中毒。故老年人用药更应小心，最好能监测血药浓度。

总之，老年药动学改变的主要特点是药代动力学过程降低，药物代谢能力减弱，排泄功能降低，绝大多数口服药物的被动转运吸收不变，主动转运吸收减少。故老年人在用药时，剂量应减少，给药间隔时间应适当延长。

（二）老年人药物效应动力学特点

药物效应动力学简称药效学，是研究药物的效应及其作用机制以及药物剂量与效应之间规律的科学。老年药效学改变是指机体效应器官对药物的反应随年龄增长而发生的改变。

**1. 对药物的敏感性发生改变**　老年人对大多数药物的敏感性、作用增强，对少数药物的敏感性降低。老化对药物效应的影响可见表8-1。

表 8-1　老化对药物效应的影响

| 药物类型 | 药物名称 | 作用 | 老化的影响 |
| --- | --- | --- | --- |
| 止痛药 | 吗啡 | 急性止痛作用 | ↑ |
| | 喷他佐辛 | 止痛作用 | ↑ |
| 镇静催眠药 | 地西泮 | 镇静作用 | ↑↑ |
| | 替马西泮 | 精神运动药、镇静作用 | ↑ |
| 抗精神失常药 | 氟哌啶醇 | 急性镇静作用 | ↓ |
| 心血管药 | 血管紧张素Ⅱ | 增加血压 | ↑ |
| | 哌唑嗪 | 急性抗高血压作用 | - |
| | 非洛地平 | 抗高血压作用 | ↑ |
| | 维拉帕米 | 急性抗高血压作用 | ↑ |
| | 依那普利 | 急性抗高血压作用 | ↑ |
| | 多巴胺 | 增加肌酐廓清 | ↑ |
| | 异丙肾上腺素 | 心脏变速及血管扩张作用 | ↓ |
| | 普萘洛尔 | 心脏变速作用 | ↓ |
| 支气管扩张药 | 沙丁胺醇 | 支气管扩张 | ↑ |
| | 异丙托溴铵 | 支气管扩张 | ↓ |
| 利尿药 | 布美他尼 | 尿流及钠排泄 | ↓ |
| | 呋塞米 | 高峰利尿效应的延缓和强弱 | ↓ |
| 抗凝血药 | 华法林 | 凝血酶原时间 | ↑ |
| 口服降糖药 | 甲苯磺丁脲 | 急性降血糖作用 | ↓ |

注：-表示无变化；↑表示增加；↓表示减少。

**2. 对药物的耐受性降低**

（1）多药合用耐受性明显降低　老年人单一用药或少数药物合用的耐受性较多药合用效果要好，如镇静药、利尿药每一种药物可分别服用，耐受性较好，能各自发挥预期疗效。但若同时合用，则患者不能耐受，易出现体位性低血压。

（2）对易引起缺氧的药物耐受性差　老年人因为呼吸、循环系统功能降低，应尽量避免使用易引起缺氧的药物，如哌替啶对呼吸有抑制作用，禁用于患有慢性阻塞性肺气肿、支气管哮喘、肺源性心脏病等的患者。

（3）对排泄慢或易引起电解质紊乱的药物耐受性下降　由于老年人肾调节功能和酸碱代偿能力较差，对于使用这类药物的耐受性下降，故使用剂量宜小，间隔时间宜长，还应注意检查药物的肌酐清除率。

（4）对肝脏有损害的药物耐受性降低　老年人肝功能下降，对利血平及异烟肼等损害肝脏的药物耐受力下降，使用时应慎用。

（5）对胰岛素和葡萄糖耐受力降低　老年人由于大脑耐受低血糖的能力较差，易发生低血糖昏迷。

总之，老年药效学改变的特点为：对大多数药物的敏感性增高、作用增强，对少数药物的敏感性降低，药物耐受性下降，药物不良反应发生率增加。

## 二、老年人常见的药物不良反应

药物不良反应是指质量合格的药物在正常用法和用量条件下引起的与用药目的无关的或意外的有害反应。老年人由于药代动力学的改变，各系统、器官功能及代偿能力逐渐衰退，机体耐受性降低，患病率上升，对药物的敏感性发生变化，用药后发生药物不良反应的概率较高，影响用药的疗效和安全性。因此，老年人用药后需密切观察。常用药物的不良反应有以下几点。

**1. 体位性低血压**　老年人由于压力感受器敏感性下降、血管运动中枢调节功能减退，即使没有药物的影响，也会因为体位的突然变化而产生头晕。当使用降压药、利尿剂、血管扩张药、三环抗抑郁药时易发生体位性低血压而致跌倒，因此，在使用这些药时应特别注意。

**2. 精神症状**　老年人中枢神经系统对某些药物的敏感性增高，可引起精神错乱、抑郁和痴呆等。如使用中枢性抗胆碱药苯海索，即使小剂量也会发生精神错乱；使用中枢性抗胆碱药左旋多巴或金刚烷胺，可引起大脑兴奋，加重痴呆症状。

**3. 耳毒性**　老年人由于内耳毛细胞数目减少，听力有不同程度的下降，易受药物的影响。年老体弱者应用氨基糖苷类抗生素和多黏菌素可致听神经损害，而产生前庭症状和听力下降，甚至永久性耳聋。所以老年人最好避免使用此类抗生素和其他影响内耳功能的药物。

**4. 尿潴留**　患有前列腺增生的老年人，使用抗胆碱药（阿托品、颠茄）呋塞米、依他尼酸等强效利尿剂可引起尿潴留。三环抗抑郁药和抗帕金森病药对副交感神经有阻滞作用，也会引起尿潴留，而伴有前列腺增生及膀胱颈纤维病变的老年人尤易发生。故在使用这些药物时，开始应以小剂量分次服用，然后再逐渐加量。

**5. 药物毒性反应**　老年人机体重要器官生理功能明显减退，尤其是肝脏解毒作用、肾脏排毒功能明显下降，因此，老年人用药容易发生蓄积中毒。在使用各类药物时，应密切观察有无中毒反应的发生，并及时进行相应处理。

# 第二节　老年人安全用药的原则

老年人的用药必须根据老年人的生理和病理特点，权衡利弊，确保受益，以避免不良反应的发生。随着年龄的增长，老年人生理功能出现退行性改变，组织器官灌注量和肝血流量明显下降，肝脏药物代谢功能衰退，肾脏的排泄速度减缓。因此，对药物的耐受程度明显下降。为保证老年人用药的安全和有效，对老年患者用药应深入细致地了解病情，充分掌握用药指征及药物不良反应。老年人用药时应遵循以下原则。

## 一、适应证原则

老年人用药要有明确的适应证，遵医嘱用药。老年人由于代谢和排泄器官功能的衰退，对药物的敏感性发生改变，若药物使用不当可使病情加重或发生不良反应。用药前根据老年人的特殊生理和病理因素，正确做出诊断，明确适应证，合理用药，确保受益。对有些病症可以不用药物治疗的则不要急于用药，可先采用非药物治疗，如物理疗法、饮食疗法、心理疗法。例如失眠、抑郁、便秘等可通过调整生活习惯、生活环境、人际关系等得到改善。

## 二、个体化原则

不同老年人的衰老程度、患病史和药物治疗史不同，同时对药物敏感性也存在较大的个体差异，因而治疗的原则也有所不同。应根据老年人的具体情况量身定制适合的药物、剂量和给药途径。有的药物应用普通剂量不生效，而有些药物常用剂量却发生毒副反应。因此，老年人用药要根据其年龄、健康状况、体重、肝肾功能、临床情况及治疗反应等进行综合考虑。

### 三、安全性原则

**1. 剂量适宜**　老年人用药剂量要适宜，遵循从小剂量开始逐渐达到适宜于个体的最佳剂量。《中国药典》规定老年人用药量为成人量的 3/4。一般开始用成人量的 1/4 ～ 1/3，然后根据临床反应调整剂量，直至出现满意疗效而无药物不良反应为止。

**2. 用药简单**　老年人用药要少而精，尽量减少用药的种类。一般用药应控制在 5 种以内，治疗时分轻重缓急。当用药量超过 5 种时，应当考虑是否都是必须用药，因为联合用药品种愈多，药物不良反应发生的可能性愈大。所以老年人使用药物品种要尽量简单，当突发急症时应按病情轻重缓急先后论治，以减少合并使用类型、作用、不良反应相似的药物，减少药物不良反应的发生。

**3. 加强监测**　老年人是药物不良反应的高发人群，用药期间应密切观察。如老年人服用地高辛、抗心律失常药、抗高血压药、抗糖尿病药和抗生素等，在用药过程中除密切观察药物不良反应外，还应定期做血药浓度监测或其他相关检查，正确评价药物疗效，尤其是治疗量和中毒量比较接近的药品。

**4. 选择正确的停药时机**

（1）暂停用药　老年人在药物治疗的过程中出现了新的症状往往是药物所引起的不良反应。此时老年人应在监护下停药一段时间，称为暂停用药。如停药后症状好转或消失，表明是药物的不良反应。因此暂停用药是现代老年病学中最简单、最有效的药物不良反应的干预措施之一。

（2）及时停药　老年人长期用药十分常见，应随时了解老年人的病情和用药情况，根据病情及时调整、更换或停用药物。凡疗效不确定、毒副作用大、不必要的药物均应及时停用。

（3）逐渐停药　有些老年人长期服用一些药物，停药时出现停药综合征或停药危象，此时应逐渐减量停药，如激素、抗心绞痛药、平喘药等。

### 四、有效化原则

**1. 掌握最佳用药时间**　根据疾病、药动学和药效学的昼夜节律，选择最佳的时间进行治疗，以提高疗效和减少毒副作用。降压药应在血压高峰前给药，不要在血压低谷前给药，一般早晨起床后到中午时为血压高峰期；夜间容易发生变异性心绞痛，多在午夜至早晨 6 点发作，主张睡前服用长效钙拮抗剂；胰岛素在凌晨时给药，其疗效远大于其他时间给药；降糖药一般要求饭前半小时给药，但有些药物如阿卡波糖（拜糖平）等，必须在进餐时给药。

**2. 选择适宜给药方法**　老年患者需要长期用药时，尽可能采用口服给药。对有吞咽困难的老年人不宜选用片剂、胶囊制剂，宜选用液体剂型，如口服液、冲剂，必要时也可选用注射给药。胃肠功能不稳定的老年人不宜服用缓释剂，因为胃肠功能的改变会影响缓释药物的吸收。

## 第三节　老年人安全用药的护理

随着年龄的增长，老年人的记忆力、学习新事物的能力、理解力均减退，对药物的治疗目的、服药时间、服药方法常不能正确理解，影响用药安全和药物治疗的效果。因此，指导老年人安全用药是护理人员的重要职责。

## 一、老年人用药情况评估

**1. 用药史评估**　详细评估老年人的用药史，包括既往和目前用药的情况、药物过敏史、本人对所用药物的了解情况等，并建立完整的用药记录。

**2. 服药能力评估**　包括视力、听力、阅读能力、理解能力、获取药物的能力、吞咽能力、发现不良反应的能力等。

**3. 各系统老化程度评估**　仔细评估老年人各脏器的功能状况，如肝、肾功能的生化指标。

**4. 心理、社会状况评估**　了解老年人的文化程度、饮食习惯、家庭经济状况；对当前治疗方案和护理计划的了解、认识程度；对药物有无依赖、期望、恐惧等心理。

## 二、老年人安全用药护理措施

老年人安全用药要求在老人能自觉或在家属的协助下遵医嘱用药，能了解所用药物的作用、用法、注意事项和不良反应，按时用药，药物治疗疗效好，未发生不良反应。具体护理措施如下。

### （一）安全用药指导　[e] 微课

**1. 指导保管药物**　指导老年人药物要放在固定的药柜，定期整理并按有效期合理地服用；过期和变质的药品要丢弃；内服药与外用药要分开保管；所有药物应保留外包装，药物需按药店或药房在包装上注明的贮存条件进行存放；对生活不能自理的、记忆力和理解力障碍的老年人，所用药物应由家属保管，不要让老年人轻易拿到。

**2. 服药体位指导**　指导老年人服药以站立最佳，坐位、端坐位也可以。尽量不要采取卧位，如因疾病原因采取卧位服药时，也尽可能抬高头部，服药后不要立即平卧。在服用能发生体位性低血压的药物时，应告知老年人或家属可能发生的后果，用药后不宜远距离活动，防止发生意外。

**3. 指导选择服送液体**　口服药送服要选择适量温开水，水量不少于100ml。饮水量不足，不利于药物在体内的吸收和排泄，某些药物还可形成结晶。有些药物也不宜用热水送服，如多酶片、酵母片等，因酶遇热凝固变性使药效降低。不能用茶水、咖啡或饮料服药。茶水或饮料中的成分会干扰或对抗药物疗效，甚至增加药物不良反应。

**4. 指导正确选择用药方式及服药剂型**　服用药片多时，可分次吞服；胶囊药不宜将胶囊打开服用；控释片、缓释片以及肠溶片不宜掰碎后服用。缓释片释放慢，吸收量增加，易产生毒性，老年人尽量不用；舌下含服硝酸甘油时不可吞服；服用中药蜜丸时，可根据老人具体情况将药丸搓成小丸。

**5. 指导老年人不要滥用非处方药**　一般健康老年人不需要服用保健药、滋补药、抗衰老药和维生素。只要科学安排好日常饮食，注意营养，保持平和的心态，就能达到健康长寿的目的。对体弱多病的老年人，也要在医生的指导下，恰当服用滋补、保健药物。

### （二）提高用药依从性

提高用药依从性的具体措施有以下几项。

1. 对住院、服务机构的老年人，护理人员应严格执行给药操作规程，按时将空腹服、餐前服、餐时服、餐后服、睡前服的药物分别送到患者床前，并照顾其服下。

2. 对空巢、独居的老年人，自行服药存在问题者需加强社区护理干预。将1周需用的药物预先分别放好，并将药品放置在醒目的位置，督促老年人养成按时服药的习惯。也可建立服用药品的日程或备忘卡。

3. 对出院带药的老年人，护理人员通过口头和书面的形式，向老年人解释药物的服用方法、作用及注意事项等相关内容。

4. 对于精神异常或不配合治疗的老年人，护理人员需协助和督促患者服药，确定其将药物按时服下。

对老年人服药依从性好时及时给予肯定，依从性差时给予善意的提醒，必要时将老年人的服药行为与日常生活习惯联系起来，如设置闹钟或手机提醒功能，防止老年人漏服或间歇性服药。

（三）密切观察，定期监测

老年人在用药期间，要密切观察，定期监测确保其用药安全。使用降压药的老年人用药后可能会出现体位性低血压，要提醒其站立、起床时动作要缓慢。老年人用药后容易出现药物矛盾反应，如有的老年人服用硝苯地平治疗心绞痛反而加重心绞痛，甚至诱发心律失常。有的药物与食物同时服用会导致彼此的相互作用而干扰药物的吸收，如含钠基或碳酸钙的制酸剂不可与牛奶或富含维生素 D 的食物同服，以免刺激胃液过度分泌或造成血钙、血磷过高。使用对骨髓、肝、肾、耳等有损害的药物时，应注意血药浓度的监测，定期进行肝、肾功能的检查，便于早期发现药物不良反应或毒性反应，及时调整药量及种类。对长期服用某一种药物的老年人，也应注意监测血药浓度。

（四）做好健康指导及心理护理

对老年人进行健康指导时，能用非药物性的措施解决问题缓解症状的，暂时不要急于用药，如失眠、便秘和疼痛等，将药物中毒的危险性降至最低。对老年人进行健康指导的同时，还要重视对其家属进行有关安全用药知识的教育，使家属学会正确协助和督促老年人用药，避免发生因用药不当所造成的意外。若发现老年人漏服药物，如忘记服药时间与正常服药时间接近，最好及时补服，以减少漏服药物带来的不良影响；如忘记服药的时间超过用药时间间隔的一半，则一般不需要补服，以免引起血药浓度突然升高，导致药物中毒。在老年人用药期间，多与老年人沟通、交流，做好心理护理。鼓励老年人说出服药的感觉，服药后的不适或异常感觉。发现老年人对药物治疗有错误认识或恐惧感、不肯按医嘱服药及过度依赖药物等情况时，应倾听老年人的想法，以其能接受的方式进行说明和疏导，建立合作性的护患关系，帮助解除疑虑，合理用药。

 素质提升

**精准用药，为老年人健康保驾护航**

精准用药是精准医学的重要组成，对老年人这个特殊群体，更应提供针对性和有效性的个体化诊断治疗措施，从更深入、更精准地角度，促进合理用药，提升药物的临床治疗效果，降低老年人用药不良反应，促进老年人健康。

## 目标检测

答案解析

一、选择题

【A1／A2 型题】

1. 影响老年人胃肠道对药物吸收的因素为（　）

   A. 肝血流增强　　　　　　B. 胃液量增加　　　　　　C. 胃排空速度增强

   D. 胃液 pH 升高　　　　　E. 胃肠运动功能增强

2. 下列哪项行为不属于提高老年人服药依从性的干预措施（　　）

  A. 要求老年人写服药日记、病情自我观察记录等

  B. 设置手机闹钟提醒服药时间

  C. 弱化行为

  D. 将老年人的服药行为与日常生活习惯联系起来

  E. 当老年人服药依从性好时及时给予表扬，依从性差时给予批评

3. 老年人使用下列哪种药物不易引起体位性低血压（　　）

  A. 利尿剂　　　　　　　B. 三环抗抑郁药　　　　　　C. 血管扩张剂

  D. 氨基糖苷类抗生素　　E. 降压药

4. 老年人在用药期间，一旦出现新的症状，最简单、有效的干预措施是（　　）

  A. 增加药物剂量　　　　B. 暂停用药　　　　　　　　C. 减少药物剂量

  D. 密切观察新症状　　　E. 调整用药时间

5. 加强老年人药物治疗的健康指导，错误的是（　　）

  A. 鼓励老年人首选非药物措施

  B. 做好老年人用药的解释工作

  C. 一旦发生忘记服药的情况，告知应及时补服

  D. 加强老年人家属的安全用药知识教育

  E. 指导老年人不要随意服用滋补药物

6. 老年人药物不良反应发生率高的原因，下列哪项是错误的（　　）

  A. 药动学改变　　　　　　　　　　B. 药效学改变

  C. 同时接受多种药物治疗　　　　　D. 滥用非处方药

  E. 保健药和维生素不会引起不良反应

7. 患者，女，71岁。患有糖尿病多年，一直用饮食疗法及皮下注射胰岛素控制血糖。近日晨起，常有头晕、饥饿感，该患者应采取的措施是（　　）A. 减少胰岛素用量

  B. 暂停用药，医院复查

  C. 继续原有胰岛素用药量，按时进餐

  D. 增加每餐食物摄入量

  E. 更换胰岛素类型

【A3/A4 型题】

(8~10 题共用题干)

患者，男，75岁，患高血压病17年，间断服用降压药，血压波动在 170/110~150/90mmHg 之间。患者未予以重视，头晕、头痛明显就服药，症状消失就减量或停药。吸烟，近20余年，未戒烟。近一周过度劳累后出现剧烈头痛、头晕、恶心。急诊检查测血压 210/120mmHg，心率 110 次/分钟。诊断为高血压病。

8. 入院后给予降压药物等治疗，在用药护理中指导患者改变体位时动作宜慢，其目的为（　　）

  A. 避免发生高血压脑病　　　　　B. 避免发生高血压危象

  C. 避免发生急进型高血压　　　　D. 避免发生体位性低血压

  E. 避免血压增高

9. 护士指导患者使用降压药时应注意（    ）

    A. 每三天测量血压一次        B. 最好睡前服用

    C. 从小剂量开始               D. 血压正常后及时停药

    E. 短期内将血压降至正常

10. 护士对其进行健康指导，错误的是（    ）

    A. 坚持适当的体育运动        B. 低盐饮食

    C. 吃减肥药                  D. 不得随意增减和中断药物

    E. 监测血压和服药的关系

二、思考题

李某，男性，69岁，确诊高血压15年，前列腺增生2年。定期服用盐酸贝那普利降压，血压波动在120～140/85～95mmHg。6小时前出现下腹隆起，不能小便，起立后双眼黑蒙、乏力、耳鸣，平卧数分钟后，症状缓解，但仍不能自行小便。患者平时经常因失眠服用地西泮等镇静药，还喜用高丽参等多种滋补药品。

问题：

1. 该患者可能的药物不良反应有哪些？

2. 预防患者的药物不良反应措施有哪些？

3. 应如何加强患者的用药健康指导？

书网融合……

      本章小结             微课             题库

PPT

# 第九章 老年人常见疾病与护理

◎ 学习目标

1. 通过本章学习，重点把握老年人常见疾病的护理评估、护理诊断。

2. 学会对老年人进行常见疾病的健康教育；具有对患病老年人进行人文关怀的意识和运用恰当护理措施对患病老年人进行护理的能力。

## 第一节 老年人呼吸系统常见疾病的护理

老年人机体器官的老化本身就是多种老年疾病的危险因素，老年人罹患各种疾病的概率增高。老年病是指在老年人群体中发病率明显增高的疾病，包括老年期特有的疾病、老年前期已患疾病延续到老年期、老年人与其他人群同样易患的疾病。我国老年人慢性病患病率排前5位的慢性病依次为高血压、糖尿病、脑血管病、缺血性心脏病和慢性阻塞性肺疾病。由于增龄引起的组织结构退行性变化、器官功能障碍、活动能力减退等使老年人和其他成年人患病的临床表现有很大的区别。老年病常表现出以下特点：①起病隐匿，发病缓慢；②症状和体征不典型；③多种疾病共存；④易出现各种并发症和后遗症；⑤预后不良，治愈率低，死亡率高。

》 情境导入

情境描述 李爷爷，男，70岁，退休工人。15年前开始出现咳嗽、咳少许白色痰液，多在寒冷季节及冬春季节变换时发病，未在意。2周前受凉后出现咳嗽、咳黄白色黏痰、不易咯出，胸闷喘憋、不能平卧、活动后加剧。患者有30余年吸烟史，查体：T 38℃，P 110次/分，R 24次/分，BP 138/80mmHg，半卧位。患者发病以来食欲可，睡眠欠佳，大小便正常。护理查体：神志清楚，口唇发绀，呼吸急促，桶状胸，双侧语颤对称减弱，叩诊呈过清音，两肺呼吸音减弱。临床诊断为慢性阻塞性肺疾病急性加重收入院。

讨论 1. 请问李爷爷首要解决的护理问题是什么？

2. 作为李爷爷的照护员，应如何指导李爷爷通过有效咳嗽进行排痰？

### 一、呼吸系统老化的改变

**1. 鼻、咽、喉** 老年人鼻黏膜变薄，嗅觉功能减退；腺体萎缩，分泌功能减退；鼻软骨弹性减低，鼻道变宽，鼻腔对吸入的气体加温、加湿和防御功能下降，容易患鼻窦炎及呼吸道感染；血管脆性增加，容易发生血管破裂而导致鼻出血。

老年人由于咽淋巴组织和腭扁桃体萎缩，易患呼吸道感染；由于咽喉黏膜变薄，神经和肌肉的协调性下降出现吞咽功能失调，容易发生呛咳、误吸甚至窒息；老年人声带弹性下降，发音低沉浑厚。

**2. 气管和支气管** 老年人气管和支气管软骨钙化，弹性降低。黏膜上皮及黏液腺退行性改变，纤毛数量减少，活动度减弱，呼吸道黏膜分泌免疫球蛋白A（IgA）功能降低，故局部防御屏障功能减弱。

小气道杯状细胞数量增多，黏液分泌增加，加之老年人咳嗽和反射机能减弱，易致黏液滞留，小气道管腔变窄，气流阻力增加，故易发生呼吸道感染及呼气性呼吸困难。

**3. 肺** 老年人肺泡萎缩、弹性回缩能力下降，容易导致肺活量降低，肺通气不足；肺动脉壁出现肥厚、纤维化，使肺动脉压力增高；肺毛细血管黏膜表面积减少，肺灌注流量减少，肺泡与血液气体交换的能力降低。

**4. 胸廓及呼吸肌** 老年人普遍易发生骨质疏松，造成椎体下陷、脊柱后凸、胸骨前凸，导致胸腔前后径增大，出现桶状胸。肋软骨钙化使胸廓顺应性变小，导致呼吸费力。肋间肌和膈肌弹性降低，进一步影响胸廓运动，使肺通气和呼吸容量下降。所以老年人易出现胸闷、气短、咳嗽、排痰动作减弱，由于痰液排出不畅，可造成呼吸道阻塞。

## 二、老年肺炎患者的护理

肺炎是由各种不同病因引起的肺实质炎症。可由多种病原体、理化因素、过敏因素等引起，是中老年呼吸系统的常见病、多发病。

2014 年和 2016 年国内 2 项单中心研究显示，年龄≥60 岁和≥55 岁老年住院患者中，吸入性肺炎的发病率分别为 13.4% 和 14.0%。日本单中心大样本研究显示，2010—2015 年吸入性肺炎的发病率为 67.2/万人，病死率为 13.6%。随着患者年龄增加，吸入性肺炎的发病率增加显著。美国 2002—2012 年吸入性肺炎住院患者为 406798 例，其中年龄 <65 岁的吸入性肺炎住院患者占 20.7%，≥65 岁患者占 79.3%。肺炎是导致老年人死亡的最常见感染性疾病，给社会与家庭造成极大的损失。老年人肺炎死亡率高的主要原因有：病原体变迁、不合理使用抗生素、病原学检查困难、临床表现不典型、医院获得性肺炎、免疫功能低下、呼吸道防御机制下降、基础病多等。

### （一）护理评估

**1. 健康史** 老年肺炎常见的诱因以受凉、上呼吸道感染最多见。老年肺炎以感染性居多，以肺炎链球菌、流感嗜血杆菌常见。吸入性因素也是老年肺炎的常见原因，除此之外其他危险因素为：呼吸道组织结构退行性改变；伴随老龄出现的多种慢性病使老年人肺部感染率和死亡率增加；老龄化带来的免疫老化也促进了老年人呼吸道感染的发生；流行性感冒也是导致老年人肺炎发生率和死亡率增加的一个重要原因。

因此，护士应询问老年人有无发病诱因，如着凉、淋雨或长期卧床等；有无呼吸道感染史；有无 COPD、糖尿病等慢性病史；是否使用过抗生素、激素、免疫抑制剂等；是否吸烟，吸烟量多少等。

### 💡 素质提升

#### 预防感染，保护肺健康

肺炎已成为威胁老年人生命安全的主要病因，学生通过学习肺炎常见病因、发病机制，正确指导老年人预防肺炎，保护肺健康，使学生树立以人的健康为中心的整体护理观，培养以人为本的职业精神和沟通交流能力，提高健康宣教的能力。

**2. 身体状况**

（1）临床症状不典型 患者症状一般比较隐匿，可无明显的畏寒、寒战、发热、胸痛等肺炎表现，部分患者仅有食欲不振、恶心、呕吐、腹痛等消化道症状，部分患者以嗜睡为首要临床表现。社区获得性肺炎的主要症状有发热、不适、食欲不振、头痛等全身症状以及呼吸道症状如咳嗽、咳痰、胸痛、气促等。医院获得性肺炎在住院 48 小时以后发病，除原有疾病的基础症状外，患者可有发热、咳脓性痰等表现。

（2）体征不明确、易变化　体格检查可发现患者有体温升高、呼吸急促，患侧呼吸运动减弱、叩诊浊音、语颤增强、支气管呼吸音等体征，常不明确，易变化。

（3）实验室检查结果不典型　约40%患者白细胞不升高，甚至下降。

（4）并发症多　常见并发症包括感染性休克、心律失常、水电解质平衡失调、呼吸衰竭等，年龄大于85岁的老年人容易并发急性意识障碍和精神障碍。

**3. 心理－社会状况**　老年肺炎病程较长且病情较重，老年人极易产生过度紧张、焦虑、惊恐的心理，因此应积极与患者及家属沟通，了解患者心理方面存在的问题并及时解决。

**4. 辅助检查**

（1）血常规　老年人发生肺炎时可无白细胞升高，白细胞升高仅占半数或更低，90%患者有核左移，50%患者有贫血。

（2）血生化及炎症指标检查　血C反应蛋白（CRP）增加、前降钙素原（PCT）增高提示细菌感染，并以此可以判断感染程度及作为对治疗反应的依据。

（3）胸部X线检查　病变大多表现为斑块状、网状或条片状阴影，炎症阴影吸收比较慢，往往超过4周。

（二）护理问题

**1. 体温过高**　与细菌或病毒感染有关。

**2. 清理呼吸道无效**　与痰液黏稠及咳嗽无力或无效有关。

**3. 气体交换受损**　与肺部炎症致呼吸面积减少有关。

**4. 潜在并发症**　感染性休克、呼吸衰竭、心力衰竭。

（三）护理措施

**1. 一般护理**

（1）环境与休息　室内宜清洁、安静、舒适，湿温度适宜，适当开窗通风，保持空气新鲜，避免对流风。急性期患者应卧床休息，尤其是高热患者，治疗护理操作尽量集中进行，确保患者有足够的休息时间。安置有利于患者呼吸的体位（半坐卧位或端坐位）以减轻体力和氧的消耗，并发休克者应给予中凹卧位，同时给予高流量吸氧，胸痛患者宜采取患侧卧位减轻呼吸运动时带来的局部疼痛。

（2）饮食护理　给予富含优质蛋白、维生素和足够热量的易消化流质或半流质饮食，鼓励患者多饮水，以补充丢失的水分和利于排痰。

（3）口腔护理　长期高热、年老体弱等患者宜每日做1～2次口腔护理，保持口腔清洁，预防感染，促进患者舒适，增进食欲，避免口唇干燥、口角疱疹、口腔炎症等。

**2. 对症护理**　指导患者进行有效呼吸，鼓励患者深呼吸、咳嗽、雾化吸入，衰弱或重症患者应定时翻身、叩背，必要时吸痰。

**3. 病情观察**　老年肺炎患者并发症多，且严重影响预后。护士应密切观察患者的生命体征、神志、尿量等变化，注意呼吸频率、节律、深度和型态的改变，警惕呼吸衰竭、心力衰竭和意识障碍的发生。

**4. 用药护理**　抗菌治疗遵循早期、足量、针对致病菌选药、重症患者联合用药的原则。严格按医嘱准确使用抗菌药物，注意药物浓度、配伍禁忌、滴速和用药间隔时间。用药前应详细询问过敏史，有药物过敏或药疹等病史者，应在病史及病历卡的显著部位标明禁用或慎用此类药物。用药期间应注意观察疗效和药物的不良反应，发现异常必须及时报告医生，并配合处理。

**5. 心理护理**　加强巡视，对焦虑不安的患者做好解释工作，介绍肺炎的相关知识，给予心理支持，使其能配合治疗。

**6. 感染性休克的护理**

（1）加强监护 密切观察生命体征、神志、尿量等变化，如出现神志模糊、烦躁，体温不升或过高等休克早期症状，应及时报告医生，采取救治措施。将感染性休克的患者安置在重症监护室，注意保暖和安全，取中凹卧位，尽量减少搬动。

（2）给氧 有发绀或 $PaO_2 < 60mmHg$ 者应高流量吸氧，维持动脉氧分压在 60mmHg 以上。

（3）急救护理 尽快建立两条静脉通道，一条扩容，首先输入低分子右旋糖酐或平衡盐溶液，可加入抗生素、糖皮质激素，另一条先输入 5% 碳酸氢钠，再应用多巴胺等血管活性药物。注意控制补液速度，快速扩容过程中应注意观察脉率、呼吸频率、肺部啰音、出入量等，预防诱发肺水肿，必要时在中心静脉压监测下进行调整。

**（四）健康指导**

**1. 加强疾病知识指导** 向老年人介绍肺炎发生的病因和诱因以及预防和早期治疗的重要性。

**2. 加强日常生活指导** 指导患者戒烟，平时坚持户外锻炼，呼吸新鲜空气，增强体质，提高耐寒和御寒能力，注意防寒保暖，一旦感冒及时治疗。加强营养，注意蛋白质、维生素的补充，增强免疫功能。

**3. 加强用药指导** 出院后需继续用药的患者应做好用药指导，提高老年人的服药依从性，指导其了解药物的用法和不良反应，定期随访。告之复诊时间及复诊时应携带的有关资料（如 X 线胸片）。若出现发热、咳嗽、咳痰、胸痛等症状，应及时就诊。

**4. 疫苗接种** 对年老体弱、免疫功能减退的患者，必要时可注射肺炎球菌免疫疫苗和流感疫苗，预防再次感染。

## 三、老年慢性阻塞性肺气肿患者的护理

慢性阻塞性肺疾病（chronic obstructive pulmonary disease，COPD），简称慢阻肺，是一种以气流受限不完全可逆为特征的慢性肺部疾病，是中老年呼吸系统常见病。病程可分为急性加重期与稳定期。COPD 急性加重期是指患者出现超越日常状况的持续恶化，并需改变基础 COPD 的常规用药，通常在疾病过程中，患者短期咳嗽、咳痰、气短和（或）喘息加重，痰量增多呈脓性或黏脓性，可伴发热等明显加重的表现。稳定期则指患者咳嗽、咳痰、气短等症状稳定或症状轻微。

2013 年第五次国家卫生服务调查分析报告指出，我国老年人 COPD 患病率高达 24.5%，同时全球疾病负担研究显示我国 COPD 致死人数约为 91 万，占全部疾病死因人数的 11%。2016 年世界卫生组织调查显示全球有 2.51 亿例 COPD 病例，超过 320 万人死于 COPD，在全世界死亡原因中排名第4，预计2030 年全球 COPD 死亡人数将超过 450 万，在全世界死亡原因中排名上升至第3。2020 年中国居民营养与慢性病状况报告指出，我国 40 岁以上成年人患病率达 13.6%，COPD 患病率呈逐年上升趋势。慢性阻塞性肺疾病全球倡议（Global Initiative for Chronic Obstructive Lung Disease，GOLD）强调，由于 COPD 危险因素的持续暴露和人口老龄化，COPD 造成的严重经济和社会负担还在不断增加。

**（一）护理评估**

**1. 健康史评估** 患者一般具有以下病史特征：多有较长期或大量吸烟史，或较长期粉尘、烟雾、有害颗粒或有害气体接触史；COPD 有家族聚集倾向；多于中年以后发病，好发于秋冬寒冷季节，常有反复呼吸道感染及急性加重史。随着病情进展，急性加重愈见频繁；后期可出现低氧血症和（或）高碳酸血症，可并发慢性肺源性心脏病和右心衰竭。目前认为 COPD 是一种慢性炎症，炎症反应是内、外因素共同作用的结果。

（1）外在因素 包括吸烟、感染、过敏、污染及其他理化因素，这些危险因素都可产生类似的炎症反应，导致 COPD 的发生。

（2）内在因素　包括老年人支气管和肺组织的老化、自主神经功能失调、肾上腺皮质功能和性腺功能减退、免疫球蛋白减少、单核巨噬细胞功能低下等。

**2. 身体评估**

（1）呼吸困难更突出　老年人随着气道阻力的增加，呼吸功能发展为失代偿时，轻度活动，甚至静态时即有胸闷、气促发作。

（2）机体反应能力差　典型症状弱化或缺如，如在炎症急性发作时体温不升、白细胞不高、咳嗽不重、气促不显著，可表现为厌食、胸闷、少尿等，体格检查可见精神萎靡、颜面发绀、呼吸音低或肺内啰音密集等。

（3）易反复感染，并发症多　老年人气道屏障功能和免疫功能减退，体质下降，故易反复感染，且肺源性心脏病、休克、电解质紊乱、呼吸性酸中毒、肺性脑病、DIC 等并发症的发生率增高。

（4）COPD 早期体征可不明显　随着病情进展，可出现桶状胸、肺叩诊呈过清音等肺气肿改变。

**3. 辅助检查**

（1）肺功能检查　是判断气流受限的客观指标，重复性好，对 COPD 的诊断、严重程度评价、疾病进展、预后及治疗反应等均有重要意义。

（2）胸部 X 线检查　COPD 早期 X 线胸片可无明显变化，以后出现肺纹理增多、紊乱等非特征性改变。

（3）胸部 CT 检查　不应作为 COPD 的常规检查。但在鉴别诊断时 CT 检查对确诊 COPD 有帮助。

（4）血气检查　血气异常首先表现为轻、中度低氧血症。随着疾病进展，低氧血症逐渐加重，并出现高碳酸血症。呼吸衰竭的血气诊断标准为静息状态下、海平面、呼吸空气时动脉血氧分压（$PaO_2$）< 60mmHg、伴或不伴动脉血二氧化碳分压（$PaCO_2$）增高 >50mmHg。

**4. 心理 - 社会状况**　老年人因明显的呼吸困难导致自理能力下降，从而产生焦虑、孤独等消极反应，病情反复可造成抑郁症及失眠，对治疗缺乏信心。评估患者有无上述心理反应及其家庭成员对此疾病的认知和照顾能力。

**（二）护理诊断**

**1. 气体交换受损**　与低氧血症、二氧化碳潴留、肺血管阻力增高有关。

**2. 清理呼吸道无效**　与呼吸道炎症、阻塞、分泌物增多且黏稠有关。

**3. 活动无耐力**　与疲劳、呼吸困难、缺氧有关。

**4. 焦虑**　与健康状况改变、病情危重有关。

**5. 睡眠型态紊乱**　与夜间咳嗽、咳痰，影响睡眠质量有关。

**6. 营养失调：低于机体需要量**　与食欲降低、摄入减少、腹胀、呼吸困难、痰液增多有关。

**7. 潜在并发症**　自发性气胸、慢性肺源性心脏病、呼吸衰竭。

**（三）护理措施**

**1. 一般护理**

（1）休息与活动　给患者提供舒适的休息环境，室内保持合适的温湿度，并协助患者采取舒适的体位。根据老年人的活动能力及兴趣制订合理活动计划，应酌情安排老年人的活动量，以不感到疲劳、不加重症状为宜，必要时卧床休息。

（2）营养支持　为患者提供高热量、高蛋白、高维生素的易消化食物，少食多餐，避免辛辣刺激。

**2. 病情观察**　观察咳嗽、咳痰情况，包括咳痰的发作时间、持续时间、音色、音调，痰液的颜色、性质、量等。观察呼吸困难的严重程度，与活动的关系。监测动脉血气分析、电解质、酸碱平衡等，观察患者是否出现了慢性呼吸衰竭、自发性气胸等并发症。

**3. 用药护理**　根据医嘱正确用药，用药后观察药物疗效和不良反应。

（1）支气管扩张剂　可松弛支气管平滑肌、扩张支气管、缓解气流受限，是控制 COPD 症状的主要治疗措施。主要的支气管舒张剂有 $\beta_2$ 受体激动剂、抗胆碱能药物及茶碱类药物。指导患者正确使用支气管扩张药物，及时督促并指导患者正确使用压力型气雾剂或定量吸入器，如 $\beta_2$ 受体激动药、胆碱能受体激动药辅助装置的使用方法与注意事项，详细讲解吸入治疗要领并示范动作，指导患者掌握正确使用方法，确保疗效。

（2）糖皮质激素　对于中度到极重度的 COPD 患者，有频发急性加重风险，宜在应用支气管扩张剂的基础上，联合应用糖皮质激素，在改善肺功能、健康状态和减少急性加重方面比单药更有效。常用的糖皮质激素和 $\beta_2$ 受体激动剂联合制剂包括福莫特罗/倍氯米松，福莫特罗/布地奈德，沙美特罗/氟替卡松等。激素的剂量要权衡疗效及安全性，慢阻肺稳定期患者不推荐长期口服糖皮质激素。

（3）茶碱　可解除气道平滑肌痉挛、改善心搏出量、舒张全身和肺血管、增加水钠排出、兴奋中枢神经系统、改善呼吸肌功能及某些抗炎作用。缓释型或控释型茶碱每日口服 1~2 次可以达到稳定的血浆浓度，对治疗慢阻肺有一定效果。

（4）祛痰药　慢阻肺患者的气道内产生大量黏液分泌物，可促使其继发感染，并影响气道通畅，应用祛痰药有利于气道引流通畅，改善通气功能，但其效果并不确切，仅对少数有黏痰的患者有效。常用药物有盐酸氨溴索、乙酰半胱氨酸、福多司坦等。

（5）其他药物　①吸入抗胆碱药，少数患者出现口苦或口干感。②白三烯调节剂，主要不良反应是胃肠道症状以及皮疹、血管性水肿、转氨酶升高，停药后恢复正常。③色甘酸钠，可有咽喉不适、胸闷等不良反应，孕妇慎用。④酮替芬，有镇静、口干、嗜睡等不良反应。

**4. 氧疗护理**　呼吸困难伴低氧血症者，遵医嘱给予氧疗，氧疗有效的指标有患者呼吸困难减轻、呼吸频率减慢、发绀减轻、活动耐力增加等。另外要注意观察氧中毒、肺不张、呼吸道分泌物干燥、晶状体后纤维组织增生等氧疗副作用。对 COPD 慢性呼吸衰竭稳定期的患者，给予长期家庭氧疗可提高其生活质量和生存率。长期家庭氧疗一般是经鼻导管吸入氧气，流量 1.0~2.0L/min，吸氧持续时间 >15h。

**5. 呼吸功能锻炼**　指导患者进行缩唇呼吸和腹式呼吸。缩唇呼吸是通过缩唇形成的微弱阻力来延长呼气时间，增加气道压力，延缓气道塌陷。指导患者闭嘴用鼻子吸气，然后通过缩唇缓慢呼气，同时收缩腹部。吸气与呼气时间比为 1:2 或 1:3。吸气时患者可取立位、平卧位或半卧位，两手分别放在前胸部和上腹部，用鼻子缓慢吸气，膈肌下降，腹肌松弛，腹部凸起，手感腹部向上抬起。呼气时用口呼出，腹肌收缩，膈肌松弛，膈肌随腹腔内压增加而上抬，手感腹部下降。

**6. 心理护理**　由于病程迁延，反复发作，多次住院，不少老年患者易产生急躁、失眠、自卑或恐惧心理。护理人员要耐心倾听患者诉说，细致观察患者病情特点，给予针对性心理疏导，消除不良心理，鼓励其增强信心，以积极的态度配合治疗。

 素质提升

关注老人肺健康，轻松呼吸不再无助

　　世界卫生组织将每年 11 月第三周的周三定为世界慢阻肺日，旨在帮助人们提高对慢阻肺的认识，改善慢阻肺诊断不足和治疗不力的现状。学生通过学习慢阻肺护理知识，能够指导老年人有效深呼吸、咳嗽排痰，以改善肺功能。培养学生关心爱护老年人的人文关怀精神，能够应用科学的护理工作方法帮助患者解决健康问题的能力。

### （四）健康教育 🅔 微课

**1. COPD 相关知识指导**　帮助患者了解 COPD 的高危因素、临床表现、治疗原则等知识，避免诱发因素，教导吸烟患者戒烟，远离污染环境，减少有害气体或有害颗粒的吸入等。

**2. 家庭氧疗指导**　帮助患者和家属了解氧疗的目的、正确用氧方法、氧疗的副作用等基本知识，确保患者和家属学会安全用氧。

**3. 用药指导**　指导患者遵医嘱正确用药，了解所用药物的名称、用法、注意事项、不良反应的表现及处理措施。

**4. 自我监测指导**　指导患者观察、判断是否出现呼吸困难加重、心率加快等病情加重的表现，指导患者学会使用峰流速仪监测最大呼气峰流速，建立 COPD 发作日记，做好记录。

**5. 饮食指导**　帮助患者制定高热量、高蛋白、高维生素的饮食计划。正餐进食不足时安排少量多餐，避免在餐前和进餐时过多饮水。餐后避免立即平卧，避免产气和容易引起便秘的食物。

**6. 康复运动指导**　帮助患者放松，进行缩唇腹式呼吸以及避免快速浅表的呼吸等措施。

# 第二节　老年人循环系统常见疾病的护理

## 一、循环系统老化的改变

**1. 心脏**　随着年龄的增加，老年人心脏收缩和舒张效力降低；心肌纤维发生脂褐质沉积，心脏顺应性下降，引起心排血量减少；心脏瓣膜由于纤维化增厚，柔韧性降低，易产生狭窄及关闭不全，影响血流动力学变化，导致心功能不全；心脏传导系统发生退行性变，增加了心肌的不稳定性，也降低了对交感神经冲动的反应力，容易出现心律失常。老年人休息时心率减慢，80 岁时平均心率可减至 59 次/分。

**2. 血管**　老年人血管发生老化，胶原蛋白增加，弹性蛋白减少，血管失去原有的弹性，血管内膜发生粥样硬化，加上钙沉积于血管壁，导致管腔狭窄，外周阻力增高，造成收缩压上升（正常老化一般不影响舒张压）。老年人冠状动脉血管以及脑血管的老化使冠心病、脑血管意外等疾病发生率增高。老年人末梢血管阻力增加，导致组织灌流量减少。静脉回流不佳使静脉曲张发生率增加。自主神经对血压调节功能减弱，容易发生体位性低血压。

## 二、老年高血压患者的护理

老年高血压是指老年人在未使用抗高血压药物的情况下，血压持续或非同日 3 次以上收缩压≥140mmHg 和（或）舒张压≥90mmHg 者。高血压是多种心脑血管疾病的重要病因和危险因素且高血压的发展常伴随靶器官如心、脑、肾的损害，最终导致器官衰竭，是心血管疾病死亡的主要原因。

2013 第五次国家卫生服务调查分析报告显示我国老年人高血压患病率为 284.7‰，占城乡老年居民慢性病患病率 61.7%，排名第一。2020 年中国居民营养与慢性病状况报告显示我国 18 岁及以上居民高血压患病率为 27.5%，与 2015 年的 25.2% 相比呈上升趋势。老年高血压是全球公共卫生问题，我国老年高血压患者约占老年人群的一半，位居全球第一；有效地预防、控制、治疗高血压，可有效改善老年人的生活质量，促进健康老龄化。

素质提升

**控制高血压，享受健康生活**

原卫生部将每年的10月8日定为"全国高血压日"，旨在提高广大群众对高血压危害的认识，动员全社会都来参与高血压预防和控制工作，普及高血压防治知识。本节从高血压流行病学调查结果导入，引发学生思考老年人高血压患病率高带来的家庭和社会负担，培养学生同理心，具有关心爱护老年人、为老年人服务的职业精神，并采取积极的措施促进健康老龄化。

**（一）护理评估**

**1. 健康史** 高血压的病因至今未明，目前认为是在一定的遗传易感性的基础上，由多种后天环境因素所致。

（1）遗传因素 高血压具有明显的家族遗传聚集性，被认为是一种多基因遗传病，父母双方均有高血压者其子女发生高血压的概率为46%，约60%的高血压患者可询问到有高血压家族史。

（2）环境因素 包括饮食习惯、饮酒和精神因素等。①饮食习惯：不同地区人群高血压水平和高血压患病率与钠盐平均摄入量呈正相关。饱和脂肪酸摄入越高，平均血压水平越高。经常大量饮酒者的血压水平高于不饮酒或少饮酒者。②精神因素：长期处于精神高度紧张和心理压力增大的状态易患高血压；脑力劳动者高血压患病率高于体力劳动者。

（3）其他 超重或肥胖患者、睡眠呼吸暂停综合征是高血压发生的因素之一。

**2. 身体状况** 老年高血压具有高发病率、低控制率、单纯收缩期高血压多见、血压波动大以及靶器官并发症多、致残和致死率高等特点。

（1）单纯收缩期高血压为主 老年人收缩压水平随年龄增长而升高，ISH成为老年高血压最为常见的类型，占老年高血压的60%。

（2）脉压增大 脉压是反映动脉弹性功能的指标。脉压 >40mmHg 视为脉压增大，老年人脉压增大是重要的心血管事件预测因子。

（3）血压波动大 老年人的收缩压、舒张压和脉压的波动均明显增大。原因为：随着年龄增长，老年人压力感受器敏感性降低，而动脉壁僵硬度增加，血管顺应性降低，使老年高血压患者的血压更易随情绪、季节和体位变化而出现明显波动。血压波动大，也容易产生体位性低血压。

（4）常与多种疾病并存，并发症多 老年高血压常伴发动脉粥样硬化性疾病如冠心病、脑血管病、外周血管病、缺血性肾病及血脂异常、糖尿病、老年痴呆等。若血压长期控制不理想，更易发生或加重靶器官损害。部分老年人的靶器官损害常缺乏明显临床表现，容易漏诊，应进行综合评估并制定合理的治疗策略。

**3. 辅助检查**

（1）一般检查 血压测量是诊断高血压及评估其严重程度的主要手段。规范化测量血压对于正确诊断老年高血压至关重要。

检查方法：患者取坐位，测量血压前患者需静坐至少5分钟，且将血压袖带与心脏保持同一水平；与诊室血压测量相比，非诊室血压检测（特别是家庭自测血压）有助于提高血压评估的准确性；首次应测量双侧上肢血压；监测立位血压，观察有无体位性低血压；动态血压监测在临床上可用于诊断白大衣性高血压、隐蔽性高血压、顽固难治性高血压。

（2）实验室检查　检查血常规、尿常规、肾功能、血糖、血尿酸、血脂等，可发现高血压对靶器官的损害。必要时可检查血液中的肾素、血管紧张素、醛固酮和儿茶酚胺等。

（3）心电图　判断高血压患者是否合并左心室肥厚、左心房负荷过重和心律失常等。

（4）X线检查　可见主动脉弓迂曲延长、左心室增大。

（5）超声心动图　用于评价高血压患者的心脏功能，可了解心室壁的厚度、心腔大小、瓣膜情况等。

（6）24小时动态血压监测　有助于判断高血压的严重程度，了解其血压变异性和血压昼夜节律，指导降压治疗和评价降压药物疗效。

**4. 心理－社会状况**　评估老年人是否长期处于精神紧张、压力、焦虑的心理状态，还应全面评估患者的性格特征和有无其他引起高血压的心理、社会因素。

（二）护理问题

**1. 疼痛：头痛**　与血压升高有关。

**2. 活动无耐力**　与血压升高所致循环障碍有关。

**3. 有受伤的危险**　与头晕、视力模糊、意识改变或发生体位性低血压有关。

**4. 潜在并发症**　高血压急症。

**5. 焦虑**　与血压控制不满意、已发生并发症有关。

**6. 知识缺乏**　缺乏非药物治疗、药物治疗及自我监控血压的相关知识。

（三）护理措施

**1. 一般护理**

（1）环境与体位　病室环境应安静、温暖、舒适，尽量减少探视，护理操作集中进行，动作轻柔。患者头痛时嘱患者卧床休息并使其床头抬高，为避免体位性低血压，在改变体位时动作应缓慢。

（2）生活方式调整　非药物治疗是降压治疗的基本措施，包括纠正不良生活方式和不利于身心健康的行为和习惯；调整膳食结构，即减少钠盐的摄入；控制总热量摄入并减少膳食脂肪及饱和脂肪酸摄入；戒烟；限制饮酒；适当减轻体重；规律适度的运动；减轻精神压力，避免情绪波动，保持精神愉快、心理平衡和生活规律。

**2. 病情观察**　老年人血压波动比较大，应每日定点、多次测量血压，一旦发现血压急剧升高、剧烈头痛、呕吐、大汗、面色及意识改变、肢体运动障碍等症状，护士应立即通知医师。当老人出现头晕、眼花、视物模糊等症状时，应立即休息。上厕所或外出时要有人陪伴。

**3. 用药护理**

（1）老年高血压的治疗目标　保护靶器官，最大限度地降低心血管事件和死亡的风险。

（2）老年高血压的治疗原则　①降低并稳定维持血压在目标范围内，即收缩压降至140～150mmHg、舒张压<90mmHg但不低于65mmHg。②控制症状，改善和提高老年高血压患者的生活质量。③防治靶器官损害，延缓和逆转高血压所致的靶器官重构和其他病理生理改变，减少和防治并发症。④改变生活方式，延长寿命，提高生活质量，降低死亡率。

（3）老年高血压患者降压药物的选用及不良反应观察　见表9-1。

表 9 – 1 老年高血压患者降压药物的选用及不良反应观察

| 降压药类别 | 降压药名称 | 老年高血压患者适应性 | 副反应 |
|---|---|---|---|
| 利尿药 | 袢利尿剂如呋塞米；噻嗪类利尿剂如氢氯噻嗪、吲哚帕胺缓释片；保钾类利尿剂如氨苯蝶啶、螺内酯 | 低剂量利尿药、噻嗪类利尿剂是治疗老年高血压的首选药物，特别适用于 ISH 患者 | 低钾血症、胃肠道反应、高血糖、高尿酸血症等痛风者禁用 |
| 钙通道阻滞药（CCB） | 二氢吡啶类如硝苯地平、氨氯地平；非二氢吡啶类如维拉帕米、地尔硫草 | 对老年高血压尤其有效，可作为一线降压药物，作为联合用药的首选 | 下肢水肿、头晕、头痛、心动过速等心脏传导阻滞和心力衰竭者禁用非二氢吡啶类钙通道阻滞药 |
| 血管紧张素转换酶抑制剂（ACEI） | 卡托普利、依那普利等 | 用于老年高血压，可降低心脏前后负荷、不增加心率、不降低心脑肾血流、不引起直立性低血压、无停药反跳现象 | 皮疹、咳嗽、血管性水肿、味觉异常等高钾血症、肾动脉狭窄者禁用，应谨慎同时使用保钾利尿药 |
| 血管紧张素 II 受体拮抗剂（ARB） | 氯沙坦、伊贝沙坦等 | 具有强效、长效、平稳降压的特点，对老年 ISH 有效 | 副作用少，极少发生咳嗽高钾血症、肾动脉狭窄者禁用，应谨慎同时使用保钾利尿药 |
| β 受体阻断药 | 普萘洛尔、美托洛尔等 | 对老年高血压疗效差。但适用于老年高血压合并心绞痛且心率偏快者，尤其是心肌梗死的二级预防 | 疲乏、耐力降低心脏传导阻滞、周围血管病、呼吸道阻塞性疾病、哮喘患者慎用或禁用 |
| α 受体拮抗药 | 哌唑嗪、多沙唑嗪等 | 适用于老年高血压合并血脂异常、糖耐量异常及周围血管病，尤其是有前列腺增生、排尿障碍者 | 直立性低血压、晕厥、心悸等 |

（4）老年高血压服药注意事项 ①密切观察病情变化、监测血压，观察药物副作用。②服用降压药从小剂量开始，逐渐加量，以达到最佳疗效。③多数患者需长期服药，在血压长期控制稳定后，遵医嘱逐渐减量，不得随意停药。④老年单纯收缩期高血压的治疗，当收缩压 < 150mmHg、舒张压 < 60mmHg 时，可不用降压药物；收缩压为 150～179mmHg 时，谨慎用小剂量降压药；收缩压≥180mmHg 时，用小剂量降压药。⑤为提高服药依从性、减少不良反应，老年高血压患者推荐使用长效制剂或控释片、缓释片。⑥服药后如有头晕、乏力等不适应平卧休息，避免体位性低血压。教会患者识别体位性低血压的临床表现如乏力、头晕、心悸、出汗、恶心、呕吐等，在联合用药、首次服药或加量时应注意防范体位性低血压的发生。指导患者服药后卧床 0.5～1 小时，测量并记录卧、立位血压，注意两者是否相差过多。避免长时间站立，尤其在服药后最初数小时；改变姿势时，动作宜缓慢；服药期间可选在平静休息时，服药后休息一段时间再下床活动。避免过热、过冷的刺激，沐浴时水温不可过高，避免饮浓茶、饮酒，避免过度用力增加腹腔压力而影响静脉回流。一旦发生直立性低血压，应采取下肢抬高平卧位，屈曲腿部和摇动脚趾，以促进脚部血流，减少血液淤积在下肢，增加有效循环血量。

**4. 高血压急症的观察与护理**

（1）观察 避免诱发因素，保持平和的心态，避免情绪激动；避免过劳和寒冷刺激；指导患者正确用药，不可自行增减药量或停服。密切监测患者的病情变化，如有异常立即通知医师。

（2）护理 ①急症期患者绝对卧床休息，抬高床头，避免一切不良刺激和不必要的活动，做好患者的生活护理。保持呼吸道通畅，给予吸氧。②安抚患者情绪，必要时给予镇静药。③做好心电、血压、呼吸监护。④迅速建立静脉通路，遵医嘱尽快使用降压药物，在用药的过程中注意监测血压变化，避免出现血压骤降。

**5. 心理护理** 护士应指导和帮助老年人调整心态，保持良好的精神状态；鼓励老年人使用正向的调节方法，取得愉悦的情感体验；根据老年人不同的性格特征给予指导，训练其自我控制的能力，减轻精神压力，避免情绪波动。

### （四）健康教育

**1. 疾病知识指导**　对患者宣教使其了解高血压病的相关知识，包括控制血压的重要性和长期治疗的必要性。学会自我调节，维持心理平衡，避免诱发因素。

**2. 日常生活指导**

（1）控制体重　可通过减少总热量摄入和增加体力锻炼的方法减重。减重速度因人而异，但首次减重最好能达到5kg以增强信心，保持体质指数≤25。

（2）膳食调节　减少膳食脂肪，补充优质蛋白，增加含钾、钙高的食物。减少烹饪用盐及含盐量高的调料，少食各种盐腌食品，多食蔬菜和水果。每餐不宜过饱。戒烟限酒。

（3）适量运动　依据血压水平和病情综合确定，动、静结合，以无身体不适为宜。运动频率与时间：3~5日/周，每次30~60分钟。运动过程中防止意外发生，避免长时间静止站立、过度低头、屏气；随时自我检测心率，有心率过快、头晕、胸闷、气短、食欲下降、疲乏等现象，提示可能运动量过大，注意调整；减少运动量后，仍出现头晕、胸闷等不适症状，应停止运动，必要时到医院就诊，以免发生意外。

**3. 用药指导**　遵医嘱服药，不可随意增减或停服降压药；告知药物的名称、剂量、用法、作用及副作用，学会自我监测血压，若血压控制不满意，或有不良反应时，应随时就医。

**4. 定期复查**　定期门诊复查，根据危险度分层决定复诊时间。低危或中危者，每1~3个月随诊一次；高危者，至少每月随诊一次。监测血压变化，若血压升高或病情异常应及时就医。

## 三、心力衰竭患者的护理

心力衰竭（heart failure）简称心衰，是指各种原因造成心脏结构和（或）功能异常改变，导致心室射血和（或）充盈功能障碍，从而引起以疲乏无力、呼吸困难和液体潴留（肺淤血、体循环瘀血及外周水肿）为主要表现的一组复杂临床综合征。临床上，可按心衰发生的急缓分为急性心衰和慢性心衰，以慢性较为多见，慢性心衰是指持续存在的心衰状态，可稳定、恶化或出现失代偿。老年慢性心衰患者较成人更多因心功能反复恶化或急性失代偿而入院，从而加速心衰进程。

心衰在全球总体患病率为1%~2%，发达国家70岁及以上人群心衰发病率达10%，中国高血压调查数据显示2012—2015年我国65~74岁及≥75岁人群心衰患病率分别为2.1%和3.2%。过去15年我国心衰总患病率增长了44%。老年人心衰发病率急剧增长与衰老、高血压、冠心病、糖尿病等增加及医疗水平提高使患者生存期延长有关。近年来，我国总体心衰住院死亡率呈现下降趋势，但同期老年心衰患者病死率较成年患者明显升高，我国一项回顾研究对1993—2007年7319例次住院心衰患者的分析结果显示，50~59岁、60~69岁、70~79岁、80~89岁和≥90岁病死率依次为2.1%、5.1%、7.8%、12.3%和16.9%。我国人口老龄化趋势加剧，而且心血管病及其危险因素仍在增加，预计未来老年人心衰患病率将继续攀升。

### （一）护理评估

**1. 健康史**　询问患者有无冠心病、心肌炎、心肌病、风湿性心脏瓣膜病等器质性心脏病，有无呼吸道感染、心肺负荷过重等诱因，是否服用减弱心肌收缩力、诱发心律失常的药物等。

（1）病因　几乎所有类型的心脏疾病、大血管疾病均可引起心力衰竭。主要包括心肌病变、心脏负荷过重、心脏瓣膜病及结构异常、心律失常等四类原因，常见疾病有冠心病、高血压、糖尿病、心瓣膜病、心肌病、心房颤动等。退行性心瓣膜病、传导系统退行性改变、心肌淀粉样变性等老年特有的心脏改变也是老年心衰的重要原因。

（2）诱因　诱发老年心衰的原因更为广泛，常见诱因包括：感染、急性心肌缺血、快速或缓慢心律失常、血压波动、钠盐摄入过多、输液输血过快和（或）过多、情绪激动及药物（如抑制心肌收缩力的药物和引起水钠潴留的药物）等。

（3）共病　老年心衰患者常并存多种慢性疾病，如 COPD、高血压、糖尿病、慢性肾功能不全、贫血等。超过75%的老年心衰患者有3种及以上疾病，50%的患者有5种或更多疾病，这些慢性疾病的存在与病情加重是导致心衰发生的重要基础与诱因。

**2. 身体状况**　临床表现为症状体征不典型、多病共存，多伴衰弱、多重用药和认知障碍等老年综合征，有如下主要表现。

（1）症状隐匿　急性失代偿老年心衰患者更易出现急性肺水肿和血压波动。而多数老年慢性心衰患者可表现为咳嗽、乏力、疲倦、全身不适、食欲减退、腹部不适、恶心、腹泻、注意力不集中、反应迟钝等，可无典型的呼吸困难表现。

（2）体征不典型　第三心音、肺部啰音、颈静脉怒张等体征在老年患者中特异性不强，老年人外周水肿多为下肢静脉瓣功能不全、钙通道阻滞剂等药物或其他原因引起，需鉴别。

（3）多伴有老年综合征　心衰亦是一种老年综合征，老年心衰患者多伴衰弱、肌少症、营养不良、跌倒、认知障碍、谵妄、睡眠障碍、焦虑、抑郁、大小便失禁和多重用药等临床表现，需综合判断。

（4）多病共存　常合并高血压、糖尿病、慢性肾病、冠心病、COPD、心房颤动、卒中、睡眠呼吸暂停、贫血、肿瘤、周围血管病及老年综合征等，老年心衰患者常有2~3个以上共病存在。

**3. 辅助检查**

（1）常规检查

1）心电图　是最简单、常用的心脏辅助检查，在诊断心衰中有重要作用。心电图检查包括静息检查、负荷检查、24或48小时动态检查和心电监护等。

2）生物标志物 NPs　对排除老年心衰有重要价值。心力衰竭时，脑钠肽（BNP）或 N 端脑钠肽前体（NT-proBNP）浓度升高且分泌量随心室充盈压的高低而变化，可作为评定心衰进程和判断预后的指标。

3）影像学检查　心影大小和外形可为心脏病的病因诊断提供重要依据，肺淤血的有无及程度直接反映左心功能状态。在左心衰竭胸片 X 线检查常显示心影扩大，肺门阴影增大，肺纹理增加；在右心衰竭常可显示上腔静脉扩张。超声心动图能准确地提供各心腔大小变化及心瓣膜的结构和功能情况。放射性核素检查有助于判断心室腔大小，磁共振显像能精确计算心室的收缩末期、舒张末期容积、心搏出量和射血分数等。

4）创伤性血流动力学监测　常用漂浮导管（Swan-Ganz 导管）进行床旁测定，了解心排血量（CO）、心脏指数（CI）、肺毛细血管楔嵌压（PCWP）、肺动脉压力、右室压力和右房压力，为临床抢救提供可靠的血流动力学依据。

（2）特殊检查

1）心肺运动试验（CPET）　能同时检测心肺代谢功能，可鉴别心衰与其他脏器衰竭，评估心血管疾病严重程度和心衰预后，指导心脏康复运动处方。

2）6分钟步行试验（6MWT）　在无条件做 CPET，可用6MWT 对心衰进行危险分层，评估心衰。①程度：6MWD<150m 为重度心衰，150~450m 为中度心衰，>450m 为轻度心衰；②预后：6MWD<300m 提示心衰预后不良；③评估运动康复干预的效果。

**4. 老年综合征评估**　建议在诊断老年心衰的同时，应完成包括老年生活能力评估、衰弱、痴呆与认知障碍、抑郁、营养不良、多重用药等在内的老年综合征评估，以更好地个体化管理老年心衰。

（二）护理问题

**1. 气体交换受损** 与左心衰导致肺循环淤血有关。

**2. 体液过多** 与水钠潴留、体循环淤血有关。

**3. 活动无耐力** 与心排血量降低有关。

**4. 潜在并发症** 洋地黄中毒、水电解质紊乱。

（三）护理措施

**1. 一般护理**

（1）休息与活动 休息可以减少组织耗氧量，降低心率和减少静脉回流，从而减轻心脏负荷，利于心功能的恢复。但应注意长期卧床可导致下肢静脉血栓、肺栓塞、消化能力下降、肌肉萎缩等并发症的发生。故应根据患者的心功能情况，合理安排休息与活动。对于心功能Ⅰ级的老年患者，可以不限制一般的体力活动，但应避免剧烈运动和重体力劳动；指导心功能Ⅱ级的患者适当限制体力活动，保证充足的睡眠和休息，可增加午睡、夜间睡眠和间歇休息时间；对于心功能Ⅲ级的患者应严格限制一般的体力活动，以卧床休息为主，日常生活由他人协助；而心功能Ⅳ级者应绝对卧床休息，日常生活由他人照顾，可在床上做肢体的被动运动和翻身。病情改善后，应鼓励患者根据个体情况尽早逐渐恢复体力活动，督促患者坚持动静结合，逐渐增加活动量，同时监测活动中有无呼吸困难、胸痛、心悸、疲劳等症状，如有不适应停止活动，并以此作为最大活动量。

（2）饮食指导 指导患者进食低热量、低盐、高蛋白、维生素丰富、清淡、易消化不产气的食物，避免刺激性食物，注意少量多餐、避免过饱，从而减轻心脏负担。

控制钠盐的摄入可减轻心脏前负荷，是控制心力衰竭的重要措施。轻度心衰（A、B 期）食盐 <5g/d，中度心衰（C 期）食盐 <3g/d，重度心衰（D 期）食盐 <2g/d。大量利尿的患者，可不必严格限制钠盐摄入，但仍应控制在 <5g/d。

（3）保持排便通畅 老年心衰患者因长期卧床、进食减少、胃肠道淤血、排便方式改变及焦虑等因素容易引起便秘。而用力排便可加重心脏负荷，甚至诱发心律失常，所以保持大便通畅非常重要。指导患者切忌用力排便，可通过训练每日定时排便、多摄入纤维素丰富的食物、经常按摩腹部等促进排便，必要时服用缓泻剂。

**2. 对症护理**

（1）缓解呼吸困难 协助患者取半卧位或坐位，鼓励自主咳嗽和深呼吸。必要时，给予 2～4L/min 的氧气持续吸入，肺心病患者通常采取低流量、低浓度持续吸氧，给氧期间应注意保持鼻导管的通畅。

（2）水肿护理 经常清洗皮肤，保持皮肤清洁干燥；按摩骨隆突处和受压部位，协助或指导患者每 2 小时翻身一次，防止局部皮肤长期受压，促进皮肤血液循环；给予高蛋白饮食，增强全身营养及皮肤抵抗力；指导患者穿宽松、柔软、透气性好的棉质衣物，保持床褥清洁、柔软、平整、干燥，严重水肿者可使用气垫床。观察水肿部位及其他受压部位的皮肤有无发红、破溃现象，一旦发生压疮应按常规处理。

**3. 病情观察** 观察水肿的消长，每日测量体重，准确记录出入量。监测患者呼吸困难程度、发绀情况、肺部啰音的变化以及血气分析和血氧饱和度等变化，根据缺氧程度调节氧流量和给氧方式。

**4. 治疗护理** 目前，对心力衰竭最主要的治疗是药物治疗，因而用药期间要加强药物疗效及其不良反应的观察与处理。

（1）利尿剂 是目前唯一充分缓解体液潴留的药物，是心衰治疗的基石之一。通过排钠和排出体内潴留的体液以减轻心脏前负荷，从而改善心脏功能。常用药物包括：①排钾利尿剂，包括噻嗪类利尿剂，如氢氯噻嗪、氯噻酮；袢利尿剂，如呋塞米。②保钾利尿剂，包括螺内酯、氨苯蝶啶等。首选袢利尿剂，最常用呋塞米，适用于伴轻度液体潴留的高血压患者，但痛风患者禁忌使用。

利尿剂的使用应从小剂量开始，逐渐增加剂量至尿量增加，为避免影响患者休息，给药时间以早晨或日间为宜。用药前后观察水肿的变化、准确记录尿量或24小时液体出入量、定期测量体重，以了解利尿效果。监测心率、脉搏、血压、水电解质等。排钾利尿可引起低钾血症，严重者可出现碱中毒，应注意观察有无乏力、腹胀、心悸、肠鸣音减弱等表现，监测血钾变化，注意心电图U波是否增高；应用排钾利尿剂时，嘱患者补充含钾丰富的食品，如红枣、豆类、香蕉、橘子等，必要时遵医嘱口服或静脉补钾，口服钾应在饭后或与果汁同服以减轻胃肠道刺激，静脉补钾时，每500ml液体中的氯化钾含量不宜超过1.5g。应用保钾利尿剂需注意有无胃肠道反应如嗜睡、乏力、皮疹、高血钾等，应减少或避免摄入含钾高的食物。

（2）血管扩张剂　通过降低心脏前、后负荷以减轻肺循环淤血，增加心排血量，而产生一定的短期效应，目前仅在急性心衰和慢性心衰加重时短期使用。分为：①扩张静脉类，如硝酸甘油、硝酸酯类（硝酸异山梨酯）；②扩张小动脉类，如酚妥拉明、哌唑嗪等；③扩张小动脉和静脉类如硝普钠，血管紧张素转化酶抑制剂（ACEI）常用卡托普利、贝那普利。主要不良反应包括低血压、高血钾及干咳。ACEI用于心衰的治疗，除了发挥扩张血管作用，改善心衰时的血流动力学，减轻淤血症状外，更重要的是降低心衰患者代偿性神经体液的不利影响，限制心肌、小血管重塑，达到维护心肌功能、降低远期死亡率的目的。

严密观察血压、心率，如血压下降超过原有血压的20%或心率增加20次/分，应及时停药并报告医生处理。药物应从小剂量开始，依据血压和心率的变化调整剂量和滴速，硝普钠静滴应现用现配、避光，并避免长时间大量应用以防发生氰化物中毒，嘱患者在用药过程中动作宜缓慢，防止发生直立性低血压。

（3）β-受体阻滞剂　一线心衰治疗药物，老年心衰患者获益明确。拉贝洛尔、美托洛尔等可对抗心衰代偿中交感神经兴奋的不利影响，改善心室重构，保护心肌细胞。主要应用于心功能Ⅱ～Ⅲ级患者。不推荐用于支气管哮喘、Ⅱ度以上房室传导阻滞或心率低于50次/分的患者。

应用时，应从小剂量开始，逐渐加量。用药期间应观察不良反应，包括血压下降、低血糖、支气管哮喘、心律失常、高血脂及心功能恶化等。

（4）洋地黄类药物　是治疗心力衰竭的主要药物，是临床上最常用的正性肌力药物，具有增强心肌收缩力、增加心排血量和减慢心率作用，且不增加心肌耗氧量，可明显改善症状，提高运动耐力。常用的有：①速效制剂（毒毛旋花子苷K、西地兰等）；②中效制剂（如地高辛）；③缓效制剂（如洋地黄毒苷）。适用于中、重度心衰，尤其对心房颤动伴心室率快者疗效更好。对Ⅱ度及以上房室传导阻滞、病态窦房结综合征、预激综合征伴心房颤动或心房扑动及肥厚性心肌梗死等患者应避免使用，洋地黄中毒或过量是洋地黄应用的绝对禁忌证。

严格遵医嘱给药并严密监测脉搏、心律，当患者脉搏<60次/分或节律不规则时，应暂缓用药并通知医生。静脉给药时，务必稀释后缓慢静注，同时监测心率、心律及心电图变化。观察患者是否存在如心肌缺血、缺氧，水、电解质和酸碱平衡紊乱等是诱发洋地黄中毒的因素，老年患者由于肝肾功能减退，有较高的洋地黄中毒风险，高龄或肾功能受损患者剂量应减半。

洋地黄类药物的治疗剂量和中毒剂量接近，易发生中毒。常见的不良反应包括：①胃肠道表现，如食欲下降、恶心、呕吐等。②神经系统表现，如头晕、头痛、乏力、失眠及幻觉。③视觉异常，可出现黄视、绿视、红视或视力模糊、闪光等。④心血管系统表现，如室早二联律，房室传导阻滞、窦性心动过缓等各种心律失常，是洋地黄中毒最严重的反应，其中以室性心律失常为最常见，可表现为二联律、三联律，严重时会出现室扑和室颤。发现中毒后，立即停用洋地黄类药物；停用排钾利尿剂，遵医嘱积极补充钾盐；快速纠正心律失常，发生室性心律失常，常用苯妥英钠；对缓慢心律失常，可使用阿托品或安置临时起搏器。

（5）非洋地黄类药物　临床上常用的非洋地黄类正性肌力药物包括：①β-肾上腺素能受体兴奋剂，如多巴酚丁胺、多巴胺；②磷酸二酯酶抑制剂，如氨力农、米力农等。

长期应用此类药可引起心律失常，应缓慢静脉滴注，注意观察心律、心率及心电图的变化。

 素质提升

**将心比心，呵护心脏健康**

心衰是老年人死亡的主要原因，由于老年心衰患者存在多种心血管疾病危险因素、多病共存、伴有多种综合征、多重用药及机体功能自然衰退等特点，个体差异大，因此用药尤其注意个体化原则。学生通过指导老年人正确服药，并观察是否出现用药不良反应，培养学生严谨慎独的职业精神和临床逻辑思维能力，维护老年人生命安全。

**5. 心理护理**　加强与患者的沟通，对存在焦虑情绪的患者应鼓励其说出焦虑的感受及原因，与患者一起讨论可能面对的问题，建立良好的护患关系。指导患者进行自我心理调整，如放松疗法、转移注意力等以助其缓解烦躁、忧郁、思虑过度等不良情绪，从而增强战胜疾病的信心。对焦虑程度较重者可遵医嘱给予小剂量镇静剂。

**（四）健康教育**

**1. 疾病指导**　指导患者积极治疗原发病，防止心衰的反复发生与发展。避免心衰的诱因，注意防寒保暖，避免进入人员密集、空气不够流通的公共场所，避免过度劳累、情绪激动、用力排便、摄取钠盐过多、暴饮暴食。嘱患者在静脉输液时应主动告知既往的心脏病史，以便医护人员控制输液速度和量。讲解本病常见症状及病情变化的表现，指导患者观察呼吸、水肿、尿量的变化，一旦发现呼吸困难、水肿、尿少、厌食饱胀、心慌、乏力等异常或加重，应及时就诊。

**2. 饮食指导**　饮食宜低盐、清淡、易消化、富含营养，多食蔬菜、水果，防止便秘，戒烟、酒。

**3. 用药指导**　向患者及家属介绍药物名称、剂量和服用方法，指导患者自我监测疗效及不良反应，严格遵医嘱用药。尤其要指导服用洋地黄类药物的患者自我监测脉搏。嘱使用排钾利尿剂的患者多进食含钾丰富的食品，观察低钾情况。发现异常及时就诊。

**4. 生活指导**　指导患者合理安排活动与休息，避免重体力劳动和剧烈运动，活动量以不引起心悸、气急为原则。在心功能恢复后，可适当从事轻体力劳动，并循序渐进地进行运动锻炼，如打太极拳、散步等以提高活动耐力。避免耗氧量过大的活动，如登高、快步行走、慢跑等。保证足够休息时间。

**5. 定期复查**　定期门诊随访以及时了解病情进展。初期1~2周一次，病情稳定后1~2个月一次。

# 第三节　老年人消化系统常见疾病的护理

## 一、消化系统老化的改变

**1. 唾液腺**　老年人由于唾液腺分泌减少，口腔黏膜萎缩易于角化，特别是在病理情况下或使用某些药物时唾液分泌更加减少，从而影响口腔的自洁和保护功能，易发生感染与损伤，常常导致口干、说话不畅，影响吞咽等。另外，唾液中的淀粉酶减少，也直接影响对淀粉食物的消化。

2. 牙齿　老年人牙齿咬合面的釉质和牙本质逐渐磨损，牙龈萎缩，使牙根暴露、牙本质神经末梢外露，对冷、热、酸、甜、咸、苦、辣等刺激过敏而产生疼痛，且容易发生感染。牙槽骨萎缩，表现为牙列变松，食物残渣残留口腔，使龋齿、牙龈炎的发病率上升；另外可表现为牙齿松动、脱落、咀嚼能力下降，影响营养的消化与吸收，从而发生营养不良。同时，味觉功能减退而食欲下降，进一步影响老年人对营养素的摄取。

3. 食管　老年人食管黏膜逐渐萎缩，容易发生不同程度的吞咽困难。老年人常由于食管扩张，蠕动减少，致食管排空延迟；食管下段括约肌松弛，容易导致胃反流，而使老年人反流性食管炎、食道癌的发病率增高，增加误吸危险性。另外，由于食管平滑肌的萎缩，食管裂孔增宽，也易导致老年人发生食管裂孔疝。

4. 胃　老年人胃黏膜变薄，平滑肌萎缩，胃腔扩大，容易出现胃下垂。胃壁细胞数目减少，胃酸分泌减少，60 岁下降到正常水平的 40% ~ 50%，对细菌杀灭作用减弱；胃蛋白酶、脂肪酶及盐酸等分泌减少，影响蛋白质、维生素、钙、铁等营养物质的吸收，可导致老年人出现营养不良、缺铁性贫血等。老年人由于胃蠕动减慢，胃排空时间延长，代谢产物、毒素不能及时排出，因此容易发生便秘、消化不良、慢性胃炎、胃溃疡、胃癌等。

5. 肝、胆　老年人由于肝脏实质细胞数量减少，储存与合成蛋白质的能力减低，可出现白蛋白降低、球蛋白增高等；同时，由于肝内结缔组织增生，也易造成肝纤维化。此外，老年人肝功能减退，药物在肝脏内代谢能力与速度下降，常易引起药物性不良反应。胆囊不易排空，胆汁成分改变，胆固醇增多，也使发生胆结石的可能性增加。

6. 胰腺　正常成年人胰腺重量为 60 ~ 100g，50 岁后逐渐减轻，80 岁时减至 40g。老年人由于胰腺分泌消化酶减少，影响脂肪的吸收，容易产生脂肪泻。另外，胰腺分泌胰岛素的生物活性下降，造成葡萄糖耐量降低，从而导致老年人发生糖尿病。

7. 肠　随着年龄增加，小肠黏膜和肌层萎缩、肠上皮细胞数量减少，小肠吸收功能减退，容易导致老年人吸收不良。结肠黏膜萎缩，结肠壁的肌肉或结缔组织变薄而易形成结肠憩室；加之老年人活动减少，使肠内容物通过时间延长，水分重吸收增加，容易发生或加重便秘。此外，骨盆底部肌肉萎缩、肛提肌肌力降低，也易发生直肠脱垂。

## 二、老年胃食管反流病患者的护理

### （一）概述

胃食管反流病（gastroesophageal reflux disease，GERD）是指胃内容物反流入食管，引起的反流相关症状和（或）并发症的一种疾病。临床上该病分为反流性食管炎、非糜烂性胃食管反流病及 Barrett 食管（即食管远端的鳞状上皮被柱状上皮取代）。

胃食管反流病是世界常见疾病，全球不同地区患病率亦不同。近年来，胃食管反流病发病率有逐年上升趋势，据报道，西方国家胃食管反流病发病率增长了 5 倍左右。我国的胃食管反流病发病率亦呈增加趋势。该病患病率的增加可能与人口老龄化、超重和肥胖患者日益增多及诊断率升高有关。胃食管反流病已成为中国现代社会常见病、多发病，严重危害人民的身心健康和生活质量，给社会及家庭亦造成了较大的负担。

**素质提升**

### 他年近古稀，又攻克了胃食管反流病

汪忠镐，中国科学院院士，我国血管外科的奠基人，国内胃食管反流病发起人。汪院士自身患有以咳嗽和哮喘为主要表现的胃食管反流病，多次出现发作性严重呼吸困难，曾5次急诊入院抢救，后自己悟出了胃食管反流病为致病原因，并采用胃底折叠术完全消除其致命的哮喘样发作。在他得救后，立志要救治目前仍处于水深火热中的同类危重患者。他在世界上首次提出了胃食管反流所致喉气管症候群，并科学地阐述了其发生机制。症候群的提出不仅为很多患有胃食管反流病、哮喘、重症咳嗽、胸痛等患者带来了希望甚至新生，在医学领域也是一种概念性的突破。

汪院士锲而不舍的研究精神、为世人谋福的博大胸怀，指引我们未来之路更要活到老学到老、始终心系老年人造福老年人。

### （二）护理评估

**1. 健康史**

（1）消化系统疾病　造成胃内容物反流至食管造成黏膜损伤的因素主要有：①食管裂孔疝、十二指肠溃疡、幽门梗阻等消化道疾病，导致压力性反流增多，胃酸分泌增加，食管下段括约肌松弛增多，引起该病。②食管下端括约肌压力降低，引起食管下端括约肌压力降低的激素包括胆囊收缩素、促胰液素、胰高血糖素、血管活性肠肽等。③胃食管交界处结构异常。

（2）全身性疾病　糖尿病并发神经病变和进行性系统硬化症，影响食管、胃肠运动减弱，导致该病。老年、肥胖者易发生胃食管反流，硬皮病、糖尿病、腹腔积液、高胃酸分泌状态患者也常有胃食管反流。

（3）其他　吸烟、浓茶等，食物例如高脂肪、巧克力等，药物例如钙离子拮抗剂、地西泮、茶碱等也与该病发生有关。

**2. 身体状况**

（1）反流症状　胃或食管内容物反流到口咽部，通常无恶心、干呕和腹肌收缩等先兆症状。若反流物为不消化食物即成为反食，若为酸味液体则为反酸，少数情况下可有苦味的胆汁或肠液。

（2）反流物刺激食管引起的症状　主要有胃灼热、吞咽困难、胸痛。反流物刺激食管引起食管痉挛，造成胸骨后疼痛，酷似心绞痛。

（3）食管以外的刺激症状　包括无季节性发作性夜间哮喘、咳嗽、睡醒后声嘶等。

（4）并发症　①食管狭窄：反复反生的反流性食管炎可导致纤维组织增生，引起食管狭窄，造成吞咽困难、哽咽、呕吐、胸痛等；②Barrett食管：反流性食管炎可能引起食管远端黏膜的鳞状上皮被化生的腺上皮所替代，发生Barrett食管，从而诱发食管腺癌；③上消化道出血：反流性食管炎患者因食管黏膜糜烂或溃疡可发生少量出血。

**3. 辅助检查**

（1）内镜检查　是诊断胃食管反流病的最佳方法，出现糜烂性病灶的诊断特异性为90%～95%。反流性食管炎（RE）洛杉矶分级：A级，黏膜破损长径<5cm；B级，黏膜破损长径>5cm，但病灶间无融合；C级，黏膜破损融合<食管周径的75%；D级，黏膜破损累及食管周径的75%以上。放大内镜观察到无黏膜破损的非糜烂性反流病患者可能有微小病变。

（2）24 小时食管 pH 监测　是确诊酸反流的重要手段，能反映昼夜酸反流的情况，尤其在症状不典型，没有反流性食管炎，或有典型症状治疗无效时更具有诊断价值，敏感性 95%，特异性 95%。观察指标中 pH<4 的百分时间诊断病理性反流最有价值，但阴性结果不能排除胃食管反流病的诊断。

（3）食管测压　是诊断食管动力异常的重要手段，胃食管反流病患者常在食管体部动力障碍、食管下括约肌压力不能相应升高（比值 ±1）时反流发生。

（4）核素检查　口服核素标记液体 300ml 后平卧位，行核素扫描，10 分钟后食管出现放射性活性，提示存在胃食管反流，如肺内显示核素增强，表明有反流物进入肺部。

（5）食管滴酸试验　通过使食管黏膜酸化来诱发患者的胃灼热、胸痛等症状，以确定症状是否与敏感有关。

（6）24 小时胆汁监测　特制光纤控头能连续动态监测胆红素浓度的变化，从而诊断胆汁反流。用于抑酸治疗无效的胃食管反流病患者、呕吐胆汁、胃切除术后有反流症状及抗反流手术前后的评价。注意西红柿、胡萝卜等吸收光谱与胆红素接近，就于术前禁入。

（7）食管内阻抗测定　通过食管内阻抗监测可以鉴别是水（低阻抗）还是气体（高阻抗）反流，对于非酸反流和双重酸反流（当 pH<4 时的酸反流）有独特的敏感性。

（8）食管吞钡检查　提供食管蠕动情况，对食管裂孔疝有较高的诊断价值。

（三）护理诊断

**1. 慢性疼痛**　与反流物刺激食管痉挛及反酸引起的烧灼有关。

**2. 营养失调：低于机体需要量**　与厌食及吞咽困难导致进食少有关。

（四）护理措施

《中国胃食管反流病多学科诊疗共识》指出，生活方式的改变和疾病的健康教育是胃食管反流病治疗和预防的基础，应贯穿疾病治疗、管理全过程。

**1. 一般护理**

（1）饮食　①宜少量多餐，不宜过饱，饮食以稠厚为主。②睡前 2 小时不予进食，保持胃处于非充盈状态。③避免食用降低食管下括约肌张力和增加胃酸分泌的食物，如酸性饮料、高脂饮食、巧克力和辛辣食品。④忌烟，禁酒、咖啡，少食巧克力、酸食和过多脂肪。

（2）睡眠　避免餐后即平卧，卧时床头抬高 20cm。

（3）衣着裤带　不宜束得过紧，避免各种引起腹压过高的状态。

**2. 病情观察**

（1）反流物刺激症状　反流物刺激食管深层上皮感觉神经末梢后发生胃灼热。胃灼热是指胸骨后烧灼感，多由胸骨下段向上延伸，甚至达咽喉部，为胃食管反流病的特征表现症状。其特点是常在餐后 60 分钟出现，屈曲、弯腰、平卧发生较多，咳嗽、用力排便、腹腔积液可诱发或加重症状。

（2）吞咽困难　食管黏膜炎症、食管狭窄、食管运动功能失调造成吞咽困难，多为间歇性发生，可出现在吞咽固体和液体食物后。

（3）用药护理　①促进食管排空药：甲氧氯普胺（胃复安）、吗丁啉，睡前和餐前服用，胃复安如剂量过大或长期服用，可导致动作迟缓、肌肉震颤、流涎等椎体外系神经症状，因此老年患者应该按照医嘱时间、剂量用药。②促胃动力药：西沙比利，不良反应少，注意观察有无腹泻及严重心律失常的发生。③促进食管收缩药：乌拉胆碱，按照医嘱时间使用，勿自行长时间使用。④黏膜保护剂：硫糖铝，警惕老年人便秘的危险。⑤酸抑制剂：奥美拉唑、兰索拉唑、雷尼替丁、西咪替丁，观察有无腹痛、恶心等不良反应。

### （五）健康教育

**1. 疾病知识指导** 向老年人讲解引起和加重消胃食管反流疾病的因素。指导老年人合理休息与活动，养成良好的饮食习惯。

**2. 用药指导** 告知老年人遵医嘱正确服用药物重要性，指导老年人掌握常用药物的种类、剂量、用法及注意事项。

## 三、老年消化性溃疡患者的护理

### （一）概述

消化性溃疡（peptic ulcer，PU）是指在各种致病因子的作用下，黏膜发生炎性反应与坏死、脱落、形成溃疡，溃疡的黏膜坏死缺损穿透黏膜肌层，严重者可达固有肌层或更深。病变部位以胃溃疡（gastric ulcer，GU）和十二指肠溃疡（duodenal ulcer，DU）最常见。

近年来消化性溃疡的发病率虽有下降趋势，但目前仍是常见的消化系统疾病之一。本病在全世界均常见，一般认为人群中约有 10% 在其一生中患过消化性溃疡。胃溃疡多见于中老年，男性患病较女性多，发病常有一定的季节性，秋冬、冬春之交发病。

### （二）护理评估

**1. 健康史**

（1）饮食情况 ①饮食习惯：有无暴饮暴食、喜食酸甜苦辣等刺激性食物；有无抽烟酗酒。②进食与疼痛关系：疼痛出现的时间是于餐后还是空腹。

（2）患病情况 首次出现疼痛的时间，有无规律，部位及性质等，采取的缓解疼痛措施。是否伴有恶心、呕吐、嗳气、反酸等其他消化道症状，有无呕血、黑便、频繁呕吐等症状。

（3）其他 吸烟、浓茶等，食物（如高脂肪、巧克力）等，药物（如钙离子拮抗剂、地西泮）等也与该病发生有关。

**2. 身体状况**

（1）腹痛 慢性、周期性、节律性上腹痛是消化性溃疡主要的典型症状，腹痛发生与进餐时间的关系是鉴别胃与十二指肠溃疡的重要临床依据。胃溃疡的腹痛多发生于餐后 0.5～1.0 小时，而十二指肠溃疡的腹痛则常发于空腹时。由于老年人的生理特点，对外界刺激及疾病的反应要弱于年轻人，伴有规律性上腹痛典型症状的比例明显低于年轻患者。

（2）其他 可有反酸、嗳气、恶心、呕吐、食欲减退等消化不良症状，也可能出现失眠、多汗、缓脉等自主神经功能失调表现。

**3. 辅助检查**

（1）幽门螺旋杆菌检测 老年消化性溃疡患者应常规做尿素酶试验，$^{13}C$ 或 $^{14}C$ 呼气试验等，以明确是否存在幽门螺旋杆菌感染。

（2）粪便隐血试验 大便隐血试验阳性，提示溃疡活动或者并发上消化道出血。

### （三）护理诊断

**1. 疼痛** 与胃酸刺激溃疡面，引起化学性炎症反应有关。

**2. 营养失调：低于机体需要量** 与疼痛导致摄入量减少及消化吸收障碍有关。

**（四）护理措施**

**1. 一般护理**

（1）休息与活动　病情较轻者应鼓励老年人适当活动，分散注意力；溃疡活动期且症状较重者，应卧床休息几天至1~2周，避免过度劳累及精神紧张。

（2）饮食护理　老年人应选择营养丰富、易消化的食物。按时规律进餐，少量多餐，忌进食过饱及睡前进食，戒烟酒，忌大量饮用浓茶或咖啡，忌辛辣等刺激性食物。

**2. 缓解疼痛**　密切观察老年人疼痛的规律和特点，根据其疼痛特点指导缓解疼痛方法。也可采用局部热敷或针灸止痛。

**3. 用药护理**　对于老年人消化性溃疡，《消化系统常见病消化性溃疡中医诊疗指南（基层医生版）》中建议在抑酸、抗幽门螺旋杆菌治疗的同时，联合应用胃黏膜保护剂。

（1）质子泵抑制剂（PPI）　是本病首选药物，常用药物如奥美拉唑、兰索拉唑。服用奥美拉唑可引起头晕，特别是用药初期，同时此药有延缓地西泮、苯妥英钠代谢和排泄的作用，联合应用时需慎重。兰索拉唑的不良反应包括皮疹、瘙痒、头痛、口苦、肝功能异常等。

（2）抗酸药　可起到中和胃酸的作用，降低胃蛋白酶的活性，从而抑制胃液消化。主要为弱碱性药物制剂，胃部酸胀不适明显者可适当遵医嘱应用，能够快速缓解症状，常用如氢氧化铝，应在饭后1小时和睡前服用，避免与奶制品、酸性食物及饮料同时服用。

（3）胃黏膜保护药　如硫糖铝、铝镁加混悬液、米索前列醇以及胶体果胶铋、枸橼酸铋钾等铋剂，能够保护胃黏膜，减少胃酸的刺激、腐蚀，从而缓解症状。

💡 **素质提升**

**"胃"你出发，守护健康**

一名老年男性患者，一周前出现反酸伴中上腹部隐痛，进食后加重，入院前解两次柏油样黑便，量多、伴头晕、黑曚、心悸及冷汗，考虑患者为消化性溃疡合并上消化道出血。

通过本病例告知学生针对消化性溃疡应早治疗，积极预防，及早根除幽门螺杆菌，要对患者的不良生活习惯进行劝诫，帮助其戒烟、戒酒，以减轻患者的痛苦及国家的医疗负担，从疾病到个人，从个人到社会，深刻地意识到医务工作者的社会责任感，护理患者时不仅要体现专业性，还要兼顾疾病预防、人文关怀、职业道德等多方面元素，使学生对护理职业的道义和责任有清晰的认识，树立医者仁心和大爱无疆的医者精神。

**（五）健康教育**

**1. 疾病知识指导**　向老年人讲解引起和加重消化性溃疡的因素。指导老年人合理膳食，养成良好的饮食习惯。若出现疼痛加剧或节律发生变化，或者出现呕血、黑便时，应立即就诊。

**2. 用药指导**　指导老年人遵医嘱正确服用药物，禁忌随意减量或停药，防止疾病复发。慎用如泼尼松、阿司匹林等容易导致溃疡的药物。

# 第四节　老年人泌尿系统常见疾病的护理

## 一、泌尿系统老化的改变

**1. 肾**　成年人的肾脏重量为250~270g，80岁时减至180~200g。老年人肾脏重量减少主要是因为肾皮质减少，肾小球数量不断减少，到70～90岁时只有原来的1/3～1/2，且肾小球硬化概率增高，因此，老年人肾脏功能下降，如肾小球滤过率、氨基和尿酸的清除率、肾脏的浓缩与稀释功能均下降，从而造成水钠潴留、代谢产物蓄积、药物中毒甚至肾衰竭。

**2. 输尿管** 老年人输尿管平滑肌层变薄，支配肌肉活动的神经细胞减少，输尿管收缩降低，将尿送入膀胱的速度减慢，且易反流发生肾盂肾炎。

**3. 膀胱** 膀胱肌肉萎缩、肌层变薄、纤维组织增生，使膀胱括约肌收缩无力，膀胱缩小，容量减少为成年人1/2；老年人由于肌肉收缩无力，导致膀胱既不能充满，也不能排空，从而出现尿外溢、残余尿增多、尿频、夜尿量增多等。老年女性的膀胱下垂、老年男性的前列腺肥大、水分摄入不足、尿液酸性降低等，可引起泌尿道感染、结石，诱发膀胱癌等。老年女性因盆底肌肉松弛，导致压力性尿失禁。

**4. 尿道** 老化使尿道肌肉萎缩、纤维化变硬、括约肌松弛，尿道黏膜出现皱褶或狭窄等，从而导致排尿无力或排尿困难。老年女性因尿道腺体分泌黏液减少，抗菌能力减弱，容易发生泌尿系统感染；老年男性则因前列腺增生，容易发生排尿不畅，甚至造成排尿困难。

## 二、老年尿失禁患者的护理

### （一）概述

尿失禁是指由于膀胱括约肌的损伤或神经功能障碍而丧失排尿自控的能力，使尿液不受主观控制而自尿道口溢出或流出的状态。

尿失禁是老年人中最为常见的健康问题。目前随着我国老龄化的快速增长，老年女性尿失禁患病率呈递增趋势，且女性患病率明显高于男性。尿失禁对大多数老年人的生命无直接影响，但是它所造成的身体异味、反复尿路感染及皮肤糜烂等，是导致老年人发生孤僻、抑郁等心理问题的原因之一；该疾病严重降低了患者的生存质量，亦给患者家庭及社会带来了沉重的经济负担。老年人作为庞大的群体，老年尿失禁已成为备受关注的卫生问题。

### （二）护理评估

**1. 健康史**

（1）一般资料 尿失禁患者的年龄、性别、家庭结构、社会参与情况等。

（2）尿失禁的原因 ①重点了解患者有无泌尿系统感染性疾病、中枢神经系统疾病、循环系统疾病等；②是否服用利尿药、抗胆碱能药、精神类药物等；③是否存在心理疾患；④是否有尿道手术史及外伤史等；⑤其他：有无粪便嵌顿，以及活动情况等。

**2. 身体状况**

（1）伴随症状 如尿频、尿急、夜尿、突然出现的排尿急迫感等。

（2）诱因 如咳嗽、打喷嚏等。

（3）其他 尿失禁发生的时间、失禁时流出的尿量及失禁时有无尿意等。

**3. 辅助检查**

（1）尿垫试验 24小时尿垫试验是明确尿失禁严重程度的金标准；1小时尿垫试验是目前世界卫生组织推荐的尿失禁评估工具。

（2）排尿日记 详细记录72小时内患者的液体摄入时间、摄入量、排尿量、漏尿时间、漏尿量及漏尿时从事的活动。

（3）其他 包括尿常规、尿培养和生化检查；测定残余尿量；排尿期膀胱尿道造影、站立膀胱造影；膀胱测压、闭合尿道压力图；必要时行膀胱压力、尿流率、肌电图的同步检查；动力性尿道压力图等。

4. 心理-社会状况 尿失禁造成的身体异味、反复尿路感染及皮肤糜烂等，易给患者及其家庭带来经济负担和精神负担。因此，要评估老年人是否发生孤僻、抑郁等心理问题，是否发生社会交往障碍，以及其家庭的经济负担和精神负担等。

 **素质提升**

**关爱"难言之隐"**

大笑、咳嗽、打喷嚏、提重物、抱孩子……腹压增高时出现漏尿，日常离不开护垫，尿急、尿频和尿失禁这些统统被称作"社交癌"，严重影响着广大患者的身心健康和生活质量。为了在世界范围内提高尿失禁防治的健康意识，2009年国际尿控协会（ICS）发起了世界尿失禁周活动，并将每年6月最后一周定义为世界尿失禁周。

学生在护理老年尿失禁患者时，应选择适当的干预方式，提升患者的心理弹性，降低病耻感，以减轻社交焦虑，让其保持一个良好的状态更快地回归社会。

**（三）护理诊断**

1. 社会交往障碍 与尿频、异味引起的不适、困窘和担心等有关。

2. 知识缺乏 缺乏尿失禁治疗、护理及预防等知识。

3. 有皮肤完整性受损的危险 与尿液刺激局部皮肤、辅助用具使用不当等有关。

**（四）护理措施**

1. 心理护理 在护理工作中，要做好心理疏导，重视对老年尿失禁患者的健康宣教，耐心解释病情，从而提高其对尿失禁的认识以及对治疗的依从性和自我管理。同时，调动社会支持使其共同参与。与患者家属积极沟通，让家属了解家庭支持对患者的重要性。鼓励家属多陪伴患者，满足老年患者渴望关怀的积极情绪，从而消除负面情绪。

2. 协助行为治疗

（1）生活方式干预 ①合理膳食：均衡饮食，保证足量热量和蛋白质供给。②控制体重：尿失禁的程度与体质指数（BMI）呈正比。体质量增加会显著加重尿失禁的症状，因此对于肥胖的老年尿失禁患者建议减轻体重。③控制液体摄入：充分评估液体摄入量以及尿失禁的频率后适当调整液体摄入量。避免摄入有利尿作用的咖啡、浓茶、可乐、酒类等饮料。④戒烟：吸烟会显著增加尿失禁的风险，加重急迫性尿失禁的症状。因此，对于有吸烟史的老年尿失禁患者应建议戒烟。

（2）盆底肌训练 对于尿失禁患者来说，盆底肌功能训练被认为是保守治疗的重要手段，目前国际尿控学会将盆底肌功能训练作为尿失禁的一线治疗。盆底肌训练可在不同卧位时进行训练。①站立：双脚分开与肩同宽，尽量收缩盆底肌并保持10秒，然后放松10秒，重复收缩与放松15次。②坐位：双脚平放于地面，双膝微微分开，与肩同宽，双手放于大腿上，身体微微前倾，尽量收缩盆底肌并保持10秒，然后放松10秒，重复收缩与放松15次。③仰卧位：双膝微屈约45°，尽量收缩盆底肌并保持10秒，然后放松10秒，重复收缩与放松15次。

（3）膀胱训练 国际尿控学会将排尿功能训练作为生活方式管理的一类推荐。推荐的排尿功能训练是定时排空膀胱。膀胱训练步骤如下：①让患者在白天每小时饮水150~200ml，并记录饮水量及饮入时间。②根据患者平常的排尿间隔，鼓励患者在急迫性尿意感发生之前如厕排尿。③若能自行控制排尿，2小时没有尿失禁现象，则可将排尿间隔再延长30分钟。直到将排尿时间逐渐延长至3~4小时。

**3. 用药护理**　指导老年人遵医嘱正确用药，讲解药物的作用及注意事项，并告知患者不要依赖药物而要配合功能锻炼的重要性。治疗尿失禁的药物如下。一线药物，包括托特罗定、曲司氯铵和索利那新等。其他药物，包括：①M受体拮抗剂，如奥昔布宁；②镇静抗焦虑药，如地西泮、氯丙嗪；③钙拮抗剂，如维拉帕米、硝苯地平；④前列腺素合成抑制剂，如吲哚美辛等。

**4. 尿失禁护理用具的选择及护理**

（1）失禁护垫、纸尿裤　最为普遍且安全的方法，可以有效处理尿失禁的问题，既不影响患者翻身及外出，又不会造成尿道及膀胱的损害，也不影响膀胱的生理活动。注意每次更换时用温水清洗会阴和臀部，防止尿湿疹及压疮的发生。

（2）高级透气接尿器　适用于老弱病残、骨折、瘫痪及卧床不起、不能自理的患者。使用方法：先用水和空气将尿袋冲开，防止尿袋粘连。再将腰带系在腰上，将阴茎放入尿斗中（男性患者）或接尿斗紧贴会阴（女性患者），并把下面的2条纱带从两腿根部中间左右分开向上，与三角布上的两个短纱带连接在一起即可使用。这种方法可以避免生殖器糜烂、皮肤瘙痒感染、湿疹等问题。

（3）一次性导尿管和密闭引流袋　适用于躁动不安及尿潴留的患者，优点在于为患者翻身按摩、更换床单时不易脱落；缺点是护理不当易造成泌尿系感染，长期使用会影响膀胱的自动反射性排尿功能。因此，护理上必须严格遵守无菌操作，尽量缩短导尿管留置的时间。

**（五）健康教育**

**1. 清洁皮肤**　指导患者及照护者及时更换尿失禁护理用具；注意会阴部清洁，每日用温水擦洗，保持会阴部皮肤清洁干燥；变换体位、减轻局部受压、加强营养等，预防压疮等皮肤问题的发生。

**2. 饮水指导**　向老年人解释尿液对排尿反射刺激的必要性，保持每日摄入的液体量在2000~2500ml，适当调整饮水时间和量，睡前限制饮水，以减少夜间尿量。

**3. 饮食管理**　告诉老年人选择均衡饮食，保证足量热量和蛋白质供给；摄取足够的纤维素，必要时用药物或灌肠等方法保持大便通畅。

**4. 康复活动**　鼓励老年人坚持做盆底肌训练、膀胱训练以及健身操等活动，减缓肌肉松弛，促进尿失禁的康复。

**5. 其他指导**　老年人的卧室尽量安排在靠近厕所的位置，夜间应有适宜的照明灯，对于痴呆或认知障碍患者的厕所要标志清楚。必要时指导老年人遵照医嘱服用药物。

## 三、老年前列腺增生患者的护理

**（一）概述**

前列腺增生又称良性前列腺肥大（benigh prostatic hyperplasia，BPH），是前列腺细胞增生导致泌尿系梗阻出现的一系列临床表现及病理生理改变。其病理学表现为细胞增生，增生的前列腺逐渐增大，对尿道及膀胱出口产生压迫作用，临床上表现为尿频、尿急、夜尿次数增加和排尿费力，可造成泌尿系统感染、膀胱结石和血尿等并发症，是引起老年男性排尿障碍原因中最为常见的一种良性疾病，可对其生活质量产生严重的影响。

**（二）护理评估**

**1. 健康史**　目前关于前列腺增生的危险因素的研究仍存在一定争议，可能与吸烟、肝硬化、高血压、泌尿系统感染、遗传、糖尿病等有关。

**2. 身体状况**　前列腺增生症状主要为膀胱刺激症状和梗阻症状，进行性排尿困难是其典型症状。

（1）起病缓慢，症状不明显。尿频、尿急是最常见的早期症状，夜间更为明显；进行性排尿困难是前列腺增生最主要的症状。部分患前列腺增生的老年人，尿道梗阻症状、尿道刺激症状进展很慢，常被误认为是老年人的生理现象。

（2）症状与前列腺大小不成正比，症状主要决定于病变发展速度、尿道梗阻程度以及是否合并感染和结石。

（3）易发生急性尿潴留的老年患者可因受凉、劳累、饮酒、摄入大量水分使前列腺突然充血、水肿，而出现急性尿潴留。

（4）少数患者在后期会出现肾积水和肾功能不全等。

**3. 辅助检查**

（1）残余尿量测定　正常人残余尿量 <5ml。前列腺增生患者残余尿量增加，如果 ≥50ml，提示膀胱逼尿肌处于失代偿状态；>150ml 为严重梗阻的指标之一。可以通过腹部 B 超和排尿后导尿两种方法测定残余尿。

（2）尿动力学检查　是检查排尿功能的客观方法，主要包括尿流率测定、膀胱压测定、尿道压测定等。

（3）超声波检查　超声检查为常见的无创检查，易被患者所接受，可以观察前列腺的形态、结构、大小、变形及移位情况，并可测定残余尿，了解下尿路梗阻的动态变化。

**4. 心理 - 社会状况**　由于尿频、排尿困难严重影响老年人的日常生活，老年人易产生紧张、焦虑甚至自卑等不良心理。

💡 素质提升

### 关注老年前列腺增生

　　许多老年前列腺增生患者存在着心理问题，如焦虑、抑郁等。随着医学模式向心理 - 社会 - 生理模式的转变，老年患者的社会心理问题越来越受到重视。研究表明，社会支持是患者抑郁症状的保护因子，良好的社会支持可以使患者以积极的态度应对疾病带来的创伤后应激障碍，降低患者抑郁的发生，维持患者良好的情绪体验和身心状态，从而更有利于长期维持良好的治疗依从性。护理患者的过程中，应展现人文关怀能力，将有温度的护理与健康管理实践相融合，增强尊老、爱老的美德。

**（三）护理问题**

**1. 排尿异常**　与尿路梗阻有关。

**2. 排尿困难**　尿潴留与前列腺增生、尿路梗阻有关。

**3. 睡眠型态紊乱**　与夜尿增加、排尿困难有关。

**4. 焦虑**　与尿频、尿失禁有关。

**5. 社交障碍**　与尿频、尿失禁有关。

**（四）护理措施**

**1. 一般护理**　首先要为 BPH 老年人提供一个宽敞、明亮、安全且隐蔽的排尿空间。上厕所时要慢行，防止跌倒等意外；居住环境保持整洁、通道畅通、光线充足，尤其是夜间，应有壁灯或夜视灯照明；卫生间要有扶手及防滑设施。其次，要鼓励患者合理饮水。应告知患者要科学合理地饮水，采用少量多次的饮水方法，保证足够的摄入量，但应避免一次性大量饮水。

**2. 病情观察**　观察患者排尿次数、有无血尿、有无梗阻等症状。

**3. 用药护理** 轻度、中度增生的患者通常首选药物治疗，常用的药物包括：孕酮类药物如甲基氯地孕酮、羟基黄体酮己酸、甲羟孕酮等；α 受体拮抗药如哌唑嗪、酚苄明；5－α 还原酶抑制剂如非那雄胺。患者多需长期用药，因此应告知患者要坚持遵医嘱服药。

**4. 手术护理** 药物治疗效果不佳或有手术适应证的 BPH 患者，应及时进行手术治疗。护士应做好术前准备工作，嘱患者术前日晚餐后开始禁食，术前晚灌肠 1 次。术后应密切观察生命体征，注意伤口情况以及是否出现膀胱痉挛等；为减少手术并发症及失血，术后用生理盐水闭式持续冲洗膀胱；注意保持膀胱引流管通畅，观察膀胱冲洗液的颜色、血尿程度、持续时间等。注意妥善固定引流管，并保持通畅，防止引流管移位和脱落、扭曲、打折，每日更换引流袋。术后 24 小时冲洗液变清、出血减少时，可减慢或停止膀胱冲洗；保持尿道口清洁，每日 0.5% 聚维酮碘棉球擦洗 2 次。保持大便通畅，可应用缓泻剂，术后 5 日内不宜灌肠，嘱老年人不要用力排便，以免引起创面出血。

**5. 心理护理** 向患者及家属解释，老年人所出现的尿频、尿急、尿失禁等症状都是前列腺增生疾病的症状，可以通过积极的治疗而缓解；同时为患者创造良好的生活氛围，使其能更好地融入社会，保持正常的社会生活。

**（五）健康教育**

**1. 避免诱发因素** 指导患者避免或减少诱发或加重前列腺增生的因素，如避免受凉、劳累、饮酒、便秘等。

**2. 术后防止出血** 术后 1~2 个月内避免剧烈活动，如骑自行车、性生活等。指导患者多饮水，定期化验尿常规，复查尿流率及残余尿量。

**3. 运动康复** 对于手术治疗的患者，指导会阴部锻炼（提肛运动），以恢复尿道括约肌的控制力；术后 6 周内避免负重、提拿重物、久坐、骑自行车等。

# 第五节　老年人代谢与内分泌系统常见疾病的护理

## 一、内分泌系统老化改变

**1. 下丘脑** 老化使下丘脑的重量减轻、血液供给减少，生理学方面表现为单胺类含量减少和代谢紊乱，引起中枢调控失常，由此导致各方面功能的衰退，故又称下丘脑为"老化钟"。

**2. 垂体** 老年人垂体体积逐渐缩小，重量减轻，有些高龄老人可减轻 20%，细胞萎缩，分泌激素减少。生长激素分泌减少，易发生肌肉萎缩、脂肪增多、蛋白质合成减少和骨质疏松等；抗利尿激素分泌减少，影响肾小管对水分的重吸收及细胞内外水分的重新分配，继而出现多尿、夜间尿量增多等现象。腺垂体促激素分泌减少，导致性腺、甲状腺、肾上腺皮质功能减退。

**3. 性腺** 老年男性睾丸萎缩，血清总睾酮和游离睾酮水平下降，性功能和生殖功能减退，对骨密度、肌肉组织、造血功能等也造成不利影响。老年女性卵巢发生纤维化，雌激素和孕激素分泌减少，出现停经、性功能和生殖功能减退、更年期综合征、骨质疏松等；子宫和阴道萎缩，分泌减少，导致老年性阴道炎等疾病的发生。

**4. 甲状腺与甲状旁腺** 老年人甲状腺滤泡减少、滤泡间纤维增生，甲状腺素生成减少，导致老年人基础代谢率下降，易出现整体性迟缓、怕冷、毛发脱落、思维反应慢、抑郁等现象。肾脏对甲状旁腺素敏感性降低，使 1, 25－$(OH)_2D_3$ 生成减少，是老年骨质疏松症的主要原因之一。

**5. 肾上腺** 老年人肾上腺退行性变，皮质与髓质细胞数目减少，肾上腺激素分泌减少，导致老年人对外界环境的适应能力和对应激的反应能力均明显下降。

**6. 胰岛** 老年人胰岛萎缩，β 细胞减少，分泌胰岛素不足，糖代谢能力降低；胰岛素生物活性下降，细胞膜上胰岛素受体减少，使机体对胰岛素的敏感性降低，导致老年人葡萄糖耐量降低，另外，胰高血糖素分泌异常增加，这是老年人 2 型糖尿病的发病率增高的两个主要原因。

## 二、老年糖尿病患者的护理

》》 情境导入

情境描述 王爷爷，65 岁。因口干、多饮、多食 1 个月，加重 1 周入院。1 个月前无明显诱因出现口干、多饮、多尿、多食、易饥，未予重视。1 周前上述症状加重，每日饮水量达 3000ml。其母亲有"糖尿病"。体格检查：T 36.8℃，P 80 次/分，呼吸 18 次/分，血压 136/85mmHg，身高 176cm，体重 78kg，心肺腹无异常。实验室检查：空腹血糖 10.2mmol/L。

讨论 1. 该患者的主要护理诊断是什么？

2. 护士可以为该患者提供哪些护理措施？

3. 护士如何对该患者进行健康指导？

---

老年糖尿病是指年龄在 60 岁以上的老人，由于体内胰岛素分泌不足和（或）作用障碍，引起以慢性高血糖为特征的代谢性疾病，包括 60 岁以前诊断为糖尿病的患者。老年糖尿病绝大多数为 2 型糖尿病。

随着世界人口年龄结构的老龄化，老年糖尿病的患病率不断增高。西方发达国家老年（＞65 岁）糖尿病的患病率高达 20% 左右，我国老年人糖尿病的患病率约为 16%，所以糖尿病已是老年人的多发病、常见病。糖尿病及其并发症已成为继癌症、心血管及脑血管疾病之后的主要死亡原因，是老年人的主要健康问题，应该引起高度关注。

（一）护理评估

**1. 健康史** 不同类型糖尿病的病因不同。引起糖尿病的病因可归纳为遗传因素及环境因素两大类。各种致病因子作用于机体导致胰岛功能减退而引发的糖、蛋白质、脂肪、水和电解质等一系列代谢紊乱综合征。

**2. 身体状况**

（1）起病隐匿且症状不典型 仅有 1/4 或 1/5 老年患者有多饮、多尿、多食及体重减轻的症状，多数患者是在查体或治疗其他疾病时发现有糖尿病。

（2）并发症多 常并发呼吸、消化、皮肤及泌尿、生殖等各系统的感染，且感染可为疾病的首发症状。老年糖尿病患者更易发生高渗性非酮症糖尿病昏迷和乳酸性酸中毒。老年糖尿病患者还易并发各种大血管或微血管症状，如冠心病、高血压、脑卒中、糖尿病肾脏病变、糖尿病视网膜病变、皮肤瘙痒等。

（3）多种老年病并存 易并存各种慢性非感染性疾病，如心脑血管病、肾病、白内障等。

（4）易发生低血糖 自身保健能力及依从性差，可使血糖控制不良或用药不当，引起低血糖的发生。

**3. 实验室和辅助检查**

（1）尿糖测定 尿糖阳性是发现和诊断糖尿病的重要线索，但受肾糖阈值的影响，不能准确反映血糖的变化情况。

（2）血糖测定 血糖是诊断糖尿病的主要依据，是监测糖尿病病情变化和治疗效果的主要指标。典型糖尿病症状且空腹血糖≥7.0mmol/L 或随机血糖≥11.1mmol/L，诊断为糖尿病。

（3）葡萄糖耐量实验 当血糖值高于正常范围而又未达到诊断糖尿病标准或疑有糖尿病倾向者，需要进行葡萄糖耐量实验，老年人的诊断标准与一般成人相同。典型糖尿病症状且 OGTT2 小时血糖≥

11.1mmol/L 诊断为糖尿病。

（4）糖化血红蛋白测定　反映过去 8~12 周的血糖控制情况。

（5）血浆胰岛素和 C-肽测定　老年人大多存在胰岛素功能低下和胰岛素抵抗的情况。

（二）护理问题

**1. 营养失调：低于机体需要量或高于机体需要量**　与胰岛素分泌或作用缺陷引起糖、蛋白质、脂肪代谢紊乱有关。

**2. 潜在并发症**　低血糖、糖尿病酮症酸中毒、糖尿病高渗高血糖状态、乳酸性酸中毒、抑郁症、糖尿病足。

（三）护理措施

**1. 饮食护理**　控制总热量，进餐分配合理。饮食疗法尽量简单，符合患者饮食习惯，避免过多变动。纠正不良嗜好，纠正影响糖代谢的饮食习惯，避免晚餐进食过多等。老年糖尿病患者适量补充铬、锌、镁等微量元素。

**2. 运动护理**　以有氧运动为主，如慢跑、散步等，运动应量力而行。不宜在空腹时进行，注意补充水分，随身携带糖果，不宜单独运动。随身携带糖尿病卡、急救电话以备急需。

**3. 用药护理**

（1）**遵医嘱予口服降糖药**　了解药物性质，指导正确服用：护士应了解各类降糖药物的作用、剂量、用法、不良反应和注意事项，如磺脲类降糖药应从小剂量开始，避免使用经肾脏排出、半衰期长的药物，每种药物餐前、随餐、餐后服用交代清楚。

（2）**遵医嘱予胰岛素**　①更新药物清单。护士应及时检查并更新患者的药物清单，改善患者不合理用药的情况。②准确用药。熟悉各种胰岛素的名称、剂型及作用特点，准确执行医嘱，做到制剂、种类正确，剂量准确，按时注射。③吸药顺序。长、短效或中、短效胰岛素混合使用时，应先抽吸短效胰岛素，再抽吸长效胰岛素。④药物保存。未开封的胰岛素放于冰箱 2~8℃冷藏保存，正在使用的胰岛素笔芯在常温（<25℃）下可使用 28 天，瓶装胰岛素可使用一个月，无须放入冰箱，应避免过冷、过热、震荡及阳光直射。⑤部位更换。胰岛素采用皮下注射法，宜选择皮肤疏松部位，如上臂三角肌、臀大肌、大腿前侧、腹部等，注射部位要轮换，每次注射与上次的注射部位应间隔至少 2cm。⑥无菌操作。注射胰岛素时，严格无菌技术操作，防止发生感染。⑦监测血糖。如发现血糖波动过大或持续高血糖，应及时通知医生。⑧老年人用药。应从小剂量开始逐步增加，血糖控制目标适当放宽。

**4. 并发症的护理**

（1）**低血糖**　①观察有无神志改变、认知障碍、肌肉颤抖、心悸、出汗、饥饿感、焦虑，严重时发生抽搐、昏迷。老年糖尿病患者血糖不低于 2.8mmol/L 也可能出现低血糖症状，应特别注意观察夜间低血糖症状的发生。②急救措施。老年糖尿病患者一旦确定发生低血糖，应尽快给予糖分补充。神志清醒者，可给予糖水、含糖饮料或饼干、面包等，15 分钟后测血糖如仍低于 2.8mmol/L，继续补充以上食物一份；如病情严重、神志不清者，应立即给予静脉注射 50% 葡萄糖 40~60ml，或静脉滴注 10% 葡萄糖液。③预防措施。护士应充分了解患者使用的降糖药物，并告知患者和家属不能随意更改和增加降糖药物及剂量，并且监管其定时定量服药；老年患者容易在后半夜及清晨发生低血糖，护士应提醒其晚餐适当增加主食或含蛋白质较高的食物，并加强巡视和观察；老年糖尿病患者血糖不宜控制过严，空腹血糖宜控制在 9mmol/L 以下，非空腹血糖在 10.0mmol/L 左右即可。老年糖尿病患者应按时注射胰岛素，定时进餐。

（2）**糖尿病酮症酸中毒、糖尿病高渗高血糖综合征的护理**　①病情监测。对有可能或已经发生酮症酸中毒、高渗高血糖性昏迷的患者，应严密观察病情变化，使患者能得到及时有效的处理；对有相应诱因的患者，密切观察是否出现酮症酸中毒、高渗性昏迷的征象；严密观察和记录患者的生命体征、神志、24 小时液体出入量等的变化；遵医嘱定时床边检测血糖的变化，及时准确地做好各种检验标本的采集和送检，并将检验结果及时通知主管医师。②急救措施。予卧床休息，注意保暖，给予低流量持续吸氧。立即开放两条静脉通路，准确执行医嘱，确保液体和胰岛素的输入。③预防措施。定期监测血糖，了解血糖的控制水平；在应激状况时每天监测血糖；合理用药，不要随意减量或停用药物。④保证充足的水分摄入，鼓励患者主动饮水，特别是发生呕吐、腹泻、严重感染等疾病时应保证足够的水分；需要脱水治疗时，监测血糖、血钠和渗透压。

**5. 心理护理**　当患者出现焦虑、抑郁等不良心理，应及时评估，积极给予心理支持，必要时按照医嘱给予抗抑郁等药物治疗。

**6. 糖尿病足的护理**

（1）足部观察　每天检查老年糖尿病患者双足 1 次，观察足部皮肤有无颜色、温度改变及足背动脉搏动情况，了解足部有无感觉减退、麻木、刺痛感等。

（2）足部清洁　避免感染，嘱家属及陪护为患者勤换鞋袜，每天应用温水和中性肥皂洗脚，注意洗净趾缝，若足部皮肤干燥，清洁后可涂护肤品。

（3）鞋、袜子选择　鞋应选择轻巧柔软、前端宽大的鞋子，袜子以弹性好、透气及散热性好的棉毛质地为佳。

（4）预防外伤　指导老人不要赤脚走路，以防刺伤；外出时不可穿拖鞋，以免踢伤。保持鞋子里衬的平整；对有视力障碍的老年患者，帮助修剪指甲。同时注意防止烫伤、外伤、电力伤等。

（5）戒烟　足溃病的预防教育应从早期指导患者控制和监测血糖开始，要说服吸烟的老年糖尿病患者戒烟，必要时可采用强制性戒烟，或药物辅助戒烟。防止因吸烟导致局部血管收缩而进一步促进足溃病的发生。

**7. 健康教育**　糖尿病教育是老年糖尿病防治中的一个重要方面。由于老年人可能身患多种疾病，衰弱且合并认知功能障碍，因此与其他年龄组患者教育不同的是，老年糖尿病的教育充分强调对患者家属和生活照护者的教育。其内容包括以下各项。

（1）详细向患者与照护者讲述关于自我监测的方法。让患者及照护者了解糖尿病的控制目标。指导患者与照护者学习和掌握监测血糖、血压、体重指标的方法，如微量血糖仪的使用、血压的测量方法、BMI 指数的计算等。

（2）对患者进行一对一的讲解或建议家属或生活照护者参加糖尿病知识培训班。

（3）定期评估患者血糖自我监护的效果和能力。

（4）应当告诉患者、家属及生活照护者关于高血糖和低血糖发生的诱因、预防措施、症状、如何监测、治疗方法以及应当什么时候去糖尿病门诊等。

（5）在给予新的药物时，应告知患者所用药物的目的、服用方法、常见不良反应并定期检查。

（6）教育患者及其生活照护者足部溃疡发生的危险因素及预防措施等。

（7）预防意外发生，教导患者外出时随身携带识别卡，以便发生紧急情况时及时处理。

 素质提升

锲而不舍，做有工匠精神的医务工作者

1923 年诺贝尔医学生物奖获得者弗雷德里克？班廷在战后毅然关掉诊所、辞掉兼职教师工作，回到母校多伦多大学投身于胰岛素的研究工作中，与助手查尔斯·贝斯特反复试验，甚至给自己注射牛胰岛素，证明其安全性，终于在狗身上提取了可用于降血糖的胰岛素。回顾班廷发现胰岛素的过程并不顺利，有很多次的失败，但他没有放弃，而是锲而不舍不断反复实验，最终取得成功。班廷坚持不懈、终成正果的精神值得护生们学习和尊敬。

### 三、老年痛风患者的护理

老年痛风是指年龄在 60 岁以上的老人，由于尿酸沉积于骨关节、肾及皮下等，引起急、慢性炎症及组织损伤的代谢性疾病。根据病因的不同，分为原发性和继发性。原发性痛风由遗传和环境因素所致，多数为尿酸排泄障碍，具有一定的家族易感性。继发性痛风主要由于某些药物抑制尿酸排泄。骨髓增生性疾病或化疗导致尿酸生成增多。

**（一）护理评估**

**1. 健康史**  不同类型痛风的病因不同。尿酸增多主要是由于尿酸生成增多及排泄障碍引起的。询问是否有受凉、劳累、饮酒、高蛋白高嘌呤饮食、外伤、手术、感染等诱因。

**2. 身体状况**

（1）无症状期  仅为波动性或持续性高尿酸血症。

（2）急性关节炎期  多在午夜或清晨，突发剧烈疼痛，最常见于单侧第 1 跖趾关节，呈刀割样、撕裂样，随后受累关节出现红、肿、热、痛和功能障碍。发作常为自限性，数天或 2 周内可自行缓解。

（3）痛风石及慢性关节炎期  痛风石为痛风的特征性临床表现，常出现在耳廓、鹰嘴、跟腱、髌骨滑囊处。关节内大量痛风石沉积，可有持续性关节肿痛、压痛、畸形、关节功能障碍。

（4）肾病变期  ①痛风性肾病，表现为夜尿增多、低比重尿、蛋白尿、白细胞尿、轻度血尿及管型等，逐渐出现肾功能下降。②尿酸性肾石病，少部分痛风者有尿酸结石。

**3. 实验室和辅助检查**

（1）血尿酸测定  血尿酸值 208～416μmol/L（成年男性），149～358μmol/L（成年女性）。

（2）尿酸测定  限制嘌呤饮食 5 天后，尿酸排出量 >3.57mmol/L 为尿酸生成增多。

（3）关节液或痛风石内容物检查  用偏振光显微镜可见双折光的针形尿酸盐结晶。

（4）X 线检查  急性关节炎期可见非特异性软组织肿胀；慢性关节炎期可见软骨缘破坏，关节面不规则。

**（二）护理问题**

**1. 疼痛**  与关节病变有关。

**2. 躯体活动障碍**  与关节受累有关。

**3. 知识缺乏**  缺乏与痛风有关的饮食知识。

**（三）护理措施**

**1. 一般护理**

（1）休息与体位  急性关节炎时，受累关节制动，待关节痛缓解 72 小时后，逐渐恢复活动。缓解期可适当活动。

（2）饮食  控制总热量，每日限制在 1200～1500kcal；限制高嘌呤饮食，如动物内脏、鱼、虾、蟹、肉类、菠菜、蘑菇等；多饮水，每日饮水量 >2000ml；进食碱性食物，如蔬菜、水果、鸡蛋、牛奶等；忌饮酒。

**2. 病情观察**  观察生命征；观察关节疼痛的部位、性质、程度、间隔时间等；观察有无受凉、劳累、饮酒、高蛋白高嘌呤饮食、外伤、手术、感染等诱因。

**3. 用药护理**  遵医嘱予丙磺舒，促进尿酸排泄，观察有无皮疹、发热、胃肠道刺激等不良反应；遵医嘱予别嘌呤醇，减少尿酸的生成，观察有无胃肠道反应、皮疹、发热、肝损害、骨髓移植等。遵医嘱予非甾体类消炎药，如吲哚美辛、双氯芬酸、依托考昔等，能有效缓解急性痛风关节炎，观察有无胃肠道溃疡、出血、心血管系统毒性反应等不良反应。遵医嘱予秋水仙碱，秋水仙碱是治疗急性发作的传统用药，观察药物的不良反应，如恶心、呕吐、腹泻、腹痛等。

**4. 心理护理** 由于关节炎引起疼痛，患者常出现焦虑、抑郁等不良心理，应及时评估，积极给予心理支持。

**5. 健康教育**

（1）疾病指导 向患者及家属讲解疾病的相关知识，争取患者及家属的配合治疗。避免诱发因素，如受凉、过度疲劳、酗酒、外科手术、服用噻嗪类利尿剂、水杨酸类药物等。

（2）饮食指导 严格控制饮食，予低蛋白、低嘌呤饮食，多饮水，忌饮酒。

（3）关节护理 急性期关节制动；缓解期进行适度的有氧运动，避免长时间持续性重体力活动。

（4）定期复查 定期复查血尿酸，告知患者不适随诊。

# 第六节　老年人神经系统常见疾病的护理

## 一、神经系统老化改变

**1. 脑** 老年人脑的体积缩小，重量减轻。神经元变性或减少，使运动和感觉神经纤维传导速度减慢，老年人容易出现步态不稳，或"拖足"现象；手的摆动幅度减少，转身不稳也易发生跌倒。脑动脉血管粥样硬化和血脑屏障退化，易导致脑血管破裂、脑梗死、神经系统感染性疾病等。老年人脑内的蛋白质、核酸、脂类物质、神经递质等逐渐减少；神经细胞突起减少，脂褐质沉积增加，容易导致脑萎缩、认知功能障碍、震颤麻痹等老年性疾病。

**2. 脊髓** 老年人脊髓神经细胞出现退行性变，以后索及后脊髓神经根变性明显。可导致腱反射减弱或消失，而病理反射出现。

**3. 周围神经系统** 神经束内结缔组织增生，神经内膜增生、变性，可致神经传导速度减慢，感觉迟钝，记忆和信息处理功能减退。上述改变附加其他原因，常引起周围神经病变。

## 二、老年脑梗死患者的护理

### 》》情境导入

情境描述 张奶奶，70 岁。因言语不能、右侧肢体瘫痪 2 小时而就诊入院。既往高血压病史 18 年，间断服药，血压控制在 140~150/90~100mmHg。1 周前患者诉头晕、头痛、肢体麻木等症状，未给予特殊处理。体格检查：T 36.8℃，P 76 次/分，呼吸 22 次/分，血压 180/120mmHg，身高 162cm，体重 68kg，口角向左歪斜、右侧鼻唇沟变浅、流涎、言语不能、右侧肌力 3 级，肌张力增高，巴宾斯基征阳性。辅助检查：头 MRI 示梗死灶。

讨论 1. 该患者的主要护理诊断是什么？

2. 护士可以为患者提供哪些护理措施？

3. 护士如何对该患者进行健康指导？

脑梗死又称缺血性脑卒中，是局部脑组织因血液灌注障碍而发生的变性坏死，常表现为急性起病的局灶性神经功能障碍。其发生的主要原因是由供应脑部血液的动脉发生闭塞又未及时得到充分的侧支血液循环供应，使局部脑组织缺血、缺氧所致。临床上最常见的有脑血栓形成和脑栓塞。脑血栓形成占脑卒中的 60%，是脑动脉主干或皮质支动脉粥样硬化导致血管壁增厚、管腔狭窄闭塞和血栓形成，引起脑局部血流减少或供血中断，脑组织缺血、缺氧导致软化坏死，出现局灶性神经系统症状体征；脑栓塞占脑卒中的 5%~20%，是由各种栓子（血流中异常的固体、液体、气体）沿血液循环进入脑动脉，造成血流中断而引起相应供血区的脑功能障碍。

（一）护理评估

**1. 健康史**

（1）既往史　有无颈动脉狭窄、高血压、糖尿病、心脏病、高脂血症及短暂性脑缺血发作（transient ischemic attack，TIA）病史。询问有无短暂性脑缺血发作史及发作频率与表现形式，是否接受过正规、系统的治疗。

（2）现病史　询问患者起病的时间、方式、有无诱因、前驱症状，如有无突然感到眩晕或站立不稳，走路有踩棉絮感；有无神经功能障碍；有无突然一侧肢体麻木或软弱无力；有无不对称性肢体瘫痪；嘴角歪斜、流涎；有无突然出现失语、构音困难等。

（3）用药史　了解患者目前用药情况；是否遵医嘱正确服用降压、降糖、降脂、抗凝及抗血小板聚集药物。

**2. 身体状况**　脑梗死患者在发病前，可出现一过性的全身无力、肢体麻木、语言表达不清、头晕并伴有站立不稳。这些症状很快消失，但可能是下一次大发作的预兆。因此，应关注这些症状，及时到医院就诊，可有效预防脑梗死的发生。

（1）脑血栓形成　常于安静状态下发病，大多数患者发病时无明显头痛和呕吐。发病较缓慢，多逐渐进展或呈阶段性进行。患者最初可有头痛、头晕、肢体麻木、无力等，约有 1/4 的患者曾有短暂性脑缺血发作史。常在安静休息或睡眠中起病，于次日晨起床时发现不能说话，一侧肢体瘫痪；病情通常在 1~2 日达到高峰，患者大多意识清楚或有轻度意识障碍，生命体征一般无明显改变。神经系统体征视脑血管闭塞的部位及梗死的范围而定，常见为各种类型的偏瘫、失语。

（2）脑栓塞　起病急骤，在数秒或很短的时间内症状达高峰。脑栓塞常见的症状为局限性抽搐、偏盲、偏瘫、偏身感觉障碍、失语等。

**3. 辅助检查**　脑部 CT 检查在起病 24 小时后出现低密度梗死灶。

**4. 心理-社会状况**　评估患者对疾病的认识和反应，是否因疾病而感到恐惧、忧虑，是否因言语障碍感到烦恼、悲观失望等；评估患者及照顾者对疾病的认识程度，家庭条件与经济状况，患者的心理反应，家属对患者的关心程度和对疾病治疗的支持情况等。

（二）护理问题

**1. 躯体活动障碍**　与偏瘫或平衡能力降低有关。

**2. 生活自理能力缺陷**　与肢体瘫痪有关。

**3. 吞咽障碍**　与意识障碍或延髓麻痹有关。

**4. 语言沟通障碍**　与大脑语言中枢功能受损有关。

**5. 焦虑/抑郁**　与脑部病变导致偏瘫、失语或缺少社会支持等有关。

**6. 潜在并发症**　肺炎、泌尿系感染、消化道出血、压疮、失用综合征。

（三）护理措施

治疗护理的目标是改善梗死区的血液循环，尽可能恢复神经功能，预防急性期并发症的发生，预防脑卒中复发。尽早实施系统化康复指导，提高患者的生活质量。

**1. 一般护理**　为患者提供安静舒适的环境，给予吸氧并密切观察患者的病情变化。急性脑梗死的老年人应进入卒中单元进行重点监护，密切观察意识、瞳孔、生命体征、肌力、肌张力的变化，加强血气分析、心电图、血压的监测，防止低氧血症、心律失常及高血压的发生。

**2. 用药护理** 遵医嘱予溶栓、抗凝、抗血小板聚集、降颅压的药物治疗，密切观察药物的作用和副作用。

（1）溶栓剂 在起病3~6小时使用可使脑组织获得再灌注，常用药物为尿激酶、重组型纤溶酶原激活剂，该类药物最严重的副作用是颅内出血，在使用期间应严密观察生命体征、瞳孔、意识状态的变化，同时注意有无其他部位出血倾向。

（2）抗凝剂 可减少TIA发作和防止血栓形成，常用药物为肝素和华法林。用药期间严密监测凝血时间和凝血酶原时间。肝素皮下注射拔针时应延长按压时间，以免出血。

（3）抗血小板聚集药 在急性期使用可降低死亡率和复发率，注意不能在溶栓或抗凝治疗期间使用，常用药物为阿司匹林、噻氯匹定和氯吡格雷。观察有无出血倾向；长期使用阿司匹林可引起胃肠道溃疡，因此消化性溃疡患者应慎用。

（4）降颅压药 大面积梗死可出现脑水肿和颅内压增高，需要应用脱水剂降颅压，常用药物有甘露醇、呋塞米、血清白蛋白。使用过程中应记录出入量；严密监测心、肾功能；使用甘露醇降颅压时，应选择较粗血管，以保证药物的快速输入。

**3. 预防并发症** 为预防坠积性肺炎、泌尿系感染、失用综合征等并发症的发生，应指导患者在急性期生命体征平稳时进行被动运动，鼓励早期下床活动，日常生活活动尽量自己动手，必要时予以协助，尤其作好个人卫生。尽量避免导尿以免尿路感染。

**4. 康复护理** 为了促进神经功能的恢复，应在早期进行康复护理。包括患肢运动和语言功能等的训练和康复治疗。

（1）肢体康复 急性期应教会患者保持肢体功能位。缓解期评估患者的肢体活动情况及自理能力，肢体康复训练有助于患者自理能力的恢复。

（2）语言康复 评估患者读、写、理解等言语能力，耐心向患者解释其不能说话的原因。提供安静的交流环境，鼓励患者利用卡片、笔、本、手势、图片等向工作人员及家属表达自己的需要。指导其进行肌群训练、发音训练、复述训练等言语功能训练。

（3）吞咽功能的康复 对吞咽障碍者，指导患者进行口唇运动、鼓腮训练、发音训练；鼓励其进行上声门训练法、咽部冷刺激法、咳嗽训练等咽部训练。康复训练应安排在饭前进行，每天3次，每次30分钟。

**5. 心理护理** 由于偏瘫、失语、日常生活无法自理，疾病恢复时间漫长，患者容易产生焦虑、抑郁、自卑等消极心理，护士应主动关心患者，向其解释病情，鼓励患者表达内心的情感，指导并帮助患者正确处理面临的困难，增强其战胜疾病的信心。教会家属照顾患者的方法和技巧，引导家属为患者提供宽松和适于交流的氛围。

**（四）健康指导**

**1. 疾病相关知识** 护士应向患者及其家属讲解脑梗死的病因、表现、就诊时机及治疗和预后的关系。

**2. 生活指导** ①饮食：进食高蛋白、高维生素、低热量、低盐、低脂、低胆固醇、易消化饮食，少量多餐。多吃新鲜蔬菜、水果、谷类、鱼类和豆类。选择软饭、半流质或糊状、胶状的黏稠食物，避免粗糙、干硬、辛辣等刺激性食物，禁烟酒。②穿衣：指导患者穿宽松、柔软、棉质、穿脱方便的衣服，穿衣时先穿患侧再穿健侧，脱衣时顺序相反；不宜穿系带的鞋子。③防止意外：老年人晨间睡醒时不要急于起床，最好安静躺10分钟后再缓慢起床，以防体位性低血压；体位变换时，动作要慢，转头不宜过猛；洗澡时间不宜过长；外出时要防摔倒，注意保暖，防止感冒。④康复训练：教会患者和家属本病的基本康复技能与生活护理技术，指导患者循序渐进、持之以恒地进行康复训练。偏瘫和失语需要较长的康复时间，应鼓励患者树立信心，坚持不懈。家属应关心、体贴患者，给予患者精神支持和生活照顾，鼓励和督促患者坚持锻炼，尽量做力所能及的家务等，增强自我照顾的能力，以便尽早康复。

### 三、老年脑出血患者的护理

脑出血是指原发于脑实质内的非外伤性血管破裂出血，以动脉出血最为常见，占脑血管病的10% ~ 20%，其病死率高、致残率高。

（一）护理评估

**1. 健康史**　老年人脑出血的常见病因是高血压、脑动脉粥样硬化，其次为淀粉样血管病变等。

（1）既往史　了解老年人既往有无高血压、动脉粥样硬化等病史。

（2）现病史　询问患者起病的时间、形式，是否在情绪激动、活动过度或用力大便等诱因下发病；有无前驱症状如头晕、头痛、肢体活动不利等；发病时有无颅内压增高的表现如剧烈头痛、喷射性呕吐、嗜睡或烦躁不安等；有无突然出现神经功能症状如肢体偏瘫、失语等。

（3）用药史　询问患者是否遵医嘱正确服用降压、降脂、降糖药物，目前用药情况等。

（4）家族史　了解患者有无高血压、糖尿病、脑出血等家族史。

**2. 身体状况**　老年人由于脑细胞代偿能力差，与正常成年人相比，在同样出血范围的情况下老年人临床表现更严重，恢复差，死亡率高。

（1）神经功能缺失　因老年人脑动脉硬化和脑卒中萎缩等病理性改变，一旦发生脑出血，可产生更为严重的神经功能缺失，以意识障碍多见，部分患者会出现癫痫发作。

（2）颅内高压症不典型　因老年人脑组织萎缩，小到中等量的脑出血不会引起颅内压增高的表现。

（3）并发症多　脑出血可导致老年人心血管功能紊乱，出现急性心肌梗死、心律失常等。

**3. 辅助检查**

（1）头部CT　是诊断脑出血安全有效的方法，能清楚、准确地显示血肿的部位、大小、形态及周围组织情况。平扫显示出圆形或卵圆形的均匀高密度影，边界清楚。

（2）磁共振（MRI）　可发现CT不能确定的脑干或小脑小量出血，可区别出陈旧性脑出血与脑梗死。对急性期的幕上及小脑出血诊断价值不如CT，对脑干出血诊断率高。

（3）数字减影血管造影（DSA）　适合于高度怀疑血管性原因如脑血管畸形、动脉瘤及血管炎的患者。

（4）经颅血管多普勒（TCD）　可测定颅底动脉闭塞或狭窄的部位和程度，对血管狭窄引起的TIA诊断有帮助。

（5）腰穿检查　仅适用于不能进行CT检查且临床无颅内压增高的患者，脑脊液呈洗肉水样。

**4. 心理 - 社会状况**　评估患者是否因突然出现的躯体功能障碍而产生焦虑、忧郁、悲观失望等心理；评估患者家属对疾病的相关知识知晓度和对患者治疗、康复的支持度；了解患者社会支持系统对患者的关心、支持情况等。

（二）护理问题

**1. 急性意识障碍**　与脑出血所致大脑功能受损有关。

**2. 躯体移动障碍**　与偏瘫或平衡能力降低有关。

**3. 自理缺陷**　与肢体功能障碍有关。

**4. 语言沟通障碍**　与脑出血导致语言中枢受损有关。

**5. 潜在并发症**　脑疝、上消化道出血、肺部感染、压疮等。

（三）护理措施

治疗护理的目标是防止继续出血，降低颅内压，防治并发症，通过康复训练减少神经功能障碍程度。

**1. 一般护理**

（1）环境与休息　病室应保持安静、安全，避免声、光等的刺激，限制探视。急性期患者应绝对卧床休息，床头抬高 15 ~ 30°，卧床期间保持肢体功能位，防止或减轻患肢畸形。有烦躁、谵妄、意识不清的患者应加床栏，必要时实行保护性约束。

（2）饮食护理　急性脑出血患者，发病 24 小时内禁食；当生命体征平稳、无颅内压增高症状、无上消化道大出血，可给予清淡、易消化、温度适宜、富含蛋白质和维生素的饮食，注意少量多餐。昏迷或吞咽障碍的患者可遵医嘱予鼻饲饮食。

**2. 病情观察**　每 2 小时测量一次生命体征，密切观察并详细记录意识、瞳孔、出入液量、尿量等变化，注意临床表现及化验检查等有无变化。病情危重时，进行心电监护。注意观察有无剧烈头痛、喷射性呕吐、躁动不安、血压升高、脉搏减慢、呼吸不规则、一侧瞳孔散大、意识障碍加重等脑疝的先兆表现，一旦发现立即报告医生并协助医生抢救。

**3. 用药护理**

（1）降颅压药物　常用 20% 甘露醇 125 ~ 250ml 快速静脉滴注，30 分钟内滴完，每 6 ~ 8 小时一次以控制脑水肿。有结晶应煮化后备用。注意选择粗大静脉注射，在注射局部加温，注射部位每日更换，以防静脉炎发生。保持静脉通畅，确保甘露醇按时快速输入体内。使用各种脱水降颅压药物期间，密切观察尿量和电解质的变化，防止低钾血症和肾功能衰竭，注意患者用药后 4 小时尿量少于 200ml 时，应慎用或停用甘露醇。

（2）降血压　若收缩压 >200mmHg、舒张压 >120mmHg 时可考虑应用降压药。但降压不宜过快过低，以免影响脑血流量，导致脑梗死，一般降至病前水平即可。

**4. 预防并发症**

（1）防止再出血　严密监控血压，避免血压过高。减少探视，各项护理操作集中进行，动作要轻柔。对待患者应态度和蔼，语言温柔，避免患者情绪激动。嘱患者应保持大便通畅，避免屏气用力。注意防寒保暖，防止患者剧烈咳嗽、打喷嚏等引起颅内压增高。

（2）预防脑疝　严密观察有无脑疝的先兆表现。对颅高压者要立即脱水降低颅内压，并密切观察病情变化。

（3）中枢性高热护理　若有中枢性高热，给予物理降温，如在颈、腋、腹股沟等大动脉处冰敷，头置冰袋或冰帽等；遵医嘱药物降温，如用冬眠灵等，并予以吸氧。

**5. 康复护理**　告知患者及家属早期康复的重要性、训练内容与开始的时间。早期康复有助于抑制和减轻肢体痉挛姿势的出现与发展，能预防并发症、促进康复、减轻致残程度和提高生活质量。康复训练的原则为：被动与主动结合，床上与床下结合，肢体功能与其他功能锻炼结合，实效性与安全性相结合，合理适度、循序渐进、活动量由小到大、时间由短到长。

**6. 心理护理**　在急性期患者意识障碍时，护士也要及时安慰和鼓励患者，减轻患者的应激反应。护士要做好家属的心理疏导，通过相关知识和技能的讲解增强其与患者合作战胜疾病的勇气和信心。

（四）健康教育

护士应向患者及其家属介绍可加重病情和引起复发的诱因，指导其在生活中尽量避免；指导患者及其家属预防和治疗引起脑出血的原发疾病，如高血压、高脂血症、糖尿病、肥胖症等。

关爱患者，做有职业道德的医务工作者

赵生秀为第43届南丁格尔奖章获得者。她在护理1例大小便失禁的脑出血患者时，发现该患者尿道周围皮肤溃烂、剥脱。通过查阅资料，询问专家，赵生秀自己动手制作接尿器，每天帮患者接尿。经过细心的照护，最后患者痊愈出院。赵生秀以患者为中心，为患者谋福利，始终追求真理、实事求是，这些构成了她科学精神的核心内涵。护生应该以赵生秀为榜样，学习和发扬其追求真理的科学精神，为提高人民的健康水平做出贡献。

# 第七节　老年人运动系统常见疾病的护理

## 一、运动系统老化改变

**1. 骨骼**　老年人骨骼中的有机物质，如骨胶含量减少，使骨量减少，容易导致骨质疏松、骨骼发生变形，骨胶和骨盐比例的改变，使骨的脆性增加，容易导致骨折。老化使老年人骨的修复与再生能力减退，导致骨折愈合时间延长或不愈合比例增加。

**2. 骨连接**　老年人的关节软骨、关节囊、椎间盘及韧带等会因老化而发生退行性变化，使关节活动幅度减小，尤其是四肢关节屈伸、内收、外展、旋转、环转等运动功能明显受限。

**3. 肌肉**　老年人的肌纤维萎缩、弹性下降，肌肉总量减少，肌张力下降，容易出现疲劳、腰酸腿痛等。由于肌肉力量、敏捷度下降，加上脊髓和大脑功能衰退，活动更加减少，导致老年人动作迟缓、步态不稳等。老年人由于卧床不起或限制在轮椅上活动等，进一步加重肌肉老化，形成恶性循环。

## 二、老年骨质疏松症的护理

**》 情境导入**

情境描述　李奶奶，65岁。腰背部疼痛3年余。近3年来腰背部疼痛于活动及劳累时加重。近两年来发现身高变矮，之前身高162cm，目前159cm。否认背部外伤史。体格检查：血压130/80mmHg，身高159cm，体重60kg，心肺腹无异常，腰椎侧弯，腰椎第1棘突压痛呈阳性。辅助检查：胸腰椎侧位X线片：胸12和腰1压缩性骨折，呈楔形变。胸腰椎骨质稀疏。

讨论　1. 该患者的主要护理诊断是什么？

　　　2. 护士可以为该患者提供哪些护理措施？

　　　3. 护士如何对该患者进行健康指导？

骨质疏松症（osteoporosis，OP）是一种全身性骨骼疾病，以骨量低下、骨组织微结构破坏为特征，导致骨脆性增加，易发生骨折的代谢性疾病。OP分为原发性和继发性两类，其中老年骨质疏松症属于原发性Ⅱ型。据有关资料报道，全世界目前约有2亿人患骨质疏松症，其发病率已跃居世界各种常见病的第7位。预计到2050年，中国骨质疏松症或骨密度低的患者将达到2.12亿。骨质疏松症已经成为公认的严重社会公共健康问题。60岁以上老年人和妇女是骨质疏松症的高危人群，据统计，我国60~69岁的老年女性的骨质疏松症发生率高达50%~70%，老年男性为30%。

（一）护理评估

**1. 健康史** 骨质疏松症的确切病因和发病机制尚不明确，目前认为主要与内分泌因素（骨代谢失衡）、遗传因素、营养因素、运动量减少、生活方式等因素有关。

**2. 身体状况**

（1）疼痛 最常见、最主要的症状。表现为腰背疼痛或全身疼痛，负重能力下降或不能负重。疼痛为弥漫性，无固定部位，仰卧位、坐位时减轻，久立、久坐或直立时后伸时加重，弯腰、咳嗽、运动时加重。

（2）身长缩短、驼背脊柱椎体压缩变形可使身长缩短，严重者驼背。

（3）骨折 患者常因轻微活动或创伤诱发骨折，如咳嗽、喷嚏、弯腰、负重、摔倒或挤压等。骨折常见部位有脊柱、桡骨远端及股骨近端。

（4）呼吸功能下降 脊柱压缩性骨折导致胸廓畸形，使呼吸功能下降，心血管功能障碍，出现胸闷、气促、呼吸困难等症状。

**3. 实验室和辅助检查** 包括血钙、磷、碱性磷酸酶检查；骨骼 X 线、骨密度检查等。

**4. 治疗原则**

（1）药物治疗 ①钙制剂，如碳酸钙、葡萄糖酸钙等；②钙调节剂，如维生素 D、降钙素和雌激素等；③二磷酸盐，如阿仑膦酸钠、帕米膦酸钠和依替膦酸二钠等。

（2）非药物治疗 ①运动疗法；②营养疗法；③光疗；④高频电疗。

（二）护理问题

**1. 慢性疼痛** 与骨折和肌肉疲劳所引起的骨痛有关。

**2. 躯体活动障碍** 与骨痛、骨折所引起的活动受限有关。

**3. 营养失调：低于机体需要量** 与知识缺乏有关。

**4. 潜在并发症** 骨折。

（三）护理措施

**1. 观察病情** 观察生命征、意识等；密切观察老年人的疼痛情况、骨折部位、生活自理能力等。

**2. 疼痛的护理** 卧床休息时，使用加薄垫的木板或硬棕床，取仰卧位或侧卧位，使腰部和脊柱的肌肉松弛，从而缓解疼痛。使用背架、紧身衣等限制肌肉的活动度，减轻疼痛。洗热水浴、按摩、擦背以促进肌肉放松，做光疗和电疗等，从而缓解疼痛。音乐治疗、暗示疏导。剧烈疼痛的老年人可用止痛剂、肌肉松弛剂等。

**3. 并发骨折的护理**

（1）脊柱骨折 应睡硬板床，腰部垫枕；翻身时保持脊柱平直，不弯曲、不扭转。定时协助翻身，使用减压工具，预防压疮的发生。

（2）股骨、颈骨骨折 置患肢于外展中立位，应尽早指导进行患肢功能锻炼。定时协助翻身，使用减压工具，预防压疮的发生。

**4. 老年人用药的护理**

（1）遵医嘱给予钙制剂 与绿叶蔬菜一起服用，增加饮水量，空腹时服用效果最好。

（2）遵医嘱给予钙调节剂 ①使用降钙素时要注意有无食欲减退、恶心、颜面潮红等表现。②服用维生素 D 时要监测血清钙和肌酐的变化。③使用雌激素的老年女性患者要先详细了解家族中的肿瘤和心血管方面的病史，注意阴道出血情况，定期做乳房和妇科检查。

（3）遵医嘱给予二膦酸盐 此类药消化道反应较多见，指导老年人应晨起空腹服用，同时饮清水

200～300ml，至少半小时内不能进食或喝饮料，绝对不能平卧，最好取立位或坐位，以减轻消化道的刺激。②嘱咐老年人此类药物不能咀嚼或吸吮，避免发生口腔溃疡。

**5. 心理支持** 老年人骨质疏松是一种常见而隐蔽的疾病，骨质疏松所致骨折导致病残率和死亡率明显增加，因此预防骨质疏松主要就是预防骨折。假如老年人发生髋部骨折后1年之内，死于各种并发症者达20%，而存活者中约50%致残，生活不能自理，生命质量明显下降，治疗费用高昂，造成沉重的家庭、社会和经济负担。医护人员应该多和老年人交流沟通，鼓励他们表达心中的感受。从外在形象方面改变老年人，指导他们的穿着、发型等，增强老年人的自信心。强调老年人资历、学识方面的优势，鼓励老年接受身体已发生的改变。

### （四）健康教育

**1. 日常生活指导** 指导老人选择舒适、防滑的平底鞋，日常用品放在老年人容易取放之处，建议老年人使用手杖或助步器，保持活动的稳定性，加强巡视，尤其是在用餐、洗漱和入厕期间，预防意外发生。

**2. 运动的指导** 如果老年人没有特殊的禁忌证，每天适当体育运动和户外日光照晒；因疼痛活动受限的老年人，进行关节的活动练习，进行肌肉的等长、等张收缩训练。因骨折而固定或牵引的老年人，尽可能活动身体数分钟，如上下甩动肩膀，扭动足趾，做足背屈等。

**3. 饮食** ①饮食要适量，勿暴饮暴食。②饮食结构要合理。③绝经后妇女和老年人平均每日应补充的元素钙剂量为500～600mg。④摄入含钙和维生素D丰富的食物。⑤减少盐的摄入量，适当控制含磷较高的食物。⑥增加含维生素C和含铁食物的摄入。⑦增加奶制品和豆制品的摄入量。

**4. 其他** 改变不良的生活习惯，避免饮酒、喝浓茶、浓咖啡和碳酸饮料等。

## 三、老年退行性骨关节病的护理

老年退行性骨关节病是一种以关节软骨退行性变和继发性骨质增生为特征的慢性关节病变，又称为老年性骨关节炎。老年退行性骨关节病是老年人致残的主要原因之一，患病后的致残率高达53%，随年龄增长其患病率增加，>65岁人群患病率可达68%。

### （一）护理评估

**1. 健康史** 原发性退行性骨关节病多发于中老年，可能是全身情况下关节特有的机械环境引起的，易患因素有以下几种。

（1）全身易患因素 年龄、性别、遗传因素、营养因素。

（2）关节内在易患因素 过度应用、损伤、肌力下降、关节不稳定。

（3）外部易患因素 肥胖、缺乏锻炼等。

继发性骨关节病是继发于关节先天畸形、创伤、长期反复关节劳损等，可发生于任何年龄段。

**2. 身体状况**

（1）一般情况 患者活动能力下降，精神变差，肌力及平衡能力不如以前，严重者情绪低落或急躁。

（2）症状初期 关节间断隐痛、压痛、僵硬，过度劳动后、晨起或潮湿阴冷天气尤为明显；中晚期可发展为持续疼痛乃至夜间痛。此病好发于髋、膝、脊椎等负重关节及肩、指间关节等，髋关节受累高龄男性多于女性，手骨性关节受累女性多于男性。

（3）体征 病变关节僵硬、肿胀，局部肌肉萎缩、活动时关节发出粗糙的摩擦声，严重者可出现关节变形、无力，无法伸直或活动障碍。

**3. 实验室检查和辅助检查** 如血常规、血生化检查、C反应蛋白、血细胞沉降率等。以及关节X

线、关节 MRI 检查、关节镜、关节 CT 等。

**4. 治疗原则** 老年性骨关节病是一种退行性疾病，目前尚无有效的根治方法，多采用综合疗法，整体与局部治疗相结合，物理治疗与药物治疗相结合，外用药和内服药相结合，保守治疗与手术治疗相结合。

（1）休息 骨关节炎急性发作时，病变关节需制动。

（2）物理治疗 推拿、按摩、冷热敷、针灸、牵引、超声波、非急性期局部运动治疗等。

（3）药物治疗 ①首选局部药物治疗，用于初发或轻症者。②对乙酰氨基酚、非甾体抗炎药，如双氯芬酸钠、美洛昔康、塞来昔布等，根据剂型可局部外用及口服。③镇痛药物，如曲马多、阿片类镇痛药等，根据给药途径可口服、注射、肛内塞入。④改善病情及软骨保护剂，双醋瑞因、氨基葡萄糖、多西环素等。

（4）关节腔内注射 透明质酸钠、糖皮质激素等。

（5）外科治疗 人工关节置换术、关节融合术、关节形成术、关节清理术、关节固定术等。

（二）护理问题

**1. 慢性疼痛** 与骨关节病变有关。

**2. 躯体活动障碍** 与躯体不适或情绪不良有关。

**3. 焦虑/恐惧** 与疾病长期存在或生活不能自理有关。

**4. 潜在并发症** 感染、跌倒、骨折、出血等。

（三）护理措施

**1. 一般护理** 急性发作期应限制关节活动，缓解期多做适宜活动。予优质蛋白、低脂、易消化饮食，限制高脂、高糖饮食，控制体重。

**2. 病情观察** 密切观察关节疼痛的情况。卧床或营养不良患者注意观察皮肤状况并加强护理，观察药物及物理治疗是否到位，促进患者康复自理。

**3. 心理护理** ①评估患者具体情况，制定个体化的护理计划，鼓励患者讲出感受，找出问题，有针对性地逐一解决问题。通过多种形式宣教，使患者坦然接受新的身体状况，适应生活，积极面对人生。②联系家庭和社会支持，扩展健康教育对象，必要时可联系社会工作者等支持单位，促进更多的人关爱老年人。

**4. 用药护理** 使用药物治疗的患者重要的是做好药物宣教，解释药物作用及副作用，注意观察药物不良反应并教会患者自己监测身体的不适，及时汇报医师，协助处理。

（1）非甾体消炎类 ①胃肠道：消化不良、溃疡出血、黏膜糜烂等，指导药物与食物同服，勿食刺激性食物或饮料，联合使用抗酸、保护胃黏膜药物。②肝脏：药物性肝炎、黄疸、肝脏损害等，定期监测肝功能，观察患者皮肤黏膜、巩膜颜色变化；中度肝功能损害者剂量减为 50%，严重肝功能损害者不建议使用此类药物。③神经系统：头痛、头晕、耳鸣、失眠等，重视患者主诉，对症处理，加强观察，避免发生跌倒等意外。

（2）糖皮质激素类 ①体液与电解质紊乱：钠潴留、体液潴留、低钾等，留意患者出入量变化，观察有无水肿、肢体肿胀等表现，主诉乏力、心累等应警惕，报告医师，监测血电解质。②胃肠道：消化道溃疡、消化道出血、胰腺炎等，与非甾体类药物合用时危险性增高，应加强观察，使用胃黏膜保护剂，必要时监测大便隐血等。③免疫系统：掩盖感染、致感染发作、过敏等，监测体温，观察痰液、小便、分泌物性状，及时发现潜在感染，遵医嘱正确使用抗生素。④透明质酸钠，注射局部：注意出血、疼痛、感染，注射点 6 小时内不能沾水，8 小时内不能外用药物，密切观察关节外观是否肿胀、瘀紫，倾听患者主诉，患肢抬高，放松关节肌肉，避免提重物，避免登山、爬楼梯等剧烈活动。

**5. 健康教育**

（1）指导患者养成良好生活习惯，控制体重，肥胖者指导减肥。

（2）根据患者病情，建立运动计划。鼓励患者进行力所能及的关节功能训练，卧床者指导床上训练活动，能下床者协助日常生活。指导老年人正确的活动姿势，减轻病变关节的压力，避免高负荷的跑、跳、蹲，减少或避免登山、爬楼梯。

（3）正确使用手杖，病变关节对侧握持手杖；手杖长度应为双手自然下垂时尺骨茎突与地面之间的距离；手杖弯柄应向前方。专业物理治疗师协助指导使用矫形器与物理疗法。

（4）已发生功能障碍患者注意随时有人陪伴，防止发生跌倒、撞伤、走失等不良事件。

（5）老年骨关节病一般预后良好，但个别病例也会遗留畸形或活动障碍，与病变部位及程度有密切关系，如手部骨关节炎一般只会发生疼痛，极少影响功能，而对于负重关节如膝关节、髋关节等，病变严重可发生畸形和活动障碍甚至影响日常生活。

# 第八节　老年人感官系统常见疾病的护理

## 一、感官系统老化改变

**1. 皮肤**　皮肤的老化是最早且最容易观察到的征象。皮肤脂肪减少、弹力纤维变性，使皮肤表面松弛、弹性降低而出现皱纹；皮脂腺萎缩，皮脂分泌减少使皮肤表面干燥、粗糙、无光泽并伴有脱屑、瘙痒；皮肤的排泄功能和调温功能下降，对冷、热、痛、触觉等反应迟钝，皮肤抵抗力下降，易受机械、物理、化学刺激，长期卧床而出现压疮等；脂褐素沉积形成老年斑；皮肤毛细血管稀疏、变性，脆性增加易发生出血，如老年性紫癜。

**2. 眼和视觉**

（1）眼周形态改变　老年人眼部肌肉弹性减弱，眼眶周围脂肪减少，可出现眼睑皮肤松弛，上眼睑下垂和眼袋。

（2）视觉改变

①角膜　角膜直径轻度变小或呈扁平化使屈光力减退，引起远视及散光；60 岁以后在角膜边缘基质层出现灰白色环状类脂质沉积，称为"老年环"。

②晶状体　晶状体调节和聚焦功能在 40 岁以后开始逐渐减退，视近物能力下降；晶状体中非水溶性蛋白增多而出现晶状体浑浊，透光度降低，使老年性白内障的发病率增高；晶状体悬韧带松弛，使晶状体前移，影响房水回流，导致眼压升高，容易诱发青光眼。

③玻璃体　玻璃体液化和后脱离可引起视网膜脱落，同时因失水、色泽改变、包涵体增多，可引起飞蚊症。

④视网膜　视网膜周边变薄，毛细血管硬化或阻塞，引起老年性黄斑变性。由于瞳孔括约肌的增强、睫状肌硬化，视野明显缩小。色素上皮层细胞及其细胞内的黑色素减少，脂褐质增多，色觉辨认能力降低。

**3. 耳及听觉**　超过 50 岁，人的听力开始下降，耳蜗退行性变，随着听力敏感度的下降而发生沟通困难，出现老年性耳聋。听觉高级中枢对声音反应迟钝，定位功能减退，造成在噪声环境中听力障碍明显。此外，耳廓表皮皱襞松弛、凹窝变浅，收集声波和辨别声音方向的能力降低，造成传导性听力障碍。

**4. 味觉**　老年人味蕾数目明显减少。随着年龄的增加，味觉刺激阈值增大，味觉功能减退。老年人口腔黏膜细胞和唾液腺发生萎缩，唾液分泌减少致口腔干燥，造成食欲缺乏，还可增加老年性便秘发生的可能性。

**5. 嗅觉**　老年人嗅觉变得迟钝，对气味的分辨力下降，嗅觉细胞更新减慢，嗅觉神经数量减少、萎缩、变性，嗅觉敏感性降低，导致食欲下降。此外，嗅觉丧失会对一些危险性环境，如有毒气体、烟味等的分辨能力下降而威胁老年人的安全。

**6. 触觉**　老年人触觉小体数量逐渐减少，触觉敏感性降低，阈值升高。由于神经细胞缺失，神经传导速度减慢，老年人对温度、压力、疼痛等的感受减弱，对一些危险性环境如过热的水、电热器具等的感知度降低，易出现安全隐患。

## 二、老年白内障患者的护理

### ≫ 情境导入

　　**情境描述**　孙奶奶，68 岁。左眼渐进性视物模糊 1 年余。1 年前无明显诱因出现左眼渐进性视力下降、视物模糊伴眼前固定不动暗影，发病后左眼无红肿热痛等症状。近日上述症状加重。体格检查：T 36.5℃，P 80 次/分，R 20 次/分，Bp 130/80mmHg，左眼晶体灰白色浑浊。

　　**讨论**　1. 该患者的主要护理诊断是什么？

　　　　　2. 护士可以为患者提供哪些护理措施？

　　　　　3. 护士如何对该患者进行健康指导？

　　老年性白内障（senile cataract）指中年以后因晶状体蛋白变性浑浊引起的视功能障碍，是一种最常见的白内障，发病率随年龄增长而上升，故又称年龄相关性白内障（age - related cataract）。我国现有因白内障致盲者约 400 万人，其中绝大多数是老年人。

　　老年性白内障病因较复杂，是由多种因素长期综合作用导致的晶状体退行性改变。流行病学研究表明，年龄、职业、紫外线照射、过量饮酒、吸烟、营养状况、糖尿病、高血压、心血管疾病等均是引起老年性白内障的危险因素。

　　**（一）护理评估**

　　**1. 健康史**　询问老人视力下降的时间、程度、发展的速度和治疗经过等。了解有无糖尿病、高血压、心血管疾病等和家族史。

　　**2. 身体状况**　早期常出现眼前固定不动的黑点，可有单眼复视或多视、屈光改变等表现，无痛性、进行性视力减退，最后只剩光感。根据浑浊部位不同，临床上将老年性白内障分为皮质性、核性和后囊下三种，其中皮质性白内障最常见，按其发展过程分为初发期、膨胀期、成熟期、过熟期。膨胀期因晶状体肿胀，前房变浅，有闭角型青光眼解剖基础者，可诱发青光眼急性发作。成熟期的白内障未及时手术就进入过熟期，由于晶状体囊膜变性、通透性增加，晶状体蛋白溢到前房影响房水排出，可引起晶状体蛋白过敏性葡萄膜炎和晶状体溶解性青光眼。核性白内障，发病较早，40 岁左右开始，进展缓慢，老人常诉说老视减轻或近视增加，早期周边部皮质仍为透明，对视力影响不大，但在强光下瞳孔缩小，视力反而减退，故一般不等待皮质完全浑浊即行手术。后囊下白内障，因浑浊位于视轴区，早期即影响视力。

　　**3. 心理 - 社会状况**　老人因视力障碍影响工作、学习、日常生活，继而影响他们的饮食起居以及外出、社会交往等，严重妨碍他们的日常生活能力而产生消极悲观的情绪。故应评估老年人是否有孤独、抑郁、无自信心和自我保护能力受损等问题。

　　**4. 辅助检查**　散瞳后用检眼镜或裂隙灯活体显微镜检查晶状体，根据晶状体浑浊的形态和视力情况可作出明确诊断。若视力减退与晶状体浑浊不相符，应做进一步检查，以免漏诊其他眼病。

　　**（二）护理问题**

　　**1. 感知紊乱：视力下降**　与晶状体浑浊有关。

**2. 有受伤的危险** 与视力障碍有关。

**3. 知识缺乏** 缺乏有关白内障防治和自我保健的相关知识。

**4. 潜在并发症** 继发性青光眼、晶状体脱位。

（三）护理措施

老年性白内障的处理原则：至今为止尚无药物可完全阻止或逆转晶状体浑浊，在初发期和未成熟期，用非手术疗法可抑制或延缓病情发展，如注意全身营养，合理饮食，在医生的指导下可服用维生素 C、维生素 E、维生素 B$_2$、障眼明，也可用白内停、卡他灵等眼药水滴眼。老年性白内障中后期最有效的治疗方法是手术治疗，通常采用白内障超声乳化术或白内障囊外摘除术联合人工晶体植入术。

预防和护理的总体目标是：①老人未发生与视力障碍有关的受伤事件。②能复述有关白内障的自我保健知识。③未发生并发症，或及时发现并已处理的并发症。其具体护理措施如下。

**1. 白内障的早期护理** 根据医嘱使用谷胱甘肽滴眼液、白内停滴眼液、口服维生素 C 等药物，可能会延缓白内障进展。对于有眩光的老人，建议其照明用柔和的白炽灯或戴黄色或茶色眼镜以减少眩光，当室外强光照射进室内时，可用纱质窗帘遮挡，外出戴好防紫外线的太阳眼镜。阅读时选择印刷字体大、对比度强、间距宽的书籍，增加光线的亮度，看电视、读书、看报时间不宜过长，减少视疲劳。

**2. 白内障手术护理**

（1）术前护理　①了解老人对手术的心理接受程度，给予心理疏导。②协助老人进行各项术前检查，并说明检查目的、意义。如有高血压、心脏病、糖尿病、咳嗽、感冒等，须将病情控制后方可手术，以防出现并发症或其他意外。需要进行的眼部检查主要有视功能、眼底、眼压、角膜和结膜有无炎症及瘢痕、晶状体有无浑浊等，需植入人工晶状体者要测算好人工晶状体的度数。③双眼泪道冲洗和术眼结膜囊冲洗。④用散瞳滴眼剂将术眼充分散瞳。

（2）术后护理　①手术后嘱老人卧床休息。②术眼用硬质眼罩保护，防止外力碰撞。③严密观察有无并发症，及时给予处理。④按医嘱正确使用眼药水。

**3. 预防意外损伤**

（1）评估老人的视力和自理能力。有跌倒危险的老人床头悬挂"防跌倒"标识，加强巡视。

（2）做好老人的安全教育，将常用物品固定摆放，活动空间不留障碍物，避免跌倒，不随意改变老人周围的环境。

（3）协助做好术前各项检查。

（4）教会老人使用呼叫系统，鼓励其寻求帮助。

（5）厕所必须安置方便设施，如坐便器、扶手等，并教会老人使用。

**4. 预防并发症的发生**

（1）老人如出现头痛、眼痛、视力下降、恶心、呕吐等青光眼的早期症状，应立即到医院检查，可能为急性青光眼先兆。

（2）慎用散瞳剂如阿托品，尤其在膨胀期，容易诱发急性闭角型青光眼。

（3）根据老人情况，选择合适的手术时机，避免过熟期的各种并发症。

（4）手术后如发生眼部剧烈疼痛，分泌物异常增多，视力突然下降等，应立即到医院就诊，确定是否为眼内感染，以便及时救治。

**5. 健康指导**

（1）一般指导　①向老人及家属讲解有关眼部的自我护理常识，保持眼部卫生，生活用具专人专用，洗脸时用清洁柔软的毛巾，勿用力揉术眼，洗头洗澡时，不要让脏水进入眼睛等。②饮食宜清淡，进食易消化的食物，忌食辛辣、刺激性食物，多进食含维生素、纤维素丰富的食物，保持大便通畅。③伴有全身其他内科疾病者，应坚持治疗，使疾病处于稳定状态。④教会老人滴眼药水或涂眼药膏的正确方法。

（2）术后配镜指导　白内障摘除术后，未植入人工晶状体者，无晶状体呈高度远视状态，指导老人佩戴框架眼镜或角膜接触镜；植入人工晶状体者，3个月后屈光状态稳定时，可验光佩戴近用或远用镜。

---

💡 素质提升

### 健康快车，做有责任感的医务工作者

中国具有唯一、流动的、专门从事慈善医疗活动的眼科火车医院。火车医院配备了眼科医疗设施和志愿者眼科医生，每年到三个偏远贫困地区服务，在每个服务地点停留3个月，为偏远贫困地区的白内障患者免费提供复明手术治疗。截至2022年1月，健康快车已累计完成22万多例白内障手术。作为医学生要了解国家对贫困户免费治疗白内障疾病的政策，国家对贫困人群的关注，培养自己对贫困人群的关爱，以及对国家政策的认同感，做有责任感医务工作者。

---

## 三、老年耳聋患者的护理

听觉障碍是指由于听觉系统某一部位发生病变或损伤，导致听觉功能减退，言语交流困难。听力障碍会影响老年人与外界的沟通交流，增加认知障碍、抑郁的风险，甚至导致老年人生活自理能力丧失。老年性耳聋是老年人最常见的听觉障碍，是指随着年龄增长，双耳听力进行性下降，以高频听力下降为主的感音神经性聋。

我国专家认为随着年龄的增长，耳聋的发病率逐渐增高，60岁以上的老年人中，耳聋发病率为30%左右，70岁增加到40%~50%，80岁以上超过60%。老年性耳聋影响老年人与他人的沟通，更是妨碍了低文化程度老年人对外界信息的接收。

老年性耳聋是由多种因素共同作用而引起的。除年龄外，遗传、饮食、环境、精神因素等与老年性耳聋密切相关，高血压、高脂血症和糖尿病等会破坏人体微循环系统，长期供血、供氧不足，如合并动脉硬化是加速老年性耳聋的重要因素。

### （一）护理评估

**1. 健康史**　询问老年人是否有听力下降，表现为希望别人大声说话或经常要求别人重复谈话内容等；了解是否有中耳炎、高血压、糖尿病、甲状腺功能减退等疾病；既往是否使用过具有耳毒性的药物，如庆大霉素、水杨酸盐、奎宁等。

**2. 身体状况**　表现为60岁以上出现原因不明的双侧对称性听力下降，以高频听力下降为主。听人说话，喜慢怕快，喜安静怕嘈杂；常有听觉重振现象，即"低音听不见，高音又感觉刺耳难受"；言语理解不连贯，常常打岔，有音素衰减现象；常伴有高频性耳鸣，开始为间歇性，渐渐发展成持续性，使老年人的睡眠受到严重影响。

**3. 心理-社会状况**　听力下降，严重影响老年人的正常交流，导致老人性情急躁、抑郁少言或产生与社会隔绝感和孤独感，对生活失去信心，严重损害老年人身心健康。通过与老人的沟通交流，了解其心理状态。

**4. 辅助检查**

（1）外耳道检查　检查是否存在耵聍或异物而影响听力。

（2）听力学测试检查　听力学测试应在专门的医疗机构由专业人员进行，测得的数值可为佩戴助

听器提供参考。按照我国的标准,听力在 26~40dB 为二级重听;听力在 41~55dB 为一级重听;听力在 56~70dB 为二级聋;听力在 71~90dB 为一级聋。如果双侧听力均在 56~70dB,沟通会发生明显障碍。

## (二) 护理问题

**1. 感知紊乱:听力下降** 与听力下降有关。

**2. 语言沟通障碍** 与耳聋程度加重、听力下降有关。

**3. 知识缺乏** 缺乏有关耳聋的防护知识。

## (三) 护理措施

老年性耳聋的处理原则:早期发现、早期诊断、早期治疗,争取恢复或部分恢复已丧失的听力,尽量保存并利用残余的听力,适时进行听觉言语训练,适当应用人工听觉。药物治疗包括扩张脑血管治疗,应用改善内耳微循环的药物,以改善听觉器官的血液供应,如双嘧达莫、地巴唑等;营养脑神经和抗动脉血管硬化治疗,能起到一定效果,阻止或减慢耳聋的发展,如降胆固醇药、维生素 A、维生素 D 及维生素 E。当听力下降时可考虑佩戴助听器,如果语言辨别率 <50%,使用助听器效果差,可行人工耳蜗植入手术。

预防和护理的总体目标是:①老人能避免引起听力减退的因素,减缓听力退化的速度。②老人适应听力减退的生活,能进行有效语言沟通。③老人能得到正确指导,了解老年性耳聋的相关知识。其具体护理措施如下。

**1. 一般护理**

(1) 评估听力 检查老年人听力下降的程度,同时了解与人沟通和语言交往的能力及方式。

(2) 指导家属与老年人正确沟通 沟通的环境宜安静,交谈时说话吐字清楚且速度稍缓,不高声喊叫。对老年人不理解的语言,应给予解释而不是简单重复原话。多用眼神或身体语言交流,如说话时倾身向前以表示对老人的话题感兴趣,适时夸大面部表情以传达各种情绪,激发老人交谈的欲望和增进理解交谈的内容。对视力较好的老年人可借助写字板、字卡或其他辅助器具与老人交谈。适度使用触摸传递信息,以表示对老年人的热情和关爱。

(3) 佩戴合适的助听器 以改善老年人的听力。

**2. 心理护理** 由于老人听力下降,造成与人交流困难,引发抑郁等情感障碍,逐渐与朋友、家人疏远,与社会隔绝,甚至促成老年性痴呆。因此,要耐心地给予老年人帮助,加强与老年人的沟通交流,同时要帮助老年人接受听力减退的现实,寻找积极的生活方式,增强其生活乐趣和社会交往。

**3. 健康指导**

(1) 老年性耳聋的预防 老年性耳聋属于听觉系统不可逆的退行性病变,目前尚无有效的治疗方法。但周围环境、营养条件及老年性疾病等加速老年性耳聋的因素是可以预防的。因此注意以下几方面:①老年人因内耳微循环功能较差,对噪声和耳毒性药物等有害因素损害的敏感性增高,应避免噪声环境及耳毒性药物的影响。②积极治疗和预防老年性全身性疾病,如高血压、动脉硬化、糖尿病等。③教会老年人用手掌按压耳朵和用示指按压环揉耳屏,每日 3~4 次,以增加耳膜活动,促进局部血液循环,防止听力下降。④增加适度的锻炼,但避免过度劳累,遇事乐观,保持心情舒畅。⑤可以使用一些预防性药物,如维生素 A、维生素 E、维生素 B 类及改善微循环的药物等。

(2) 助听器的使用 ①佩戴助听器的适应证:验配助听器前,必须由专业医生全面的检查,根据听力损害程度,选择合适的助听器。不可自行选购随意佩戴,以免损害残存的听力。一般情况下,具有中度至重度感觉神经性耳聋,精神及身体状况较好,语言分辨率较高的老年人适合佩戴。②佩戴时间及调整:首先指导老年人掌握助听器的各种开关的功能。老年人佩戴助听器有一个适应过程,约 3~5 个月。适应期内,助听器的音量应尽量小,使用 2~3 个月后重新调整音调和各种控制装置。注意初戴助听器时，应每天先戴 1~2 小时，几天后逐渐延长佩戴时间，而且上、下午应分开，待完全适应后再全天佩戴。③对话训练：开始时，先在安静的环境中训练听自己的声音，适应后练习听电视或收音机播音员的讲话，逐步收听其他节目，然后训练对话。训练时，开始要在安静环境下一对一地进行，适应后可进入较多人的环境中进行练习。最后练习在嘈杂环境中听较多人说话。老年人的感觉功能下降常为多种因素并存，因此需要延长对话训练时间，要帮助消除老年人急躁情绪。

## 目标检测

答案解析

一、选择题

**【A1/A2 型题】**

1. 患者，女性，62 岁。受凉后出现高热、咳嗽、咳痰，诊断为肺炎。主要的护理问题是（　　）

 A. 体温过高        B. 活动无耐力

 C. 组织灌流量改变      D. 有窒息的危险

 E. 营养失调：低于机体需要量

2. 慢性阻塞性肺疾病患者，进行呼吸功能锻炼的方法是（　　）

 A. 加强胸式呼吸，用鼻吸气，经口用力快速呼气

 B. 加强腹式呼吸，用鼻深吸，经口缓呼，呼气时口唇收拢

 C. 加强腹式呼吸，用鼻吸气，经口用力快速呼气

 D. 加强胸式呼吸，经鼻用力呼气

 E. 同时加强胸式和腹式呼吸

3. 患者，女，70 岁。因高血压 3 年，反复来医院就诊，始终不理解自己为什么会得上高血压，护士对其进行健康教育时，讲解高血压疾病发病因素，不包括的因素是（　　）

 A. 遗传因素     B. 年龄增大     C. 体重超重

 D. 自身免疫缺陷    E. 脑力活动过于紧张

4. 患者，女，68 岁。入院诊断：慢性心力衰竭，遵医嘱服用地高辛每日 0.125mg，某日患者将白墙看成黄墙，提示患者出现（　　）

 A. 心衰好转征象     B. 心律恢复正常     C. 洋地黄药物中毒

 D. 血钾过低       E. 血钠过高

5. 反流物刺激食管引起的症状主要是（　　）

 A. 胃灼热       B. 腹痛        C. 腹泻

 D. 呕吐        E. 咳嗽

6. 可作为糖尿病老年人首发症状的并发症为（　　）

 A. 感染

 B. 高渗性非酮症糖尿病昏迷

 C. 乳酸性酸中毒

 D. 肾脏病变

 E. 视网膜病变

7. 下列关于老年性退行性骨关节描述，错误的是（　　）

 A. 好发于承重关节，如膝关节、脊椎

B. 老年女性髋关节受累大于男性

C. 多为原发性

D. 主要临床表现有关节疼痛、僵硬、肿胀、畸形

E. 可出现各种功能受限

**【A3/A4 型题】**

(8~10 题共用题干)

患者，女，60 岁。因胸闷、咳嗽、咳痰、呼吸困难、尿少就诊，既往有风湿性心脏病二尖瓣狭窄，考虑患者出现心力衰竭，进行强心、利尿、扩血管治疗。

8. 患者咳嗽、咳痰的性质可能是（　）

　　A. 白色浆液样痰

　　B. 偶尔咳嗽，咳粉红色泡沫样痰

　　C. 频频咳嗽，咳大量粉红色泡沫样痰

　　D. 偶尔咳嗽，咳白色泡沫样痰

　　E. 痰中带血丝

9. 诱发心力衰竭最常见的因素是（　）

　　A. 摄入低钠食物　　　　B. 呼吸道感染　　　　C. 严重脱水

　　D. 劳累　　　　　　　　E. 各种缓慢型心律失常

10. 使用前需测心率的药物是（　）

　　A. 甲氧氯普胺　　　　　B. 地高辛　　　　　　C. 普萘洛尔

　　D. 硫糖铝片　　　　　　E. 肠溶阿司匹林

二、思考题

1. 患者，男，68 岁，农民。淋雨后发热、咳嗽、咳铁锈色痰，伴胸痛 1 周就诊。护理查体：T 38.6℃，P 90 次/分，R 26 次/分，BP 132/78mmHg。神清，急性面容，右下肺呼吸运动减弱，叩诊浊音，可闻及少量湿啰音。血常规检查：白细胞 $16 \times 10^9$/L，中性粒细胞 87%，胸部 X 线检查：右下肺大片浸润阴影。门诊以肺炎收治入院。

问题：

(1) 目前，患者主要存在哪些护理问题？

(2) 作为护士，可以采取哪些护理措施帮助患者解决问题？

2. 患者，女，82 岁，退休教师。1 周前受凉后出现胸闷喘憋，咳嗽咳痰，2 小时前活动后喘憋加重伴心悸急诊入院。既往史：高血压病史 10 年，慢性阻塞性肺疾病 8 年。护理查体：T 37.2℃，P 115 次/分，R 25 次/分，BP 162/87mmHg。患者表现为憋气，不能平卧，咳嗽、咳粉红色泡沫样痰，双肺可闻及湿啰音。入院心电图：窦性心律，心率 115 次/分，各导联未见明显 ST－T 段改变。胸片 X 线：两肺纹理增多，心影增大。急诊以左侧心力衰竭收治入院。

问题：

(1) 患者目前主要面临的护理问题有哪些？

(2) 作为护士，应采取哪些护理措施帮助患者减轻疾病痛苦？

3. 患者，80 岁，15 年前开始夜尿次数增多，始为 2~3 次，渐渐出现排尿踌躇，等待，尿细无力，尿不尽感，无尿急及尿失禁，无膀胱刺激症状及血尿，以后夜尿次数逐渐增多，现为 7~8 次，白日为 1 小时 1 次，尿急，排尿费力，尿不成线，点滴而下。

问题:

(1) 该患者存在的主要护理诊断/问题是什么?

(2) 患者的主要护理措施是什么?

书网融合……

本章小结　　　　　微课　　　　　题库

# 第十章　老年人的临终关怀与护理

PPT

1. 通过本章学习，重点把握老年人死亡教育的内容和临终老年人的心理护理要点。

2. 学会运用所学知识与技能对老年人进行临终关怀与护理；具有对临终老年人及丧偶老年人的关怀意识和对临终老年人护理的能力。

人生都要经历生、老、病、死，这是生命的自然规律。死亡是人生命过程的最后阶段，是每个人都必须接受的最终结果。随着社会老龄化的不断加剧，以及家庭结构与疾病谱的变化，社会对临终关怀的需求越来越强烈，探索和完善老年人临终护理有其深刻的社会意义。"生命需要尊严，当一个生命在走向结束的时候，尊严显得尤为重要。"因此，在老年人生命的最后阶段，护士应系统科学地掌握其生理、心理反应，帮助老年人减轻痛苦，树立正确的死亡观，维护生命尊严，从而改善其临终生命质量。同时为患者家属提供必要的支持和帮助，维持心身健康。

## 》 情境导入

情境描述　李某，女，71岁，退休教师。高血压病史10年，脑梗死偏瘫3年，生活不能自理，1年前老伴去世，日常生活由女儿照顾。李阿姨近日来出现呼吸困难、端坐呼吸、咳嗽、咯血、胸闷、胸痛、出冷汗等症状，入院诊断为"肺癌晚期"。护士小王接诊后，立即询问患者李阿姨身体情况，经过和李阿姨的谈话了解到老人觉得活着很痛苦，拖累女儿，整日愁眉不展，多次向女儿表示想放弃治疗，想回到家中度过自己最后的人生旅程。

讨论　1. 护士小王应如何做好患者李阿姨的心理护理？

2. 李阿姨出现呼吸困难等症状时，护士小王应如何帮助其减轻症状？

## 第一节　临终关怀的概述

临终，又称濒死，指由于各种疾病或损伤导致人体主要器官功能趋于衰竭，经过积极治疗后仍无生存希望，各种生命迹象显示生命活动区域终结的状态。在我国，通常情况下，临终意味着患者将在不足6个月的时间离世。

临终关怀（hospice care）是一种特殊的卫生保健服务，指由多学科、多方面的专业人员组成的临终关怀团队，为临终患者及其家属提供全面的舒缓疗护，使临终老年患者生命得到尊重，症状得到控制，维持较高的生存质量，使患者在临终时能无痛苦、舒适、安宁地度过人生的最后旅程，并使其家属的身心健康得到维护。"Hospice care"最初引入我国时被译为"临终关怀"，也被有些学者称为"安宁疗护""缓和医疗"等。自2017年起，国家卫健委在政策层面上将"临终关怀""缓和医疗"等概念统称为"安宁疗护"，既包含"缓和医疗"中减轻患者痛苦的医学治疗，也包含了"临终关怀"对患者在心理、生理、社会和灵性上的照护和关切，强调医学学科视角下的医疗照护服务体系，涵盖面更广。临终关怀的目的既不是治疗疾病或延长生命，也不是加速死亡，而是改善患者余寿的质量。简言之，临终关怀

"不以延长生命为目的，而以减轻身心痛苦为宗旨"，使老年人优雅地活着，尊严地离去。

## 一、老年人临终关怀的建立与发展

### （一）国外

现代临终关怀的建立，始于 1967 年英国西斯莉·桑德斯博士（Dame Cicely Saunders）在伦敦创办的世界上第一所临终关怀院——圣·克里斯多弗临终关怀病院，标志着现代临终护理的开始。在其影响和带动下，临终关怀在世界范围内有了长足发展，自 20 世纪 70 年代起，英国、美国、日本、阿根廷、巴西、法国、德国、加拿大、澳大利亚等近 60 多个国家相继开展临终关怀服务，并进行了相关理论和实践研究。

在全球首先提出临终关怀理念并将它作为一项事业去兴办和实践的是英国，也是对老年人的临终关怀伦理学提出最早和实践最多的国家。英国于 2004 年首次提出把 2005 年 10 月 8 日作为第一个世界临终关怀及舒缓治疗日，其临终关怀是以慈善为主。在美国，临终关怀已经走上制度化道路，它包含在多数私营卫生保险计划、联邦政府的老年医疗保险计划以及多数国家贫困者卫生援助计划之中。多数临终关怀照料由医疗保险提供。在医疗保险计划中，临终关怀团队为医疗保险患者提供完全的个案处理，包括所有的服务、药物和设备。许多临终关怀也接受慈善和志愿者形式的捐助和社区支持。美国 2001 年成立了 NCP（the National Consensus Project for Quality Palliative Care）项目，于 2018 年更新至第 4 版《全国共识项目优质姑息治疗临床实践指南》（National Consensus Project Clinical Practice Guidelines for Quality Palliative Care Guidelines，4th Edition），强调在患者接近死亡时，对疼痛和其他躯体症状以及护理的社会、精神、文化方面进行细致和全面的评估和管理至关重要。在挪威，临终关怀旨在满足临终者每个层面的需求，包括生理、心理、社会和精神上。他们拥有成功的工作模式，临终关怀照料是由一支多学科专业队伍提供，是一个由注册护士、内科医生、营养师、手工师、音乐家、社会工作者、牧师和法律顾问组成的跨学科合作小组，并且提供不同时间段的服务和人性化的服务。随着世界各地临终关怀服务的发展，世界卫生组织（WHO）提出了临终关怀的 6 条标准：①肯定生命，认同死亡是一种自然历程；②并不加速和延长死亡；③尽可能减轻痛苦及其他身体不适症状；④支持患者，使他在死亡前能有很好的生活质量；⑤结合心理、社会及灵性照顾；⑥支持患者家属，使他们在亲人的疾病期间及患者去世后的悲伤期中能作适当的调整。

### （二）国内

临终关怀在我国起步较晚，1988 年 7 月，被誉为"中国临终关怀之父"的崔以泰教授在天津医学院成立第一个临终关怀研究中心，成为我国临终关怀的起点。同年 10 月，在上海成立了中国第一所临终关怀医院——南汇护理院，标志着我国已经跻身于世界临终关怀践行者的行列。1993 年 5 月，"中国心理卫生协会临终关怀专业委员会"在山东烟台成立，并于 1996 年创办《临终关怀杂志》，不仅为从事临终关怀研究的学者提供了交流学习的平台，也促进了临终关怀科学、专业的发展。20 世纪 90 年代以来，据不完全统计，我国各地建立了不同类型的临终关怀机构 200 余家，大约有近万名医护人员从事临终关怀工作，为临终关怀的学术研究和临床实践等工作的全面、持续发展奠定了坚实基础。2006 年 4 月，由李家熙教授倡导的中国生命关怀协会正式成立，临终关怀有了一个全国性行业管理的社会团体，为我国临终关怀事业的发展提供了新的平台。

目前，我国临终关怀的组织形式主要有三种：①临终关怀专门机构，如北京松堂关怀医院。②附设的临终关怀机构，即综合医院内设的临终关怀病房或病区，这是目前最主要的形式，如中国医学科学院肿瘤医院的"温馨病房"、北京市朝阳门医院的老年临终关怀病区、四川大学华西第四医院姑息关怀科。③家庭临终关怀病床，一般是以社区为基础、家庭为单位开展的临终关怀服务，如香港新港临终关怀居家服务部。

随着我国老龄化进程的加快，恶性肿瘤、心血管疾病发病率的逐年增高，临终关怀服务需求急剧增加，我国的临终关怀服务虽然取得了一定的进步，但在发展过程中还存在比较大的困难和障碍。主要体现在以下三个方面：①临终关怀教育尚未普及。由于长期受传统死亡观、伦理观的影响，人们对于死亡采取否定、回避的态度，甚至有的人误将临终关怀理解为"安乐死"。迄今为止，全社会对临终关怀、死亡教育还未普遍开展，人们忌讳谈论死亡话题；由于不了解死亡的有关知识，许多人缺乏对死亡的精神准备。另一方面，家属受传统"孝道"影响，认为如若放弃对濒死患者的治疗及抢救，会背上不孝之名。②缺少政策支持和资金资助。国外的临终关怀机构，其经费很多都来源于慈善机构的捐赠和临终护理保险。我国是发展中国家，经济水平制约着临终关怀事业的发展。国家投入、医疗和护理保险的双重不足使许多临终关怀机构难以维持。目前，绝大多数私营临终关怀机构没有纳入国家医疗保险范畴；综合医院临终关怀病房也受诸多因素困扰不能普及，由于缺少当地政府的政策支持和社会资助，使不少开设临终关怀服务的医疗机构在当今自负盈亏的市场经济中陷入了尴尬的境地。③传统尽责观念制约。大部分临终患者不愿放弃治疗，希望奇迹发生；家属也因为孝道要求医生尽力抢救；传统医学人道主义观点认为救死扶伤是医护人员的天职，医护人员应竭尽全力积极救治临终患者，但往往忽略了患者生存质量，既给临终患者自身造成了极大的痛苦，也造成了极大的医疗资源浪费。④社会支持力薄弱。国外临终关怀机构属于福利性质，有社会赞助和志愿者无偿服务。这主要取决于一种社会氛围。我国临终关怀机构无国家固定投入，从事临终关怀服务的工作人员仍主要以医护人员为主，急需其他学科人员如营养师、心理医师、理疗师及社会工作者、宗教工作者等；临终关怀服务的志愿者很少，社会支持力量无法广泛凝聚。如果社会各方面都积极帮助、乐于奉献，临终关怀必然得到蓬勃发展。

目前，我国已将临终关怀作为一个独立学科，正式列入医疗护理教育中，同时，当前的医疗体系改革也为临终关怀提供了前提条件，通过在社区中设立全科医生，经过专业培训的社区医护人员能够在社区中开展临终关怀，进一步促进了临终关怀在众多有迫切需求的老年患者中积极地开展。

尽管我国的临终关怀服务有一定的发展，但是机构和人员的充实还大多停留在表面的工作上，服务理念和方法与国际水平相比，差距还是较大的。为了进一步推进安宁疗护发展，满足人民群众健康需求，2017年1月国家卫生行政部门组织制定了《安宁疗护实践指南（试行）》，主要内容包括疼痛及其他症状控制，舒适照护，心理、精神及社会支持等，为临终关怀机构开展安宁疗护提供了科学规范、切实可行的实践依据。国家《"十四五"国家老龄事业发展和养老服务体系规划》（2021）进一步对安宁疗护服务、机构、机制、生命教育、人才队伍等提出来新的要求，足见国家对临终关怀事业的关注之迫切。

 **素质提升**

### 安乐死的历史发展

安乐死是指对无法救治的患者在危重濒死状态，停止治疗或使用药物，让患者无痛苦地死去。"安乐死"一词源于希腊文，意思是"无痛苦地死亡、幸福地死亡"。它包括两层含义，一是安乐的无痛苦死亡，二是无痛致死术。指对身患绝症、临近死亡、处于极度痛苦之中的患者，由医务人员采取某种措施，实施促使其迅速无痛苦死亡的一种方式，如给患者口服或注射致命的药物。又称无痛苦死亡。

安乐死一直是备受争议的话题，由于涉及了社会文明、文化背景、政治、经济、法律等各方面的问题，所以医学界对安乐死的问题仍存在异议。现如今，支持安乐死的人们越来越多，尽管安乐死在大多国家还没有被合法化，但给予临终患者死的权利和自由摆脱病痛折磨的提案，越来越备受关注，因为人们认为这符合人道主义精神。荷兰是第一个将安乐死合法化的国家。在我国实施安乐死是违法行为，需要承担刑事责任。医学生应该给予临终患者更多温暖，给予生活照料，让患者坦然面对死亡，接受死亡，无痛苦地死亡。

## 二、老年人临终关怀的意义 🅔微课

临终关怀体现了医学的人道主义精神，特别是随着我国进入老龄化社会后，家庭规模的缩小、功能的弱化，临终关怀问题日益凸显。老年人对临终关怀的需求更为普遍、更为迫切。因此，发展老年人临终关怀事业，对临终老年人、临终老年人家属和社会的进步都有着重要的意义。

**1. 维护尊严，提高老年临终者生存质量**　目前，较多的临终老年人在生命的最后一段日子里，不是在舒适、平静中度过，而是处于现代医疗技术、麻醉以及药物的控制下，在接受各种侵入性治疗的同时，内心充满恐惧、痛苦和无奈。临终关怀则是通过对老年人实施整体护理，用科学的心理关怀方法、高超精湛的临床护理手段，以及姑息、支持疗法，最大限度地帮助临终老年人减轻和解除躯体上的痛苦，缓解心理上的恐惧，提升临终老年人的生命最后阶段的生存质量，维护其尊严，使其从容、平静、安详、有尊严、无痛苦地走完人生的最后旅程。因此，临终关怀是满足老年人"老能善终"的最好举措。

**2. 安抚亲属，减轻临终老年人家属照料困难**　社会化的老年人照顾，尤其是对临终老年人的照顾，不仅是老年人自身的需要，同时也是其家属的需要。与临终患者关系最密切的是其家属，家属也被称为第二患者，家属是承担临终患者从患病、治疗、宣告治疗无效、死亡、处理逝者身后事宜全部历程的共同参与者和决策者，在这个过程中，家属将背负来自身体、心理、社会的多重负担，如果不及时疏导的话，可能会造成持久性悲伤甚至抑郁等严重后果，影响生活。临终关怀将家庭成员的照护转移到社会，既可以使老人得到专业化的照护，使其走得安详，还可以使临终老人家属的重心从繁忙的照料中解脱出来，摆脱沉重的医疗负担，也可得到心理上的安慰。

**3. 节约费用，有效利用和合理分配医疗资源**　医学技术的发展使延长生命变为可能，不过这有时会增加临终患者的痛苦，加重患者家属的经济和生活负担，还会浪费一定的卫生资源。临终关怀不追求可能给患者增添痛苦的或无意义的治疗，而是要求医务人员以熟练的业务和良好的服务来控制患者的症状。对于那些身患不治之症且救治无效的患者，接受临终关怀服务，对家庭而言可以减少家庭财力支出；对于社会，则可以减少大量的甚至是巨额的医疗费用。如果将这些费用转移到其他有希望救助的患者身上，将发挥更大的价值。临终关怀承认生命的有限性，以姑息性支持性的照顾为工作中心，旨在减轻患者的痛苦，而非不惜一切代价的延长患者的生存期限，也间接避免了医疗卫生资源无限制的消耗。

**4. 转变观念，真正彰显人道主义精神**　临终关怀更好地体现了人类文明，使人类在关注"优生"的同时，更关注高质量的死亡，体现了"优死"观念。给予临终患者全面的关怀与照顾，使之欣慰地走向生命的终点，这是医学人道主义精神的真正体现，也是伦理道德的高度体现。临终关怀改变了无法救治的患者被拒之门外或在医院延长痛苦的生命、得不到真正的关心照顾、被动地等待冰冷的死亡、不去顾及患者家属的痛苦等医疗状态；而是使临终患者得到关爱，在舒适、和谐的环境中有尊严、安详地离开人间。不仅如此，还有专业的团体指导和帮助家属完成应尽的义务，使患者家属的心灵得到慰藉。这些不仅彰显了医学的人道主义精神，更体现了以人为本的精神。

# 第二节　死亡教育

老年人对于死亡的认识和态度会影响其生命晚期的生存质量。由于我国的民俗文化使多数人对死亡采取回避、否认的态度，因此面对死亡时，人们常常表现出不知所措、内心充满恐惧。因此，对老年人进行死亡教育，可以帮助老年人正确地认识和面对死亡，树立科学、健康的死亡观。2019 年 10 月，国家卫健委发布《关于建立和完善老年人健康服务体系的指导意见》提出了有必要"加强公众宣传教育，推动临终关怀理念得到社会广泛认可和接受"。

## 一、老年人对死亡的心理类型

死亡学被认为是所有学科中最复杂的一门学科，因为它所涉及的研究范围以及与之相关的问题和学科极其广泛，包括政治、法律、道德、宗教、哲学、心理学、精神医学、精神治疗、文学艺术等。老年人对待死亡的态度受到许多因素的影响，如文化程度、社会地位、经济情况、健康状况、家庭氛围、心理成熟程度、宗教信仰和身边重要人物的态度等。老年人对待死亡的心理类型主要有以下几种。

### （一）接受型

接受型老人的主要表现是可以接受死亡的来临，从容面对死亡，并会在临终前安排好自己的后事。虽然临终老人表现出了接受行为，但是接受的原因却存在不同，大致可分为以下三种类型。

**1. 理智型**　一般是心理成熟度和文化程度都比较高的老人常表现的心理类型。他们不但可以从容地面对死亡，而且可以意识到自己的死亡会给配偶、子女以及其他亲人带来极大痛苦和生活变故，会试图通过自己的坚强、乐观减轻家人的痛苦。他们还会在自己意识清楚的时候安排好后事，写好遗嘱，交代自己死后的财产分配、遗体的处理等事宜。

**2. 无奈型**　无奈型是一种无可奈何地接受死亡的态度。大部分是没有受过良好教育的老年人，这样的老年人往往生活在农村，受风俗习惯影响较深。当老人年龄稍大些，家里的儿女就开始为其准备后事。儿女并未考虑到老人真正的内心感受，认为这是孝顺，而老人只能保持沉默，被动、无可奈何地接受。

**3. 信仰型**　信仰型的老年人由于受宗教信仰的影响，认为死亡就是到另一个世界去，平静自然地接受死亡，甚至把死亡当成非常隆重的事情，对后事的准备要求比较高，甚至信不过别人，自己要亲自过问后事准备。

### （二）积极应对型

积极应对型老年人的主要表现是有强烈的求生意志，并认识到通过医疗的维护和自身的努力可以与死亡做抗争，有效地延长生命。他们可以忍受病痛的折磨，寻求各种治疗以赢得生机。此类老年人往往是性格开朗、乐观、意志力强、知识水平高、经济压力小、家庭关系和谐的低龄老年人。此种类型的老年人虽然是最积极乐观的，但在求生失败后往往转换成恐惧型等其他类型。

### （三）恐惧型

这类老年人的主要表现是极端害怕死亡，恐惧死亡的来临。根据其程度，可出现抑郁寡欢、忧心忡忡、寝食难安等表现，甚至会出现过度信任滋补品、不惜代价地寻求医治百病的灵丹妙药等行为。这样的情况多发生在社会地位高、经济条件好、家庭关系良好的老年人身上，他们享受生活带给他们的快乐与满足，十分留恋人生，千方百计延长生命。

### （四）解脱型

解脱型是不惧怕死亡，甚至希望早点结束自己的生命，草率地面对死亡，认为死了可以避免烦恼，摆脱痛苦。这样的老年人往往家境贫困，长时间受病痛的折磨，缺乏子女的关爱。他们对生活失去了信心，觉得活着就是受罪，希望早点了结此生。

### （五）无所谓型

有的老年人不在乎死亡，对死亡持无所谓的态度，一般是身体比较健康、生活充实、忙碌的老年人。这样的老年人心理稳定，对生活有信心，但是心理上并没有做好离开人世的准备。

## 二、老年人的死亡教育

死亡教育是对死亡生理、心理知识的社会化、大众化普及的过程，是引导人们科学、人道地认识死亡及对待死亡以及利用医学死亡知识服务于医疗实践和社会的教育。死亡教育可以帮助人们正确地面对自我和他人的死亡，理解生与死是人类自然生命历程的必然组成部分，从而树立科学、合理、健康的死亡观；可以消除人们对死亡的恐惧、焦虑等心理现象，教育人们坦然面对死亡。

在美国、法国、英国等国家，死亡教育早已经成为学校教育的一门学科，无论在幼儿园、小学、大学以及医院、社区服务机构，均可开展死亡教育课程或死亡座谈会。

我国传统观念中的讳言死、回避死、神秘死对临终关怀事业起到了消极作用，我们必须摒弃它。死亡教育的开展可以使死者本人和家属获得更多的死亡知识，帮助其树立科学、合理、健康的死亡观。从而使死者泰然、家属坦然。死亡教育还可以帮助人们勇敢地正视生老病死，并把这种认识转化为尊重生命、呵护健康的强大动力，进而提高自己的生命和生活质量。

老年人已进入生命的倒计时，步入了生命的最后旅程。由于机体各项机能的退化，疾病缠身，他们成为与死亡最接近的特殊群体。往往其家属也在病榻前承受着亲人即将离去的痛苦和恐惧。因此对老年人及其家属进行死亡教育，使他们了解死亡，建立合理的心理适应机制，从而坦然地面对死亡。对老年人进行死亡教育包括以下内容。

**1. 正确地认识死亡**　死亡教育的第一步是认识死亡，死亡是人生命的停止，是不可避免的。老年人要正视死亡，生活的法则掌握在生者手上，在有生之年应积极完善自己的人生，让自己的生命更加有意义。老年人只有对死亡有了正确的认识，才能减轻对死亡的恐惧和临终前的痛苦、悲伤和绝望，才能从容面对死亡。

**2. 正确地对待疾病**　疾病是生命的天敌，它危害人类的健康和生存。与疾病抗争，就是和生命赛跑，某种意义上是和死亡做斗争。积极的心理状态，顽强的精神，乐观的情绪，可以提高机体的免疫力，缓解疾病。因此，老年人患病之后，一定要保持积极、乐观的态度和治愈疾病的信心，积极配合治疗。

**3. 树立正确的生命观**　唯物主义认为，生命有尽头，可以使人们认识到个人的局限性，从而思考怎样去追求自己的理想，怎样去度过自己的岁月。对"死"的思考，实际上是对整个人生观的思考。老年人能做到老有所依、老有所养、老有所用、老有所乐、老有所长，对老年人来说是非常重要的，就是老年人的幸福。

**4. 做好充分的心理准备**　当人们步入老年期后，面临的是走向人生终极——死亡。虽然人们都明白"人生自古谁无死"的道理，但是要做到很平静地对待死亡，从心理上接受死亡并不是容易的事。认识和尊重临终的生命价值，这对于临终的老年人是非常重要的，也是死亡教育的真谛所在。

临终关怀教育不仅可以帮助老年人树立正确的生死观，缓解其心理压力和心理上的痛苦，减轻、消除其失落感或自我丧失的恐惧，坦然面对可能的死亡，同时能够减轻临终老年人亲属的精神痛苦，有准备地接受丧亲之痛。

值得强调的是，护理人员在对老年人进行死亡教育时应注意：①建立相互信任的治疗性关系是进行死亡教育的前提。②坦诚沟通关于死亡的话题，不敷衍、不回避。③老年人对死亡的态度受到多种因素影响，应尊重老年人的文化差异。

## 第三节　老年人的临终护理

临终护理是对已失去治愈希望的患者在生命即将结束时所实施的一种积极的综合护理。临终护理的核心是"关心"，对于临终老人来说，生理疾患如癌症或其他不治之症被治愈的可能性已经微乎其微，因此，老年人的临终护理是护理人员运用各种知识与技能对处于临终状态的老年人给予生理、心理及社会等方面的精心照护，要尽最大努力减轻老人的疼痛和不适，稳定情绪，缓解面对死亡的恐惧与不安，维护其尊严，提高生命质量。

## 一、临终老年人的心理特征和护理

老年人临终前的心理反应取决于他的人格特点、信仰、教育与有关的传统观念，也同他在病中所体验到的痛苦与不适程度、医护人员和家人对其关心程度以及以前的生活状况、生活满意程度等有密切关系。

### （一）临终老年人的心理特征

临终老年人大多要经历否认、愤怒、协议、忧郁、接受等复杂的心理变化过程。除有以上各种心理体验外，还具有个性的心理特征。

**1. 心理障碍加重**　临终老年人会出现各种心理障碍，如暴躁、孤僻抑郁、意志薄弱、依赖性增强、自我调节和控制能力差等。心情好时愿意和人交谈，心情不好时则沉默不语。遇到一些不顺心的小事就大发脾气，事后又后悔莫及再三道歉。甚至有的老年人固执己见，不能很好地配合治疗护理，擅自拔掉输液管和监护仪。当进入临终期时，身心日益衰竭，精神和肉体上忍受着双重折磨，感到求生不得、求死不能，这时心理特点以忧郁、绝望为主要特征。

**2. 思虑后事，留恋亲人**　大多数老年人倾向个人思考死亡问题，比较关心死后的遗体处理方式（土葬还是火葬，是否被用于尸解和器官捐献移植）；还会考虑财产的分配问题；留恋亲人，有的会担心配偶的生活以及子女、儿孙的工作、学业等。

### （二）临终老年人的心理护理

心理护理是临终老年人护理的重点。要使临终老年人处于舒适、安宁的状态，必须采取良好的措施，充分理解老年人和表达对老年人的关爱，给予老年人心理支持和精神慰藉。

**1. 轻轻触摸，减轻恐惧**　触摸护理是大部分临终患者愿意接受的一种方法。护士在护理过程中，针对不同情况，可以轻轻抚摸临终老年人的手、胳膊、额头及胸、腹、背部，抚摸时动作要轻柔，手部的温度要适宜。通过对老年人的触摸能获得他们的信赖，减轻其孤独和恐惧感，使他们有安全感和亲切温暖感。

**2. 耐心倾听，诚恳交谈**　认真、仔细地听老年人诉说，使其感到支持和理解。对虚弱而无力进行语言交流的老年人通过表情、眼神、手势，表达理解和爱，并以熟练的护理技术操作取得老年人的信赖和配合。通过交谈，及时了解老年人真实的想法和临终前的心愿，尽量照顾老年人的自尊心，尊重他们的权利，尊重老人的信仰，尽可能满足他们的各种需求和心里的愿望，减轻他们的焦虑、抑郁和恐惧，使其没有遗憾地离开人世。关爱地倾听和交谈，这是临终老人陪护工作中最重要的内容。

**3. 允许家属陪护，减轻孤独**　家属是老年人的亲人，也是老年人的精神支柱。临终老年人最难割舍与家人的亲情，最难忍受离开亲人的孤独。因此允许家属陪护、参与临终护理是老年人和家属最需要的。这是一种有效的心理支持和感情交流，可使老年人获得安慰，减轻孤独感，增强安全感，有利于稳定情绪。老年人也容易接受、依赖自己亲人的照顾。

**4. 亲朋好友多探视，保持社会联系**　鼓励老年人的亲朋好友、单位同事等社会成员多探视老年人，不要将他们隔离开来，以体现老年人的生存价值，减少孤独和悲哀。

**5. 适当进行死亡教育，正确面对死亡**　根据老年人不同的职业、心理反应、性格、社会文化背景、民族习惯和宗教信仰，在适当时机，谨言慎语地与老年人、家属共同探讨生与死的意义，有针对性地进行精神安慰和心理疏导，帮助老年人正确认识、对待生命和疾病，从对死亡的恐惧与不安中解脱出来，以平静的心情面对即将到来的死亡。

**6. 重视与弥留之际老年人的心灵沟通**　美国学者卡顿堡顿对临终老年人精神生活的研究结果表明，接近死亡的人，其精神和智力状态并不都是混乱的，49%的老年人直到死亡前一直是很清醒的，22%有一定意识，20%处于清醒与混乱之间，仅3%的人一直处于混乱状态。因此不断对临终或昏迷老年人讲话是很重要而有意义的，护理人员应始终表达积极的、温馨的尊重和关怀之情，协助老人完成未尽事宜，使其在安详中离去。

总之，临终老年人心理的变化各个过程无明显界限，但每个过程都包含了"求生"的希望。他们真正需要的是脱离痛苦和恐惧以及精神上的舒适和放松。因此，及时了解临终老年患者的心理状态，满足其身心需求，使他们在安静舒适的环境中以平静的心情告别人生，是临终老年人心理护理的关键。

## 二、老年人临终前常见的症状和护理

老年患者临终的情况各不相同，有的是突然死亡，有的是逐渐衰竭以至死亡。后者可能有较长时间在生和死的边缘挣扎。依据2017年1月国家卫生和计划生育委员会办公厅下发的《安宁疗护实践指南（试行）》，除了做好环境和各种基础护理之外，一旦出现以下症状，应及时给予处理，以使老年人无痛苦地度过人生最后时刻。

### （一）疼痛

疼痛是临终患者备受折磨的最严重的症状之一，是最痛苦的感受，尤其是晚期癌症患者。有文献报道，70%以上的癌症患者最终会遭受中至重度疼痛。在生命的最后几天，超过一半的人会有新的疼痛产生。

**1. 评估和观察**　评估患者疼痛的部位、性质、程度、发生及持续的时间，疼痛的诱发因素、伴随症状，既往史及患者的心理反应；根据患者的认知能力和疼痛评估的目的，选择合适的疼痛评估工具，对患者进行动态的连续评估并记录疼痛控制情况。

**2. 治疗原则**

（1）控制疼痛应及时、有效，正确使用"三阶梯止痛疗法"，止痛药应规律、足量，对持续存在的疼痛，预防性地定时给予止痛药。

（2）阿片类药物是急性重度癌痛及需要长期治疗的中、重度癌痛治疗的首选药物。长期使用时，首选口服给药，有明确指征时可选用透皮吸收途径给药，也可临时皮下注射给药，必要时患者自控镇痛泵给药。

（3）镇痛药物使用后，要注意预防药物的不良反应，及时调整药物剂量。结合病情给予必要的其他药物和（或）非药物治疗，确保临床安全及镇痛效果。同时要避免突然中断阿片类药物引发戒断综合征。

**3. 护理要点**

（1）根据疼痛的部位协助患者采取舒适的体位。

（2）给予患者安静、舒适环境。

（3）遵医嘱给予止痛药，缓解疼痛症状时应当注意观察药物疗效和不良反应。

（4）有针对性地开展多种形式的疼痛教育，鼓励患者主动讲述疼痛，教会患者疼痛自评方法，告知患者及家属疼痛的原因或诱因及减轻和避免疼痛的其他方法，包括音乐疗法、注意力分散法、自我暗示法等放松技巧。

**4. 注意事项**　止痛治疗是安宁疗护治疗的重要部分，患者应在医务人员指导下进行止痛治疗，规律用药，不宜自行调整剂量和方案。动态评估止痛效果，询问有无恶心、呕吐、便秘等不良反应。

**（二）咳嗽、咳痰**

老年人因患有各种呼吸系统疾病致咳嗽、咳痰，帮助老人将呼吸道的痰液排出，减轻痛苦，同时预防呼吸道并发症。

**1. 评估和观察**

（1）评估咳嗽的发生时间、诱因、性质、节律、与体位的关系、伴随症状、睡眠情况等。

（2）评估咳痰的难易程度，观察痰液的颜色、性质、量、气味和有无肉眼可见的异常物质等。

（3）必要时评估生命体征、意识状态、心理状态等，评估有无发绀。

**2. 治疗原则**

（1）寻找咳嗽的病因并进行治疗。

（2）对于局部刺激或肿瘤所致咳嗽患者，可予以雾化麻醉剂治疗。

（3）正确使用镇咳、祛痰药物，年老体弱者慎用强镇咳药，痰多者禁用强镇咳药。

（4）给予高热量、高蛋白营养支持方式，嘱患者多次少量饮水。

**3. 护理要点**

（1）提供整洁、舒适、温湿度适宜的环境，减少不良刺激。

（2）保持舒适体位，避免诱因，注意保暖。

（3）对于慢性咳嗽者，给予高蛋白、高维生素、足够热量的饮食，多次少量饮水。

（4）指导患者掌握正确的咳嗽方法，正确配合雾化吸入。

（5）促进有效排痰，包括深呼吸和有效咳嗽、湿化和雾化疗法，如无禁忌，可予以胸部叩击与胸壁震荡、体位引流以及机械吸痰等。

（6）记录痰液的颜色、性质、量，正确留取痰标本并送检。

（7）做好口腔护理，去除口腔异味。

**4. 注意事项**

（1）根据具体情况决定祛痰还是适度镇咳为主，避免因为剧烈咳嗽引起体力过度消耗影响休息或气胸、咯血等并发症。

（2）教育患者及照护者呼吸运动训练、拍背及深咳。咯血、气胸、心脏病风险较高的患者应谨慎拍背、吸痰。

（3）对意识障碍、痰量较多但无力排痰者，警惕发生窒息，并备好吸痰物品。

**（三）呼吸困难**

呼吸困难是临终老年人常见的症状。临终老年人床旁应备好吸引器，帮助他们及时吸出痰液和口腔分泌液。护理人员以平静的仪态，用手轻柔地抚摸患者，加上和声细语，都有利于帮助患者保持平静。

**1. 评估和观察**

（1）评估患者病史、呼吸困难发生时间、起病缓急、诱因、伴随症状、活动情况、心理反应和用药情况等。

（2）评估患者神志、面容与表情、口唇、指（趾）端皮肤颜色，呼吸的频率、节律、深浅度，体位、外周血氧饱和度、血压、心率、心律等。

**2. 治疗原则**

（1）寻找诱因，去除诱因，治疗原发疾病。

（2）保持气道通畅，给予氧气吸入。

（3）必要时使用呼吸兴奋剂刺激呼吸。

**3. 护理要点**

（1）提供安静、舒适、洁净、温湿度适宜的环境。

（2）每日摄入适度的热量，根据营养支持方式做好口腔和穿刺部位护理。

（3）保持呼吸道通畅，痰液不易咳出者采用辅助排痰法，协助患者有效排痰。

（4）根据病情取坐位或半卧位，改善通气，以患者自觉舒适为原则。

（5）根据病情的严重程度及患者实际情况选择合理的氧疗。

（6）指导患者进行正确、有效的呼吸肌功能训练。

（7）指导患者有计划地进行休息和活动。

**4. 注意事项**

（1）呼吸困难通常会引发患者及照护者的烦躁、焦虑、紧张，要注意安抚和鼓励。

（2）呼吸困难时口服给药方式可能会加重患者的症状或呛咳，可考虑其他途径的给药方式。

（3）吗啡和其他镇静药可能引起呼吸抑制，使用前需要和家属进行充分沟通，签署知情同意书。

## （四）谵妄

有的老年人在病重或临终前会出现谵妄的表现：说话颠三倒四，不认识亲人或朋友，动不动就打人，注意力不集中，突然变得好动烦躁，白天睡觉、晚上吵闹等。需考虑癌症脑转移、代谢性脑病变、电解质紊乱、营养异常或败血症等因素。症状在下午或晚上会更严重。

**1. 评估和观察**

（1）评估患者意识水平、注意力、思维、认知、记忆、精神行为、情感和觉醒规律的改变。

（2）评估患者谵妄发生的药物及环境因素。

**2. 治疗原则**

（1）寻找病因并改变可能的危险因素至关重要，如感染、全身衰竭、电解质异常、药物等，监测并处理尿潴留、便秘、跌倒外伤等并发症。

（2）使用合适的约束，充分向患者家属告知病情，保证老年人安全。

（3）必要时小剂量使用苯二氮䓬类或氟哌啶醇类镇静药物。

**3. 护理要点**

（1）保持环境安静，避免刺激。尽可能提供单独的房间，降低说话的声音，降低照明，应用夜视灯，使用日历和熟悉的物品，较少的改变房间摆设，以免引起不必要的注意力转移。

（2）安抚患者，对患者的诉说做出反应，帮助患者适应环境，减少恐惧。

（3）当老年人出现躁动时，护士应紧握老年人的手，轻拍老年人肩部，轻柔地按摩其背部，并轻声、温柔地与之交谈，安慰老年人，可减轻症状，从而防止意外发生。

**4. 注意事项**

（1）在诱因、病因无法去除的情况下，应与家属及照护者沟通谵妄发作的反复性和持续性，争取理解、配合，保护患者以避免外伤。

（2）由于出现谵妄的老年人会发生跌倒、坠床等危险，因此安全护理成为重点。以往老年人发生紊乱、躁动、激越等行为时，往往采取约束带等措施。但近几年研究发现，约束所致不能移动并不能减少老年人的躁动，反而会增加恐惧和误解，导致更多的激越行为发生。

## （五）大出血

大出血是指严重急性的呕血、便血、阴道出血等，且一次出血量在 800ml 以上，可出现休克现象；是造成临终患者死亡的直接原因，需要迅速予以控制。

**1. 评估和观察**

（1）评估患者呕血、便血的原因、诱因，出血的颜色、量、性状及伴随症状，治疗情况、心理反应、既往史及个人史。

（2）评估患者生命体征、精神和意识状态、周围循环状况、腹部体征等。

（3）了解患者血常规、凝血功能、便潜血等检查结果。

**2. 治疗原则**

（1）寻找可能的诱因或病因，酌情停止抗凝药物、肠内营养，避免误吸、窒息。

（2）根据出血情况选择恰当的止血措施。

（3）可予以适度镇静、止痛处理。

**3. 护理要点**

（1）应准备好镇静剂、止血药及吗啡，以便随时遵医嘱给予患者镇静、止血及止痛，并配合医生进行其他止血处理。

（2）卧床，呕血患者床头抬高 10~15°或头偏向一侧，防止误吸致窒息。

（3）及时清理呕吐物，做好口腔护理。

（4）监测患者神志及生命体征变化，记录出入量。

（5）判断有无再次出血的症状与体征，注意安抚。

（6）当患者大出血时，陪伴患者并且握着他的手，减轻或消除患者的精神紧张和情绪波动。

（7）如便血频繁，可在老人肛周垫上纸垫；每次排便后应拭净，以保持臀部清洁。

**4. 注意事项**

（1）呕血、便血期间绝对禁止饮食，注意向患者及家属解释及安抚，使其有一定的思想准备和心理预期。

（2）为老人擦拭血迹时用深色毛巾，避免鲜红的血液刺激神志清醒的老人，以免引起恐惧。

（3）濒临死亡的老人已经非常衰竭和虚弱，清洁皮肤时翻动老人可能会加剧出血和呼吸困难，正确的做法是等老人去世后再清洁皮肤上的血迹和污物。

（4）避免胃镜、血管造影等有创性检查。

患者并非同时出现所有的濒死症状，也不是所有的症状都会出现，总之，护理人员要密切观察病情变化，加强巡视，做好预后的估测及抢救准备。同时让家属作好心理和物质准备，安排善后事宜。

## 三、对丧偶老年人的关怀

丧偶是生活中最震撼心灵的事件，尤其对老年人来说更是沉重的打击。一旦遭遇配偶亡故，常会悲痛欲绝、不知所措，持续下去就会引发包括抑郁症在内的各种精神疾患，加重原有的躯体疾病，甚至导致死亡。有资料报道，在近期内失去配偶的老年人因心理失衡而导致死亡的人数是一般老年人死亡的7倍。

### （一）丧偶老年人的心理状态

老年人丧偶后，心理反应一般要经过以下 4 个阶段。

**1. 麻木**　很多老年人在得知配偶亡故的消息后，都会表现得麻木不仁、呆若木鸡。这种麻木不仁并不意味情感淡漠，而是情感休克的表现。麻木不仁可以看作是对噩耗的排斥，也是对自己无力驾驭的强烈情感的制服。这个阶段可能持续几个小时至一周。

**2. 内疚**　在接受了配偶亡故的消息后，很多老年人会出现内疚、自责的现象。总觉得对不起逝者，甚至认为对方的死自己要负主要责任。内疚在所有丧偶的老年人中或多或少都存在，只要不太强烈，这一阶段最终会度过的。

**3. 怀念** 丧偶的老年人在强烈的悲哀之情稍稍平息后，又会产生对死者的深深怀念。这时，在他们的头脑中会反复出现配偶的身影，时而感到失去他（她）之后，自己是多么的孤独。这种状态可能持续数周甚至几年。

**4. 恢复** 当丧偶的老年人逐渐认识到"人的生、老、病、死是无法抗拒的自然规律""对配偶最好的寄托和思念是保重身体、更好地生活下去"，理智战胜了感情，身心也就能逐渐恢复常态。

### （二）对丧偶老年人的关怀

**1. 安慰与支持** 在刚刚得知配偶去世的消息后，老年人可能会出现情感休克。护士要理解老年人丧亲后的正常行为和异常行为，掌握交流技巧，及时提供帮助。在安慰与关心的同时，应陪伴在老年人身旁，如轻轻握住他（她）的手，或搂搂他（她）。由于承受了巨大的打击，丧偶的老年人往往难以对关心和安慰做出适当的反应或表示感激，甚至拒绝他人的好意。这是因为丧偶者往往把悲哀的时间和强度等同于对死者的感情。这时，千万不要放弃对老年人的安慰，应该让老年人明白，痛苦和悲哀不是衡量某种关系价值的指标，正常的悲哀反应会随着时间的推移逐渐淡化，悲哀的正常淡化并不意味着对死者的背叛。坚持安慰，可以使老年人感到并非独自面对不幸，进而增强战胜孤独的信心。此外，应及时帮助老年人料理家务、处理后事，提醒老年人的饮食起居，保证充分的休息。

**2. 诱导发泄** 允许并鼓励丧偶的老年人痛哭、诉说和回忆，或鼓励用写日记的形式寄托自己的哀思。有些老年人强忍悲伤，从不失声痛哭，只能更加压抑或消沉。应该告诉老年人，人在痛苦时哭泣是一种很自然的情感表现，不是软弱，而是一种很好地舒解内心忧伤情绪的方法，诱导老年人把悲哀宣泄出来。同时，鼓励老年人说出自己的内疚感和引起内疚感的想法、事件等，并帮助他（她）分析，学会原谅自己，避免自责。但也应注意，尽管宣泄对于维护身心健康有益，但无休止的悲哀必然造成人为的精神消耗。

**3. 转移注意力** 老年人易睹物思人，可让老年人把已故的配偶的遗物暂时收藏起来，这样可以减轻精神上的痛苦。建议老年人多参与外界交往，多与子孙交谈，或到亲戚朋友家小住一段时间，或到外面走一走，以转移注意力，悲哀的情绪也会随之减轻。鼓励老年人培养一些业余爱好，如书法、绘画、垂钓等，或做一些有利于他人的力所能及的事。

心理学家认为，利他行为可以有效地减轻丧偶者的悲哀，从而缓解紧张、焦虑的情绪，使自己尽早摆脱孤独和抑郁，增进健康。因此，可以建议老人适当地为有需要的人提供一些力所能及的不求回报的帮助，从而减轻内心的紧张和不安。

**4. 建立新的生活方式** 配偶过世后，原有的某些生活方式和规律几乎全部破坏了。应该帮助老年人调整生活方式，使之与子女、亲友重新建立和谐的依恋关系，使老年人感受到虽然失去了一个亲人，但家庭成员间的温暖与关怀依旧，感到生活的连续性，也有安全感，从而使他们尽快走出丧偶的阴影，投入新的生活。

**5. 支持丧偶老人再婚** 心理学的研究表明，老年人最怕的就是孤独。丧偶后，老年人需要在家庭生活中寻找一种新的依恋关系，这种依恋关系可补偿丧偶后的心理失落感。同时，再婚老人可以相互照应、相互依托，也会让儿女们在繁忙中多一些放心。大量的事实证明，做好老年人的再婚工作，对社会、对家庭、对老年人的健康长寿均是有益的，应当从法律上予以保护，从道义上给予支持。应该让其子女懂得更多地关心老年人的生活，支持老年人正当要求和需要。当然，老年人是否再婚是他们自己的权利。

**6. 提供持续的支持** 一年内丧偶老人在生理和心理上都极度虚弱，极易患病。应定期家庭访视或电话随访，了解老人身心状况，认真倾听，及时做好心理疏导，并尽力提供健康指导及照护，动员子女或志愿者共同帮助丧偶老人顺利度过悲伤期。

对丧偶老年人进行哀伤辅导应注意悲伤具有个体化的特征，其表现因人而异，医护人员应能够识别正常的悲伤反应。

总之，了解丧偶老年人的心理状态，进行有效的心理干预，使他们尽快摆脱和缩短丧偶后因过度悲伤而引起的心理失衡，对维护丧偶老年人的身心健康十分重要。

展望 21 世纪，为适应人口"老龄化"这一社会现实，开展临终关怀是社会所需、形势所趋、人心所向。今后还有待进行更积极、更广泛的工作，以引起社会各界、特别是社会福利机构和医药卫生界的重视，进一步促进社会化义务公益活动，使临终关怀的宗旨和精神得以弘扬。同时，临终关怀是一门新学科，对护士来说是护理观念和护理方式上新的变革和发展。因此，护理人员除了掌握本专业的知识以外，还必须掌握与临终关怀工作密切相关的知识，善始善终地做好对"生命的守候"，更应当在临终关怀这一生命的最终关怀领域当中大有作为，进一步推动我国临终关怀事业的完善和发展。

## 目标检测

答案解析

一、选择题

【A1/A2 型题】

1. 现代意义的临终关怀始于（　　）

　　A. 美国　　　　　　　　　B. 中国　　　　　　　　　C. 英国

　　D. 日本　　　　　　　　　E. 加拿大

2. 临终是个时间概念，指人即将离开人世的最后阶段，在我国，临终一般指患者离世前数周至（　　）

　　A. 3 个月　　　　　　　　B. 4 个月　　　　　　　　C. 5 个月

　　D. 6 个月　　　　　　　　E. 1 年

3. 以下哪一项不属于临终关怀的意义（　　）

　　A. 维护尊严，提高老年人生存质量　　　B. 减轻老年人家属照料困难

　　C. 有利于合理分配医疗资源　　　　　　D. 彰显人道主义精神

　　E. 有利于延长老年人的生存期

4. 我国第一所临终关怀医院成立于（　　）

　　A. 1987 年　　　　　　　　B. 1988 年　　　　　　　　C. 1989 年

　　D. 1990 年　　　　　　　　E. 1991 年

5. 对老年人进行死亡教育的内容包括（　　）

　　A. 正确认识死亡　　　　　　B. 正确对待疾病

　　C. 树立正确的生命观　　　　D. 做好充分的心理准备

　　E. 以上都正确

6. 临终关怀应遵循的原则是（　　）

　　A. 以舒缓疗护为主的原则　　　B. 全方位照护的原则

　　C. 人道主义原则　　　　　　　D. 适度治疗原则

　　E. 以上都正确

7. 老年人对待死亡的态度受到多种因素影响，包括（　　）

    A. 文化程度　　　　　　　B. 社会地位　　　　　　　C. 经济情况

    D. 家庭氛围　　　　　　　E. 以上都正确

**【A3/A4 型题】**

8. 患者，女，72 岁，大学教授，近日确诊为"肺癌晚期"，张奶奶认真写好遗嘱，交代死后财产分配，并在子女陪同下签署遗体捐赠意愿书。张奶奶对待死亡的心理类型是属于（　　）

    A. 理智型　　　　　　　　B. 无奈型　　　　　　　　C. 信仰型

    D. 恐惧型　　　　　　　　E. 无所谓型

9. 患者，男，84 岁，3 月前确诊胰腺癌伴全身多处转移，患者近日出现呼吸困难、咳嗽、咳痰、胸闷、剧烈腹痛等症状，以下护理措施不恰当的是（　　）

    A. 协助患者取半坐卧位

    B. 给予患者氧气吸入

    C. 为避免呼吸抑制，禁用阿片类止痛药

    D. 协助患者有效排痰，必要时机械吸痰

    E. 密切观察患者病情变化

10. 患者，男，54 岁，患胰腺癌广泛转移，病情日趋恶化，患者心情不好，对医务人员工作不满，常对其陪伴亲属发脾气。你认为该患者的心理反应处于何阶段（　　）

    A. 忧郁期　　　　　　　　B. 愤怒期　　　　　　　　C. 协议期

    D. 否认期　　　　　　　　E. 接受期

二、思考题

    患者，男，68 岁，局长岗位上退休。因"晚餐后 1 小时突然呕出大量暗红色血液 1 次，伴头晕、乏力"急诊入院，既往有肝硬化病史 10 余年。入院各项检查提示"肝癌晚期"。入院知道自己病情后，老人出现情绪异常、忧心忡忡、寝食难安等表现；在治疗过程中，看到电视上卖保健药品的广告，不惜花很多钱让孩子为其购买。

    问题：

    1. 此老年患者对待死亡的心理类型是哪种？

    2. 作为护理人员如何对这位老人做心理护理？

书网融合……

本章小结　　　　　　　　微课　　　　　　　　题库

# 参考文献

［1］化前珍，胡秀英．老年护理学［M］．北京：人民卫生出版社，2020.

［2］冯丽华，史铁英．内科护理学［M］．北京：人民卫生出版社，2018.

［3］孙建萍，张先庚．老年护理学［M］．北京：人民卫生出版社，2018.

［4］吴欣娟，程云．老年专科护理［M］．北京：人民卫生出版社，2019.

［5］赵久华，张兰青．老年护理［M］．长沙：中南大学出版社，2021.

［6］郭宏．老年护理学［M］．北京：中国医药科技出版社，2018.

［7］严玮，张会．老年护理［M］．北京：中国医药科技出版社，2020.

［8］国家卫生健康委疾病预防控制局．《中国居民营养与慢性病状况报告（2020年）》［M］．北京：人民卫生出版社，2022.

［9］中华医学会老年医学分会心血管疾病学组，《老年慢性心力衰竭诊治中国专家共识》编写组．老年人慢性心力衰竭诊治中国专家共识（2021）［J］．中华老年医学杂志，2021，40（05）：550－561.

［10］王华，李莹莹．慢性心力衰竭加重患者的综合管理中国专家共识2022［J］．中国循环杂志，2022，37（03）：215－225.

［11］张青青，王文超，顾莺．成人安宁疗护相关临床时间指南的内容分析［J］．护理学杂志，2022，29（11）：25－30.

［12］佘君，丁建文，申捷，等．成人吸入性肺炎诊断和治疗专家建议［J］．国际呼吸杂志，2022，42（2）：11.

［13］李军祥，谢胜，唐旭东，等．消化系统常见病胃食管反流病中医诊疗指南（基层医生版）［J］．中华中医药杂志，2020，35（06）：2995－2998.

［14］李紫梦，康艳楠，罗如珍，等．胃食管反流病症状管理指南/共识的质量评价［J］．中国全科医学，2020，23（33）：4151－4159.

［15］汪忠镐，吴继敏，胡志伟，等．中国胃食管反流病多学科诊疗共识［J］．中国医学前沿杂志（电子版），2019，11（9）：30－56.

［16］王垂杰，郝微微，唐旭东，等．消化系统常见病消化性溃疡中医诊疗指南（基层医生版）［J］．中华中医药杂志，2019，34（10）：4721－4726.

［17］任鹏娜，胡小懿，汤爱玲，等．基于循证构建老年尿失禁患者出院准备护理方案［J］．护理学报，2022，29（06）：7－10.

［18］杨琳琳，张志强，张颖．老年前列腺增生患者疾病感知及相关因素［J］．中国老年学杂志，2019，39（10）：2532－2535.